甘肃省名老中医文库

LV RENKUI XUESHUSIXIANG JI LINGCHUANGJINYAN

吕人奎学术思想及临床经验

【王玉珠 李兴勇 主编】

甘肃科学技术出版社

图书在版编目(CIP)数据

吕人奎学术思想及临床经验 / 王玉珠,李兴勇主编.
--兰州:甘肃科学技术出版社,2013.12 (2023.9重印)
(甘肃省名老中医文库)
ISBN 978-7-5424-1878-4

Ⅰ.①吕… Ⅱ.①王… ②李… Ⅲ.①中医学–临床
医学–经验–中国–现代 Ⅳ.①R249.7

中国版本图书馆CIP数据核字(2013)第296355号

吕人奎学术思想及临床经验

王玉珠 李兴勇 主编

责任编辑 陈学祥 于佳丽
封面设计 陈妮娜 王黎

出 版 甘肃科学技术出版社
社 址 兰州市城关区曹家巷1号 730030
电 话 0931-2131572(编辑部) 0931-8773237(发行部)

发 行 甘肃科学技术出版社 印 刷 三河市铭诚印务有限公司
开 本 850毫米×1168毫米 1/32 印 张 9.5 插 页 1 字 数 255千
版 次 2013年12月第1版
印 次 2023年9月第2次印刷
印 数 501~1550
书 号 ISBN 978-7-5424-1878-4 定 价 89.00元

编 委 会

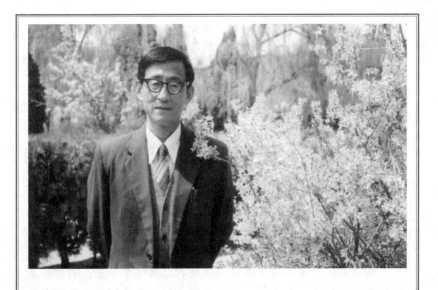

吕人奎简介

　　吕人奎，男，生于1935年7月，江苏省泰兴县黄桥镇人。6~8岁念私塾，其后分别在上海及无锡小学就读。1950年黄桥读中学。1952年江苏省扬州中学高中就读。1955年高考顺利考入上海医学院医疗系，因品学兼优，历任班主席、学生会干事。先后在上海华山医院、中山医院实习。先后接受国家著名医学教授黄家驷、陶寿琪、陈灏珠、林兆耆、钟学礼等授课。1960年毕业后调配至甘肃省卫生厅到甘肃省中医院工作，临床工作36年。

　　1960年进入甘肃省中医院，为该院第一位名牌院校医学生，深得建院创始人张汉祥院长的赏识和器重，成为他的助手。对部分疑难危重疾病的成功救治，在医界名声显著，成为全院四大科主要的会诊医师。吕老在30余年工作中一直作为医院临床内科的主要学科负责人，并负责大量医学生的临床带教。

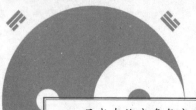

　　吕老在临床多年实践中先后研究过中医经典、脉学、中医治疗痛证、生殖病学、真气运行学、针灸、中医治疗急诊等。撰写过多篇论文，并参加了全国金匮高级师资培训班并担任班长，因其对中医的热爱及深入的学习领悟获得主讲教授各位名家赞赏。参加过中日友好医院主持的"八五"攻关课题的尪痹冲剂研究，荣获卫生部技术成果二等奖。参与中医研究院冷方南教授主编的《中医男科临床治疗学》的编写。参加了第二届世界针灸大会，为张涛清院长撰稿，以主要专家接受问答，取得成功。主持了科研《针灸菌痢的研究》并通过鉴定通过。参与主办"纪念皇甫谧诞生1701周年"全国性会议。参与呼吸病的治疗和研究工作，其中应用强化伏针预防老慢支及研制蓽红注射液治疗肺心病，在西北五省呼吸病学术会议多次交流。

　　吕老在职期间承担了医院70%的授课及学术讲座，内容从基础到临床、从西医到中医，内容丰富多样，使各级临床医师受益匪浅。并负责全省主治医师提高班的授课，担任大中院校临床医学老师，带教了大批临床医师，培养了大批人才，其深厚的知识底蕴至今为听课者所乐道。

　　吕老先后主编、主笔、参编出版了《痛证的中医治疗》、《针灸治疗菌痢的论文集》、《生殖病的治疗》、《中医男科临床治疗学》等著作。

　　吕老作为一名医者，行医半个世纪，深感医疗岗位的光荣和责任感的重大，倾自己所学来应对临床医疗问题，在有限的环境中学习中医、研究西医，医术精湛、炉火纯青。在认识不断的提高中，体会到中医西医是两个完全不同的学术体系，正如以哲学层次看，西医是因果分析论，而中医是感应综合论。在此，作为一名贯学中西医的医者，须把两种不同的思维方法应用到临床，使之相互对照应用，提高疗效，解除疾苦。

　　在多年的医疗实践中吕老更体会到了中医学术底蕴深厚且丰富，认为前人留下的宝贵理论深奥，应不断深入学习、探究、发扬。国学深奥，学无止境。

目　　录

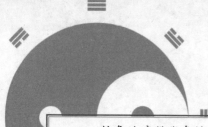

吕人李学术思想及临床经验

《伤寒论》《金匮要略》的学术思想及临床研究

一、《伤寒论》"汗"症心悟

先师仲景以六经辨伤寒，脏腑论杂症，立论处方言简意赅，造诣极深。《伤寒论》中对汗的精辟剖析和对汗法的临床应用独具匠心，诚为两千多年来临床医家之准绳。

《伤寒论》全书398条，其中112条论及汗(包括16条注脚)，提出"汗出"、"自汗"、"无汗"、"盗汗"、"头汗出"5种病。汗法的应用在条文中也一一明列，"应汗"、"宜汗"、"可汗"、"再汗"、"发汗不当"，并明确提出了汗法禁忌和用法要点等。

汗液是五液之一，是人体阳气蒸化津液而成。《素问·宣明五气》谓"心为汗"，即汗为心液。亦有称汗为营卫之余气，因心血由津液所化，汗由津液外泄，汗出的多少与卫气的开阖作用有密切关系。《灵枢·决气》说"腠理发泄，汗出溱溱，是谓津"。汗对人体有调节体温的作用，如夏日炎热，人体靠出汗而调节体温，是生理性调节作用；如招致风寒之邪的侵袭，则恶风无汗，为风寒束表皮毛闭塞之故；如感受风寒而兼汗出者则由于卫气虚弱表阳不固腠理疏松，而津液外泄溅然汗出。

(一) 辨汗出与否

1.汗出与否作为诊断疾病的依据

如太阳伤寒之麻黄汤证和太阳中风之桂枝汤证，其诊断依据

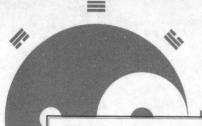

除临床症状外，汗出与否为其鉴别诊断之要点。

2.作为辨别虚实的指标

太阳表证常以有汗无汗鉴别表虚证或表实证。

3.作为能否继续给药的指标

如"桂枝本为解肌，若其人脉浮紧，发热汗不出者，不可与之也，常须识此，勿令误也"。此条意为已给桂枝汤发汗后表不解而其人又表现为太阳伤寒证，故不能继续再给予桂枝汤。

再如"二阳并病。太阳初得病时。发其汗，汗先出不彻，因转属阳明……若太阳病证不罢者，不可下，下之为逆，如此可小发汗……若发汗不彻。不足言，阳气佛郁不得越，当汗不汗，其人躁烦，不知病处……以汗出不彻故也，更发汗则愈"。

4.发汗不当可以引起各种变证

发汗不当所引起的变证，《伤寒论》中记载有，如桂枝附子汤证、麻杏石甘汤证、桂枝甘草汤证、茯苓桂枝甘草大枣汤证等。

（二）禁汗证

汗为人体之津液，发汗解表是驱除体表外邪的一种手段，必须使用得当，使用时须有汗法的指征，同时也必须认识到发汗的反指征，因为过汗，不仅伤阴耗液，严重时还会阴脱阳亡，阴阳离绝。文中叙及"阴阳俱虚不可更发汗"、"脉微弱此无阳也不可发汗"、"尺中脉迟不可发汗"、"表解不可更发汗"、"大下之后不可发汗"、"咽喉干燥者，不可发汗"、"淋家、疮家、衄家、亡血家……不可发汗"等。总之凡是津液内伤、阴阳不足者皆为禁汗或慎汗之列（但是如果体质虚弱而确需解表时则宜配合益气、滋阴等药合用）。

（三）汗出的病机与证型分类

1.自汗，指经常汗出，活动后更甚或病人发热或不发热而自汗出者称为自汗。其病机为卫阳虚弱、腠理疏松所致。自汗的病证病机有如下几个类型：

表证自汗：与恶风发热并见。发病突然，风邪伤表，卫气受伤。表阳不固而汗出。

里证自汗：汗出较多，身热口渴，外邪传里化热，里热向外熏蒸，使津液外泄而汗出。

功能性自汗：气虚或卫阳不固，营卫不和而常自汗出。

亡阳自汗：病情重者，冷汗淋漓，不咸而黏，肢冷，阴虚导致阳衰，常自大汗出而亡阳虚脱。

亡阴自汗：汗出如珠如油，咸而不黏，阴弱不能制阳，浮阳外越。

2.盗汗为睡时汗出，醒即汗止。多因阴气虚弱不能敛藏所致或于睡时阴气内敛，卫气乘之而内陷，卫气无以固其表，故腠理开而汗出，醒则卫阳之气复归于表，汗即止。阳明病脉浮者必盗汗，以其热邪在经故也。

头汗出：头为诸阳之汇，阳热上蒸但头汗出，多属肠胃热蒸或湿热郁蒸之候四肢躯体无汗。有虚实两类：表热炽盛，或因湿热，或因寒湿相搏发生黄疸者，此多为实证(邪气实)虚阳上浮，额上汗出是为正气欲脱之危象。

手足或腋下汗出：四肢为诸阳之本，脾胃主四肢，热聚于脾胃津液亏耗，而不能遍身出汗，仅能从四肢旁达而见手足濈然汗出。

半身汗出：多为气血运行不周，较易发展为半身不遂症。

战汗：全身战栗抖动而后出汗者，一般汗出热退，脉静身凉邪去正安，病情痊愈。

（四）汗之六经分证

1.太阳证汗出辨太阳主一身之表，外邪侵犯体表，证见发热，头痛，汗出恶风等证，而有汗与否，为区别伤寒与中风之重要依据。太阳中风桂枝汤证属表热兼气虚而自汗出，汗出不多。阳明经证之大热、大渴、大汗、脉洪大无表证。此两者易于鉴别。少阴证之汗出，为一派虚寒表现，绝无恶寒，发热，头痛等

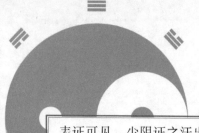

表证可见，少阴证之汗出，往往是亡阳危候，需倍加注意。

2.阳明证汗出辨阳明属里，主胃和大肠，阳明病多属里热实证，多因外邪自表传里，证见不恶寒反恶热，镇蒸发热，自汗出等。阳明经证如前述。阳明腑证见潮热，汗出，燥屎内结等一派里热炽盛之现象，它与太阳表热虚证之汗出，口不渴，脉浮缓截然不同；与少阴证之汗出，也有根本区别。少阴证之特点，脉微细，但欲寐，一派虚寒之见。而阳明之大热大渴实热证，与之容易识别。

3.少阳证篇中，原文未提及"汗出"，但有"少阳不可发汗之说，少阳经处半表半里，盖表证宜解，里证随证治之，而少阳证宜和解，不宜汗、吐、下法"。

4.太阴篇中也无"汗出"之说，仅有"脉浮者，可发汗，宜桂枝汤"，本文承"太阴中风，四肢烦痛……"而来，此乃脾胃虚寒之人感受风邪，因正气不能达表抗邪。太阴病，脉浮者，是由阴转阳，邪气达表，应用桂枝汤调和营卫，使从汗解。但太阴病脾虚湿盛与阳明燥热相表里，治法之根本应振奋脾阳，运化水湿。

5.少阴证汗出辨少阴病属里，为虚寒证，若见自汗出者，乃少阴亡阳之象；症见"汗出不烦，自频吐"，乃亡阳之先兆，若更见自利，烦躁不得卧，是阴阳俱虚衰竭的表现，故少阴证之自汗出，显示病象垂危。临床上常以麻杏附子汤治少阴外感，旨在以附子助阳，以免除因发汗而致亡阳之虞。

6.厥阴证汗出辨厥阴病概属阴阳胜复，寒热错杂之证。有发热而下利，大汗出不止，热不去者为阴气下脱阳亡于外，更可见四肢疼拘急，下利厥逆而恶寒，虽大汗出而热不去者，为阳亡于外，寒盛于里，下利清谷汗出而厥者，以虚阳外越，里虚寒甚而真阳外脱，属阴盛格阳证，故厥阴证之汗出其主证有下利，里寒外热之证，可资鉴别。

(五) 汗出的治疗原则

对于汗、汗出和汗法的描述和应用，先师仲景在论中颇多明示对于汗出的治疗可以概括如：太阳中风，表阳虚而自汗者，治宜桂枝汤；太阳伤寒，表实有汗者，宜麻黄汤；阳明经，发热汗出烦渴者宜白虎汤，有腑实证者可予大承气汤；少阴证汗出，属亡阳危候，宜温厥回阳之四逆汤；厥阴证汗出而厥者，主通脉四逆汤。此应遵循仲景之教："观其脉证，知犯何逆，随证治之"。

二、《金匮要略》方药煎服法的解读

仲景方书《金匮要略》，济世活人，延用两千载，世人奉为经典。历代医家公认仲景方为群方之祖，他的治方规范极严，随证加减最活，验之临床，效如桴鼓。然自古以来，读仲景方书，穷其医理，识其方药，主治者多，而对其煎服法仿效深究者则寡矣。清代医徐灵胎《医学源流论》云："煎药之法，最宜深耕，药之效不效，全在乎此"。《金匮要略》的处方，药味少而精，鲜有多于八九味者。但仲景对于煎法及服法却不厌其烦，谆谆嘱咐，独具匠心，包含着极为丰富的科学内涵，实为仲景学术思想精华之一，有重要的理论和实践意义，值得学习探讨。以下从八方面加以阐述。

(一) 入煎前的准备

仲景在《金匮要略》方煎法内，提出了"咀""去皮""去节""去毛""去毛尖""擘""捣""炒去汗""洗去腥""炙""汤泡""烧""熬""浸令芽出""曝晒""水渍"等十多种方法。大家知道，所谓药物的治疗作用，是运用药物偏性纠正疾病的偏盛偏衰，而药物偏性又是根据实际疗效反复验证后观察出不定期的。因此，临床上如何使其"偏性"发挥得更好是一个非常重要的问题。为此，古人对中药材产地、采收时节、加工炮制等都很讲究。俗话说"道地药材"、"如法炮制　"就是这方面的经验之谈，因为炮制得当能改变药物

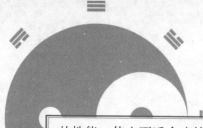

的性能，使之更适合病情的需要；除去杂质便使药物纯净，用量准确或利于服用；消除或降低药物的毒性或副作用。如"痉湿暍病篇"之麻黄加术汤；麻黄去节，桂枝去皮，甘草炙，杏仁去皮尖。仲景之加工炮制法虽渊源于《神农本草经》，但有所创新。

（二）溶剂选择

《金匮要略》方药煎煮所用溶剂是根据药性和病情的要求，或为普通水，东流水，泉水，甘澜水；或用酒或醋（酸性液如浆水）作溶剂的；变用有用酒灶下灰，过滤后再入药煎煮的。由此看出仲景已经认识到溶剂对于药物有效成分摄取的重要性。因为中药多为生药，其成分复杂，有溶于水的，有溶于酒精的，有溶于酸性液体的。所以仲景一般以水作溶剂，需要时添加酒（先酒浸或酒煮）或加醋，能使生药的多种有效成分易于溶出、易于吸收，奏效快。如"妇人妊娠痛篇"之胶艾汤下："右七味，以水五升，清酒三升，合煮三升……"

（三）先煎、后下、包煎

先煎、后下对于煎出有效成分和防止有效成分散失（失能）有重要意义。仲景认识到质重或难煎出味的药物如介壳、金石类药物，必须先煮；而质轻、气味芳香借挥发油起作用的药物要后下；对一些引起药液混浊，或为了减少对消化道的刺激则以绵裹入煎；再如阿胶、饴糖等胶黏药品，为了减少损耗，完成发挥作用而采用捣碎入汤药溶化后服用的办法。足见仲景对于药性认识之深透。如"胸痹心痛短气篇"之枳实薤白桂枝汤下，"右五味，以水五升，先煮枳实、厚朴，取二升，去滓，内诸药，煮数沸，分遍三服"。至于煎药的火候，仲景亦视为要点，对某些处方的药物，先令浸泡，使药物充分湿润，再经急火加温煮沸，则有效成分易于溶解煎出，一方面免于药汁溢出，另一方面对于一些厚味滋补药可使其药效尽出，认识到温度对于药物溶解度的影响。《本草纲目》亦云："先武后文，如法服之，未有不效者"。

(四) 药液的煎取量

溶剂的量和汤药煎取量的比例，仲景每方之下均有详细叙述，其量比分别有1/2、3/5、1/4、1/5、1/6等不同，仅以大承气汤为例："右四味，以水一斗，先煮二升，内芒硝，更上微火一二沸，分温再服，得下止服"。煎煮药物的用水太多，药液饱和度不够，饮入量大。水量太少，药液过度饱和，部分有效成分不能充分溶解，则既浪费，且不能充分获得药物的治病作用。

(五) 剂型选择

在剂型选择上，《金匮要略》中方药的剂型有汤剂、散剂、丸剂、膏剂、酒浸剂、洗剂、外敷、痉药等，亦有两者配合应用的。如薏苡附子败酱散方下："右二味，杵为散，取方寸匕，浆水一升半，煮取七合，顿服之。"此方药先研为散，而后再加溶剂煎煮内服，剂型的选择原则是根据病情的缓急和病位的表里决定的，在临床上具有很大实用价值。

(六) 服量和次数

《金匮要略》药物的服用量，汤剂一般服一升，散剂每次一方寸匕，丸剂则根据大小而定。服药次数则是根据病情的轻重、缓急、特性等而灵活多变；有一剂分温三服的；有日三夜一服的；有发作前定时服的；有顿服的；有分温再服得下止后服的；有根据服后反应而决定用量的；有先进少量而逐渐增加至有效量的；有根据成人、小孩、体质强弱而决定服用量和次数的。足见仲景用药动机，因人因证而异。如"顿服"量大而强克病邪，"日三夜一"能使药液在体内始终保持较高浓度，"日二服"、"日三服"则对治疗慢性病者适宜；发作前服药用于治疟病则有明显效果等经验方法，都是临床医生值得借鉴的。

(七) 药引

药引起引导药物归经的作用，仲景在《金匮要略》方药服法中，分别应用过"浆水"、"苦酒"、"酒"、"苦酒渍乌梅"、"香豉汁"等，

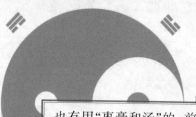

也有用"枣膏和汤"的。前者是为了增强药物的治疗效果，或根据病证特点使药物迅速而顺利到达病所逐邪外出，后者则为了缓解药物的毒性和刺激作用而设。如"当归散"方："右五味，杵如散，酒饮服方寸匕……"，"十枣汤"方则："……先煮肥大枣十枚，取八合去滓、内药末……"等。

（八）观察药物反应和善后处理

预料服药后效果和反应，以及如何善后处理，是《金匮要略》煎药服法的显著特点之一。要做到这一特点，不仅要求医者熟知医理，有丰富的临床经验，而且要识药理、通药性才行。

如仲景在"防己黄芪汤"下云："……服后如虫行皮中，从腰下如冰，后坐被上，又以一被绕腰以下，温令微汗，瘥"。"甘草附子汤"下云："……一服觉身痹，半日许再服，三服都尽，其人如病状，勿怪，即是术附并走皮中逐水气未得故耳"。"百合地黄汤方"下云："……中病勿更服，大便当如漆"。"十枣汤方"下云："……得快下后、糜粥自养"等。

以上从八个方面归纳、分析了《金匮要略》方药煎服法，从中可以看到仲景早就认识到药物的煎煮法、剂型、溶剂等与药物疗效的关系。从他详述煎服法的细微可见其用心之良苦。今人效仲景方或有不效者，多疑其方药乏能，殊不知所研读方书，多数人只重其理法方药，而对其煎服法往往不予仿效深究，实为一失，亦可能为不效之根由。如今有临床经验的医生有一个共同的感觉，门诊患者中药的疗效往往优于住院患者，粗略分析其原因，大都考虑煎药的问题，统一煎药量大，不识煎药重要性，常随意加水，一沸了之，取出定量后，余者尽弃，数量不够者，甚至水分煎干，则随意添至需要量，加之多种不同疗效药物无区别的煎煮方法，使药物发挥不了其独特疗效，浪费了药材和人力。仲景之煎服法，因药而异，处方严谨，煎法得当，故药效益彰，值得仿效并深入研究。

再如服法，当代医者每张处方的煎法均为"水煎、一日一剂、分二次服"，全不考虑病情之轻重缓急。实际上，仲景的方书上载有各种服法要求，多数医者视而不见，或不予重视，或嫌其繁琐。吕老根据对《金匮要略》方药煎服法的探究，区分病情给汤剂服用量和服用次数：有每日一剂，分三次的；有每日两剂，分四次的服法；有随时增服半剂的。观其疗效，与以往千篇一律"一日一剂，分二次服"者有明显提高。

　　因此，有必要提倡在研究《金匮要略》时，将它的药物煎服加以重视，紧密结合临床实践加以研究，必要时可进行实验研究，这对提高医疗质量、改进医疗作风、继承发扬祖国医学宝典遗产进一步探究中医药的独特奥秘，都是非常重要的。

（王玉珠）

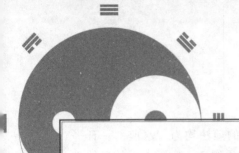

在"真气运行学"方面的
学术思想及临床经验

　　真气及"真气运行法"理论是祖国医学宝库中的瑰丽明珠，"真气运行法"是李少波（1910—2011）教授据祖国医学中真气运行学说，结合自身家承之吐纳导引之法及《勿药元诠》一卷，经数十年的实践经验，总结出的一套有效的防病治病功法。为了探索人体生命的奥秘，1978年甘肃省中医院成立真气运行研究会，当时吕人奎主任以主要成员参与了真气运行的理论及临床观察方面的研究，期间不断的总结积累，结合自身扎实的中西医学基础通过临床观察、科研实践和理论探索，在关于"真气运行学"的中医学理论方面有一些自己较为独特的认识和见解，结合中医学基础理论发表了多篇关于真气运行理论及临床研究论文，为"真气运行法"这门古老神秘的学科的成长论证做出了贡献。

　　吕人奎主任对真气及真气运行学研究主要有以下几个方面，包括理论探讨及临床疾病疗效总结：

一、对"真气"的初步探讨

　　吕老在"真气运行法"理论探讨阶段作为主要的临床观察及医学原理探讨的参与者，为此做出了较为重要的贡献。"真气运行法"20世纪70年代在医学界特别是中医界及练习者中引起了普遍好评而被重视。很多患者问病求医，并回馈练习反应及良好疗效。鉴于此吕老依自己扎实的中西医理论功底对"真气运行法"进行了深入的理论探究。

"真气运行法"是以中医理论为准绳，以练习者亲身体会及病患的客观反映为依据，是理论→实践→理论→再实践的产物。其简明实用，易学易用，文理并茂，深入浅出，疗效显著，堪称功法中之佼佼者。认为气功的保健治病力量是来源于人体内的"真气"以及"真气运行"的结果。因而"真气"及其"运行"就成了此理论的核心所在。吕老在其基础上进一步探讨了有关"真气"的理论认识问题。

（一）对中医"气"的基本认识

探讨真气必须首先对中医的气要有一个基本的概念，"气"是构成人体的基本物质，并以气的运动变化来说明人的生命活动。如《素问·宝命全形论》说："人以天地之气生"。《难经·一难》说："气者人之根本也"。气在中医理论体系和实践中应用很广泛，在生理、病理、诊断、治疗用药依次立论屡见不鲜，真气虽有各种不同的名称及内涵，总的来说它包括下列三方面的意义：

1.气是指体内极微细的物质。

2.气是指器官功能性活动。

3.气是指"信息"的传递，如针刺得气等。

祖国医学全部学术体系均贯穿着"气"的思想，阴阳的平衡消长是指气的盛衰虚实，五行的生克制化是指气的制约滋生，在人体发挥着温热动力和滋养濡润的作用。它既有物质的涵义，也有生命的涵义。亦可以认为它是生命物质与生命机能的统一体。在中医学著作里，对气的分类很多，因其类别不同而功能各异。

究竟在人体内和生命活动的过程中谁起主导作用呢？我们认为是"真气"。

（二）真气是生命活动的主宰

真气——即真元之气，又称正气、元气、精气、生气，它包括宗气、营气和卫气。它是先天之精的元阴和元阳所化生，与后天水谷之气结合而成为生命活力的物质和能量源泉，也就是说真气

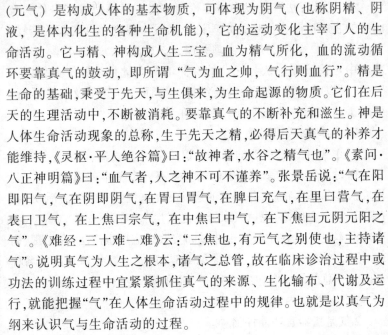

（元气）是构成人体的基本物质，可体现为阴气（也称阴精、阴液，是体内化生的各种生命机能），它的运动变化主宰了人的生命活动。它与精、神构成人生三宝。血为精气所化，血的流动循环要靠真气的鼓动，即所谓"气为血之帅，气行则血行"。精是生命的基础，秉受于先天，与生俱来，为生命起源的物质。它们在后天的生理活动中，不断被消耗。要靠真气的不断补充和滋生。神是人体生命活动现象的总称，生于先天之精，必得后天真气的补养才能维持，《灵枢·平人绝谷篇》曰："故神者，水谷之精气也"。《素问·八正神明篇》曰："血气者，人之神不可不谨养"。张景岳说："气在阳即阳气，气在阴即阴气，在胃曰胃气，在脾曰充气，在里曰营气，在表曰卫气，在上焦曰宗气，在中焦曰中气，在下焦曰元阴元阳之气"。《难经·三十难一难》云："三焦也，有元气之别使也，主持诸气"。说明真气为人生之根本，诸气之总管，故在临床诊治过程中或功法的训练过程中宜紧紧抓住真气的来源、生化输布、代谢及运行，就能把握"气"在人体生命活动过程中的规律。也就是以真气为纲来认识气与生命活动的过程。

（三）真气的来源和化生

《灵枢·刺节真邪论》说"真气者，所受于天，与谷气并存而充身也"。这里的天，是指先天即禀受于父母的先天之精，为肾所主，藏于丹田，谷气是指后天由脾胃吸收的水谷精微及肺吸入的外界清气。此三者结合即所谓之"真气"。《难经·三十六难》云："肾两者……其左为肾，右者为命门，诸神精之所舍，元气之所系也，此五脏六腑之本，十二经脉之根，呼吸之门，三焦之原也"。此段经文指出真气源于肾而为生命的原动力。

在"真气运行学"中提出真气有先天真气和后天真气之分，是颇具创见的。这对于认识真气的本质，理解其功能有很大的帮助。真气是先天元阳和元阴二气相结合而成，元阳为先天之真火，元阴为先天之真水，水火相济，阴阳互根，从而构成先天元气，藏于命门，与生俱来，此谓先天真气；人生身之后，人体的元气（先天之精）与后天之精，即天气（氧气）、地气（谷气）分别由鼻口摄入而化精，与先天之精结合而成为后天真气，它是离不开先天的。谷气和大自然的清气是构成后天真气的重要成分，是作为后天真气在维持生命和生命活动过程中所需能量的物质基础，而前者为基石，当然此三者不可分割，所谓"炼精化气"是包含先天之精和后天之精的，寓有后天养先天之意。如果肾精亏损（先天之精不足）或脾不健运（后天之精不足）必然会出现"精不化气"的情况，即谓："精气虚，则夺"，指的就是元气不足，而全身虚弱的病证。反之真气虚亦可导致阴精亏乏，称为"气不化精"。

由上看出，精与气同流，乃异名同类。真气的盛衰决定于精的强弱，尤其是肾气和脾胃之气的旺盛与否。《素问·阴阳应象大论》谓："气生精"、"精食气"、"精归化"、"形不足者，温之以气；精不足者，补之以味"都说明了精与气的相互依存生化关系。总之，真气是在一定物质基础上产生的，从人体胚胎时期→发育成长→寿活百岁，真气都是生命活动的根本动力，若常保真气充足则能身体康健，精神充沛。真气消耗，则体质衰竭而疾病丛生；真气耗竭，就意味着生命的终结。

（四）真气的功能

《素问·上古天真论》云："恬淡虚无，真气从之，精神内守，病安从来"。说明在正常生理情况下，真气是维护身体健康的保证。真气发挥的生理功能在后天具体表现在"宗气"（是来自水谷之气和由鼻吸入而入肺的清气）、营气（脾胃化生的水谷精微）、卫气（饮食中的悍气）三个方面，即真气所在部位的不同，表现于三个不同方面的功能。正如《素问·离合真邪论》说："真气者，经气也"。说明真气的功能是多方面的。

1.主司呼吸和血脉运行。主要指宗气，它积于胸中气海，与元气相结合即为后天真气。主要功能是走息道司呼吸，要通心脉而行气血，凡呼吸的深浅次数、言语、声音强弱、血脉的运行及肢体的寒温和活动能力均为宗气所主，这近似于现代医学的肺功能状态，肺的呼吸运动直接影响着氧气的吸入与二氧化碳的排出，由于呼吸运动而产生的胸腔间断负压直接影响到回心血量的多少，故与血脉运行有很大关系，言语声音的强弱则与肺组织的弹性及控制气管与喉头的气流量有明显关系，末梢循环的好坏是肢体寒温的重要因素，也就是与血的载氧量、血流量及血中来自脾胃和肺的能量物质的多少有关，所以宗气的功能与肺的呼吸功能雷同。

2.主营养精微物质的吸入与输布。主要指营气,它出于中焦,上注于肺脉而化生血液,行于脉内,营养五脏六腑,布散于外则润泽筋骨皮毛。《灵枢·邪客篇》说:"营气者,泌其津液,注之于脉,化以为血,以荣四末,内注五脏六腑"。故对营气的理解可比为消化系统功能。中医认为中焦为脾胃之所,又谓"中焦如沤"是腐熟水谷的所在。《内经·经脉别论》云:"胃食气,散精于肝,淫气于筋,经气归于肺;肺朝百脉,输精于皮毛;毛脉合精,行气于腑;腑精神明,留于入脏,气归于权衡,权衡以平,气口成寸,以决生死"。上述两段经文指出,营养出自于饮食物质,中焦脾胃分化食物的精微与废料,传导而出大肠,气化出于膀胱,食物的营养成分经过"输脾、散肝、归心"的生理作用,上注于肺脉,变为营养物质和血。这里指出胃的摄入腐熟消化,小肠的吸收,肝脏的合成和分解,大肠的传导糟粕,营养精微入肺通过心脉而循环营养五脏六腑,四肢百骸。所以说营气的功能,不仅是指血液和营养的作用,而且包括了整个消化吸收活动过程,既是体内新陈代谢的来源,又是体内脏腑功能活动的能量。

3.保卫机体,抗御外邪。主要指卫气,它与营气皆出自水谷之精微,精气属阴,阴性柔顺,故营行于脉中;卫是水谷之悍气,悍气属阳,阳性刚强,故卫行于脉外。但阴阳是互相制约和转化的,故营卫二气在正常生理情况下也是互相转化的,卫气不仅能温养内外一切之脏腑组织,而且具有保护肌表抗御外邪的功能。《金匮·脏腑经络先后病脉证治篇》说:"若五脏元真通畅,人即安和……若人能养慎,不令邪风干忤经络……不遗形体有衰,病则无由入其腠理",《灵枢·邪气脏腑病形篇》说:"风雨寒热不得虚,邪不能独伤人,此必因虚邪贼风与其身形,而虚相得,乃客其形",这些经文都突出了"邪之所凑,其气必虚"的内在因素和"正气存内,邪不可干"的防御能力,可见疾病的发生主要是由于真气的不足,无力抵御外邪入侵和清除衰老、受损和变异的细胞,真气有利于保护机体,其中如皮肤黏膜的屏障作用;巨噬细胞、白细胞的吞噬功能;抗体中和反应等机体外在和内在的免疫力。

以上分述了真气在各个部位表现出的不同功能,它在整个生命过程(生、长、壮、老、病、死)中起主导作用,《灵枢·本神篇》说:"人之血气精神者,所以奉生而周于性命者也"。又提示我们真气是机体活动的"命根子"。因此要保持健康的身体,旺盛的精力,祛病保健延年,就必须保持真气,恢复先天的真气运行。正如《素问·上古天真论》说:"知其道者,法于阴阳,和于术数,……故能形与神俱,而尽终其天年,度百岁乃去。"

(五) 真气在临床上的应用

真气的治病保健作用,通过"真气运行法"实践得以证实。"真气运行法"是根据生理机制的要求,用特定的方法,集中思想、调整呼吸培养真气,贯通经络,促进细胞的新陈代谢,恢复先天的生理机制。换句话说,就是通过训练、培养和积蓄体内真气,恢复真气运行。这运行的真气就是扶正祛邪治病保健的力量。

实践证明,"真气运行法"对高血压、胃下垂、慢性肝炎、肺心病、冠心病、风心病、胃炎、胃溃疡、神经衰弱及个别肿瘤都有明显或一定的治疗作用。

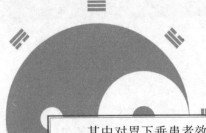

　　其中对胃下垂患者效果显著，主要是因为练习培养积蓄了丹田之真气，使小腹饱满有力，给下垂的胃体增加了向上的浮力，另一方面由于真气的充沛和积蓄使"气生形……形归气"的互相转化不断获得增加，脾胃气旺而生形，使胃壁松弛的平滑肌逐渐增强恢复其原有的紧张度，胃壁张力增加，胃体也随之上升。

　　对慢性肝炎病人的疗效，是由于训练培养"真气"发挥了自调的能力，闭目养肝，增加了肝脏的合成代谢，循心火下降入丹田，即平肝，心肾交泰，肾气旺盛有柔肝、滋肝之功，增加了肝脏的解毒排毒的功能。其临床症状如肝区疼痛、疲乏、头晕、胃胀、食欲减退等均有明显的好转，血浆蛋白明显增高。

　　治疗高血压病人，可能是"真气运行法"特有的调息、入静及放松，能调整神经中枢的功能从而调节激素和内分泌系统，使机体阴阳平衡经络疏通，从而使血压下降，其临床症状如头痛、恶心、眩晕、耳鸣、气短等均见消失或明显减轻。练功后部分人血脂检查亦有降低。统计降压效果，收缩压下降 10mmHg 以上占 100%，舒张压下降占 10mmHg 以上者 92.59%。

　　上述几种疾病的疗效统计，说明了"真气运行法"对疾病的治疗作用。因为这是一种自我的、主动的治疗调整手段，没有外在力量的参与，是顺应自然的，是值得提倡的一种治疗方法。

　　（六）对真气物质基础的探讨和设想

　　对于"真气"和"真气运行法"的研究，其根本的目的要把它引导到科学的轨道上，要用客观实验或数据来反映真气的存在、本质、变化等，这是一件非常艰巨的工作，常规科学和实验手段远不能满足需要，应在科学实验的范畴里不断探索、设想、积累。对于真气本质的认识有一个逐步深化和阐明的过程。

　　1.从实验观察获得了两个方面的初步的结论：

　　（1）真气本身具有能量，培养积蓄真气是一种储能性效应。真气运行是能量沿着特定的路线转移，在"真气运行法"实践中我们用半导体数字体温计测量病人的体温变化，证实练功后普遍高，尤其在通督（积气冲关）时，上升更为明显，据检测平均百会穴升高 3℃，手心升高 4℃，丹田升高 0.8℃，腋下升高 0.4℃。练功后，热辐射增加 0.03cal。测量了部分病人的皮肤电流改变，观察所测穴位的经穴导电量，练功后明显高。初步证实真气是一种具有热能和电能效应的物质。

（2）真气是机体的抵抗力，使人体具有免疫的功能。各种慢性病人测定了练功前后的细胞免疫反应，观察到患者在练习真气运行法后 45 天，淋巴细胞转化率普遍升高，有自身对照的患者，无一例下降，其中转化率升高 20% 以上的有 70%，升高 10% 以上的有 24%，最低也升高了 5.5%，到练功 85 天部分病人仍继续升高，同时典型淋巴母细胞也显著升高。初步表明通过"真气运行法"的练习，能加强人体抗病免疫能力。

另外，测定了作为机体适应性防卫能力的重要指标，——血清活性巯基（即－SH 基），患者练功前进行了测定，其基本规律是治疗前普遍低于健康人数据，降低 14.86%，经"真气运行法"治疗两个阶段，先出现上升，后又出现下降现象。经统计，其中心血管病上升率 25.71%，肠胃病上升率为 22.07%，说明在练功过程中，出现巯基水平的动态变化，这与机体的防卫能力有协同性。可初步证明真气能调整机体的新陈代谢，从而增强机体功能，尤其是防卫能力。

2.吕老对真气之说提出三方面的设想：

（1）人体生命活动得以维持正常机能及抵抗疾病的发生，真气的存在、储量、质量及其运动起决定性作用。前述实验检测结果说明了部分问题，用来解释真气和生命现象的本质还有差距，从现代分子生物学的角度来看，糖类、蛋白质、脂肪、维生素、水、无机盐、氧等都属于中医所称"气"的范畴，这些精微物质在代谢过程中把能量释放出来，贮存于三磷酸腺苷（ATP）的磷

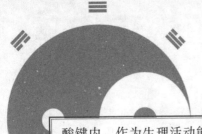

酸键内，作为生理活动能量的直接来源。这与中医所讲的"精中生气"、"气由血化"相类似。因为"ATP"是一种储备能量、传递能量的物质，因此测定体内三磷酸腺苷的消长来研究真气的本质很有价值。

（2）人们已经证实了生命活动的物质基础是核酸，包括核糖核酸（RNA）和去氧核糖核酸（DNA）。特别是 DNA 它与生命活动的基本特征——遗传与新陈代谢息息相关，这近似于真气来源和生化，由此设想可将核酸代谢，即 DNA 和 RNA 的合成、分解及其转化率作为真气化源的客观指标，值得深入探讨。

（3）近年生物化学界在人体内找出一对类似中医阴阳协调平衡的物质，即环磷酸腺苷（c-AMP）和环磷酸鸟苷（c-GMP），二者在细胞内含量成比例，而且是此消彼长或彼消此长的一对物质，表现有明显的拮抗现象，在体内起主导的调节作用。据目前所知，各类激素和神经介质都是通过这两类核苷酸而把信息传递到细胞内的特定部位产生各类特定的效应，激素称为第一信使，cAMP、cGMP 则称为第二信使。核苷酸这种传递信息的作用是中医气的功能之一，因此测定第二信使——核苷酸这种传递信息的作用是中医功法的功能之一，因此测定第二信使量的变化以观察体内阴气（阴精）的和阳气的互相转化的规律，对于探讨真气的生化将有重大的理论和实用价值。

上面所论的问题，有些是已初步得到证实，有的仅是推测设想，对于探讨真气和中西医理论体系的相互结合与贯通，从而进一步认识生命活动的本质与规律，对于中医现代化将有裨益。

二、真气运行法对五脏的影响

五脏是指心、肝、脾、肺、肾，它们与胆、胃、小肠、大肠、三焦组成了中医学的脏腑，或称"藏象"，是表明内脏活动表现于外的现象。中医学虽然也讲形能学的实质脏器，但更重要的是运用取类比象，透过现象看本质的方法来推测脏腑机能和变化的情况。这种观察是建立在治疗实践、生活体验和初步的解剖认识三个方面之上的。

中医学的脏腑学说是以五脏为中心的，它包括五脏、六腑、经络、营卫气血和津液等人体复杂的生命活动，包括生理功能和病理变化，都是起源于内脏的功能，内在的消化、循环、呼吸，外在的视、听、言、行，无一不是内脏活动的表现，内脏的活动实质上就是人体整个的生命活动。

人体脏腑的活动，并不是孤立进行的，而是互相影响的，相互依存的。具体讲就是脏与脏、腑与腑、脏腑与经络、脏腑与气血之间，以及内脏与外在组织器官之间都是密切联系的。脏腑不仅指内脏实质，而且包括了内脏功能和它与外在组织器官的联系。祖国医学的脏腑概念是根据其生理功能及其病理现象来归纳的，研究脏腑的生理病理，就不可用单纯解剖概念来代替脏腑概念。

五脏是脏腑的中心，各自司职生理功能，它的健全与否直接影响人体健康，脏腑本身的功能状态又决定于"精、气、神"的充沛与否。

祖国医学认为精、气、神三者为生命的根本，《灵枢·营卫生会篇》说："人受气于谷，谷入于胃，以付于肺，五脏六腑皆以受之"。明代张景岳说："夫生化之道，以气为本，天地万物，莫不由之……人之有生全赖此气"。说明气是生命活动的根本和能量源泉。生命的维持依赖于气血的充盈与运行。《素问·八正神明篇》云："血气者，人之神，不可不谨养"。《难经·三十难》云："三焦者，元气之别使也，主持诸气"。说明血气是维持人体健康的主宰，而诸气之中又以元气为主使，元气即体内之真气。"真气运行法"就是顺生理机制的需要，调整呼吸，培养真气，贯通经络，鼓舞细胞的新陈代谢。在练习过程中，机体各组织增加了生命动力，各个器官系统发挥了

自身本能力量，更因其特定的呼吸形式，影响各个脏腑器官加强有机联系，纠正脏腑之间平衡失调产生的病理现象。"真气运行法"对五脏的影响探讨如下。

（一）肺

肺为五脏之华盖，位于胸中，其位最高。它的经脉下络大肠，与大肠互为表里。

肺主气，主管呼吸，为内外气体交换的重要器官，故称肺为气的本源。肺将吸入的外界清气和由脾输来的水谷精气等在肺内结合，然后运送、输布到全身各组织，成为维持生命活动的基本动力，由于肺对一身之气有主要作用，故有"诸气皆属于肺"之说。全身的血液都要经过肺脏进行吐故纳新，这种血液循环，叫作"肺朝百脉"。这种功能辅助心脏运行气血，并调节人体脏器组织之间的功能联系，使之保持正常的活动。

人自出生以后，肺脏即在呼吸中枢的调控下，不停顿而有节律地进行吸入氧气，呼出二氧化碳的运动。"真气运行法"的注意呼气加强了肺泡的收缩力，对二氧化碳排出有促进作用，也增加了肺活量，使肺内的残气量减少，肺内压减低，改善了换气通气功能，使体内获得更多的新鲜空气，是增强吐故纳新的确定有效的方法。

肺主一身之气，患病就会影响到气机，肺又与外界空气接触易受外邪侵袭，如风、寒、暑、燥先犯肺，"真气运行法"能使肺卫增强，如肺气肿、肺心病患者极易反复感染，经练习体质增强了，感染次数明显减少，说明"真气运行法"能够调整、疏通气机从而增强肺抵抗外邪的能力。

肺主皮毛，皮肤亦有呼吸作用。皮肤与肺有密切关系，肺对皮毛有营养作用，肺呼吸时，皮肤毛窍也在鼓伏活动，平时无明显觉察，"真气运行法"练到一定程度，感觉全身毛窍都随呼吸而动。实验测得练功后皮肤温度升高，经穴导电量增加，人体感到偏体通调气机流畅，练习对人体内外气体的交换起到了良好效果，这种呼吸形式叫作"体呼吸"。

由于内呼吸旺盛了，而外呼吸表现鼻息微微、若存若无，自然呈现为深、细、匀、长的呼吸形式，每分钟有 4~5 次的呼吸就能吸入足够身体需要的氧气，比常人每分钟 18~20 次的呼吸次数减少 2/3 强，肺活动的次数减少了，一方面体内因呼吸运动次数减少降低了能量消耗，另一方面肺有了充分的休息时间，减少摩擦，可使病灶早日恢复。

由于注意呼气加强肺的收缩，对于肺组织的弹性和顺应性有增强作用。通气量增加，可以帮助肺泡排除痰液，增加氧的吸入，改善通气血流比例，加强吐故纳新。这在中医称"肺主肃降"。"真气运行法"使肺敷布气机和通调水道的作用增强，使机体不断地获得新的能量，并对防止肺泡萎缩和气肿形成有积极的作用。

（二）心

心位居胸中，心包膜护于外，在体合脉，开窍于舌，为十二官的主宰，主运血，为人体生命活动的中心。

心主血脉，就是主持血液循环，心脏每分钟 70 次左右把血液压到周身，以维持身体各组织器官的营养和机能，心脏的活动是受心传导系统支配的自主活动，但也受神经系统的调节，即植物神经的控制。它的功能是自动进行的，人体不易觉察到，故不易控制与调节，而"真气运行法"训练后可有意识控制中枢神经的兴奋与抑制而影响植物神经的功能。上海第一医学院生理教研室的动物实验证明，当呼气时迷走神经兴奋，吸气时交感神经兴奋，两者相互制约。练功过程中可以体察到，呼吸的深浅可以使心跳相对变缓加快，练习调息时注意呼气，增强了迷走神经兴奋性，加强血管的舒张功能，降低了周围阻力，使血液通过顺利，心脏减轻了负担，对保养心脏是很有益的。

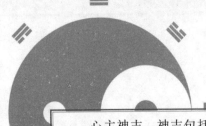

心主神志，神志包括精神状态、意识、思维活动等。从这里可以体会到，心不仅包括解剖学里所指的心脏，还包括着高级神经中枢比较重要的部分功能，近代研究表明，练功者大脑皮层趋向于保护性抑制，其中"放松"与"入静"缓解了大脑皮层对整体的应激性的准备，为机体的修复、休息和调整提供条件。

临床观察证明，心血管病患者通过练习"真气运行法"能使血压降低，改善症状，坚持锻炼者血压可保持正常稳定状态，血压稳定必然减轻心脏的负担，从而保护心功能，改善心脏的供血情况。实验证明，真气循经运行时伴有皮肤电位降低，皮肤温度上升，肢端容积及区域性血流出现相应变化，表现出循环旺盛的现象，所以对冠心病的治疗是有利的。肺心病是心肺功能不全为主的全身性疾病，"真气运行法"在练习时，通过调息改变了呼吸功能，进而达到"调整"，真气旺盛改变了心肺循环，增强了机体的抗病能力，故明显缓解症状，并延缓病程了的进展。风心病是以心脏瓣膜损害为主的疾病，由于练功时热能的增加，以及内分泌协调旺盛，意气合一，练养相辅使精气充沛，改善了心脏功能及机体的抗病能力，临床确有疗效，即使在心瓣膜重度损害，心功能不全（表现为心率增快、心律紊乱、心衰）的情况下，使真气运行旺盛，心肌功能增强，心脏负担减轻，故对病情改善有很大帮助。

（三）肝

肝居右胁下，其经脉络胆，与胆互为表里，在体合筋，开窍于目。它的功能是主全身血液贮藏，调节筋骨关节的活动及精神意志等。

肝藏血，就是肝脏有调节血量的功能。当人体活动时，贮存在肝内的血液就输送到各个组织器官，供其机能活动，而在休息或入睡时，大量血液就回到肝里。现代医学认为肝是体内最大的外分泌腺，是一个大型"化工厂"，是合成、分解、供能、抗病

吕人奎学术思想及临床经验

的重要器官。中医还认为肝性喜舒利条达，与春生之气相应。在正常生理状态下，肝气条达，精神舒畅，全身气血协调，从而使各脏腑的功能活动正常进行，尤其对脾的运化功能调整更大，如果肝郁气机不畅，可发生胁肋作痛等肝气郁结症状，也影响其他脏腑的功能活动。肝气不宜抑郁，也不宜过亢，若肝阳上亢，则性情急躁易怒；肝气不足，常表现为胆怯恐惧。

常见肝气郁滞慢性肝病的患者，右胁疼痛，但因肝气也循经运行于左侧，也有左胁下疼痛的，肝阳上亢而头晕、腹胀、目眩、口苦、食欲不振、四肢怠倦、心情烦躁等。"真气运行法"对上述病证有良好的效果，其原因是练习闭目调息的方法，"五痨七伤"中有眼见杂色伤肝之说，因此闭目是养肝的一个重要环节。注意呼气使"心火下降"，"心为肝子"，实则泄其子就可以达到平肝的目的。肝气得平，气机条达，头晕、胁肋疼痛即可减轻；脾不受克，故其食欲不振、小腹胀满症状也随之改变；心肾相交，肾气旺盛，肝得肾阴以涵养，烦躁得宁，心情愉悦，身体轻健。

临床观察多例慢性肝病患者，练功在一个月内（真气即注入丹田），就可以收到精神好转、食欲改善、腹胀减轻的效果；两个月达丹田真气饱满时一般症状大都消失或减轻，部分检查肝功改善，尤其是对血清蛋白的提高有效果；三个月进一步练习，则全身经络通畅，精神焕发，症状消失；坚持锻炼可获痊愈。"真气运行法"能够获取疗效，是因其在练功时可产生"储能性效应"，以加强自身的生命活力，促其发挥自我防御调节功能。同时，在"真气运行法"入静时，大脑皮层处于自我抑制状态，是一种保护性抑制作用，可减少内外环境的干扰，使机体借此机会进行生理功能调整和病理损害的修复，即中医之维护正气、调整阴阳的疾病治疗原则。

（四）脾胃

脾与胃互为表里，胃主纳谷，脾主运化，开窍于口，升清降

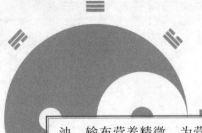

浊，输布营养精微，为营血生化之源，五脏六腑、四肢百骸皆赖以营养，古人称之为"后天之本"。

脾主运化，即是当饮食物化为精微部分（即营养成分），最后由脾吸收，输于肺，然后输布全身，糟粕则下输膀胱排出，以维持水液平衡，故脾胃的功能正常与否，关系到机体的消化与吸收以及水液代谢，关系到机体的营养健康状态。

"真气运行法"训练病人是觉醒状态下"入静"和"意守"。降低了大脑皮层对内外刺激的感应性，有利于大脑皮层调节机能的恢复。练功的第一步是呼气注意心窝部（即胃区），导心火下降给脾胃增加热能，因此，初行三五天就可以感到心窝部有温热的感觉，这对脾胃虚寒、消化不良的病症效果是显著的。众多的胃溃疡及慢性胃炎（特别是慢性萎缩性胃炎）病人，久治不愈，经"真气运行法"的锻炼，很快就能见效，持之以恒可获痊愈，因为胃病与大脑皮层功能紊乱和饮食不节及受凉有关，"真气运行法"能使皮层下中枢及胃黏膜本身的功能得到调整和恢复，从而促进溃疡的愈合和炎症的吸收。胃下垂是平滑肌松弛的病症，是比较顽固的慢性疾病，目前尚缺乏有效的治疗方法。应用"真气运行法"治疗获得较满意的疗效。其原因是练功使胃区热能增加，培养积蓄丹田之真气，使小腹饱满有力，给下垂的胃体增加了向上的浮力，另一方面在意识的主导下，通过"意"和"气"的训练，能够调和气血，疏通经络。使"气生形……形归气"的互相转化不断增强，使脾胃气旺，胃壁平滑肌逐渐增强紧张性，胃壁弹力增加，胃体也随之上升。从现代医学的观点看，由于注意呼吸，使交感神经兴奋性下降，副交感神经兴奋，因而胃壁平滑肌紧张度增高，从而使胃体回升。另外，由于练功时调整呼吸，真气培育，脾胃气旺，内脏器官的血液循环也较流畅，消化吸收功能改善，从而进一步改善了组织器官的营养供应。临床观察，"真气运行法"治疗胃下垂疗效，使食欲改善，下坠感减轻，浮肿消失，精神转佳，面色由黄瘦转红润，部分体重增加，都佐证了"真气运行法"的强大治疗作用。

（五）肾与命门

肾左右各一，在腰部位于腹后壁的脊柱两侧，与膀胱互为表里，开窍于耳。肾是藏精的场所，精是维持人体生命活动的重要物质，又是人类生育繁衍的基本物质。肾藏之精，总称为"肾阴"，又称元阴、真阴，肾的活动能力，又名"肾气"，又称肾阳、真阳、元阳或命门之火，因此肾又为水火之脏。肾阴、肾阳是互相关联的，肾阴足则肾气旺，肾气盛衰，关键在肾精，所以精是人体中最重要的物质。肾主骨生髓，主五液以维持体内水液代谢的平衡。肾的生理功能极为重要，为人生命的根本，故称"肾为先天之本"。

《素问·灵兰秘典论》云："肾者作强之官，技巧出焉"，肾气旺盛，人多聪明机智，动作轻捷有力，精巧灵敏。而肾气衰则头晕、耳鸣、记忆力减退、精疲力竭，腰腿酸软。

根据《难经》记载，命门是"诸神精之所舍，元气之所系"。"男子以藏精，女子以系胞，其气与肾通"。而"肾间动气"即生气之原、五脏六腑之本、十二经脉之根、呼吸之门、三焦之源。如果命门衰竭，生命也就停止了。

我们认为练功应注意的丹田就是命门，它的位置在小腹内，是全身气血汇集之处，是经络的枢纽，通过五脏六腑与泌尿、生殖、内分泌、代谢等系统的功能密切联系。

"真气运行法"第三步之调息凝神守丹田，使丹田真气充实，肾脏功能增强，如命门火衰的尿频、阳痿、腰腿酸软无力、女子月经不调等病症即可改善。第四步之通督勿忘复勿助，冲通督脉使肾气入脑，补益脑髓，更增强了大脑皮层的本能力量。因此，对失眠、健忘、多梦等神经衰弱症状都起到了良好的治疗作用。

从生理学观点看督脉贯通后的效果，概为肾上腺与脑垂体这

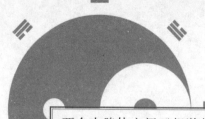

两个大腺体之间互相激惹互相补益的生理关系更加协调旺盛,因此表现出生机旺盛,机体抵抗力增强,再生力增强,由衰返壮。古语云:"……得不老,还精补脑",就是这个道理。

从现代实验结果看,练功后人体精气充沛,抗病力增强是有其科学根据的,如作为机体反应能力的血清巯基练功后明显增高,说明"真气运行法"在治疗疾病时与体内的活性物质有明显联系,对调整体内新陈代谢是有显著意义的。又如练功后可使机体免疫功能增强,如白细胞数增加,吞噬功能增强,明显提高机体的细胞免疫功能,练功后使甲状腺内分泌 T_3、T_4 处于正常高位,使唾液及泪液的分泌量增加,这属"精"的范畴。国外有人认为,唾液中腮腺素有抗衰老作用,其分泌量的增加可使人"不老"。很多练功者在练习后精神焕发、面色红润、精力充沛、脑力增强,这都说明通过"真气运行法"的训练,不仅能祛除病患,而且能保健延年,这是元神蓄力育生机的结果。也证明了练功有培育真气、扶助正气作用,不仅在事实上见到效果,而且在科学上也是有根据的。

"真气运行法"对全身的生理效应是随着练习的进展而出现各器官、组织、系统功能的先后改善,其效果是确切无疑的。

以上是吕老在"真气运行法"研习中对真气的探讨及真气运行与五脏的联系的理论研究。以下是对"真气运行法"运用于临床实践的部分观察,对高血压、胃下垂、萎缩性胃炎、慢性肝炎等的疗效观察记录。

三、真气运行法临床应用观察

(一) 治疗高血压病

原发性高血压病是心血管系统的常见病和多发病。正常人的血压随年龄而不同。一般认为在安静休息时,如果血压经常超过140/90mmHg,就是高血压。用"真气运行法"治疗,疗效较满意：

1.临床概况

（1）性别和年龄。

总27例中，女性16例，男性11例。年龄最小者20例，最大者72例。

（2）职业和病程。

本组27例中，工人9人，机关干部12人，老师4人，家庭妇女2人。病程最短1年，最长26年。

（3）西医分期与中医辨证分型。

根据1977年全国心血管会议对高血压病诊断标准划定分期。Ⅰ期2人，Ⅱ期24人，Ⅲ期1人。中医辨证分型依祖国医学对高血压分型标准判定，症见头晕目眩，神志不宁，头重足轻，肢体麻木，心烦易怒，口苦便干，舌红苔白，脉弦数者为阳亢型，2例。症见头晕目涩，腰膝酸软，五心烦热，失眠多梦，舌红少苔，脉弦细者为阴虚型，20例。而久病体虚，面色苍白，气短无力，畏寒喜暖，阳痿，舌体肥大，舌质暗苔腻，脉沉细或结代者为阴阳两虚型，5例。

（4）检查。

①心电图：27例检查，其中心电图正常者10人。右室肥厚心肌劳损者10人；右束支传导阻滞者4人；心动过缓并不齐、房性早搏、右室高电压各1人；异常者共17人。

②血脂及眼底：检查22人中胆固醇均正常；脂蛋白18人异常；甘油三酯19人异常。眼底检查27人中3人正常；5人高血压Ⅰ期眼底；18人高血压Ⅱ期眼底；1人高血压Ⅲ期眼底改变。

③胸部X片：检查20人中2人正常；主动脉膨出、左室大者10人；第三弓突出者8人。

④肾功：检查15人中3人肾功正常；5人肾功轻度损害（肌酐高）；2人肾功中度损害；尿素氮5人高于正常。

2.疗效评定

（1）治疗方法。

全部患者收住院，停中西药物，以"真气运行法"治疗。住院100天（称百日功），采用垂腿坐式或站立法练功，每次30分钟，每日8次。具体方法是：坐在高低适宜的椅凳上，以大腿保持水平为度，小腿垂直，两脚平行着地，两膝间的距离以能放下两拳为准，两手心向下，自然地放在大腿上，两肩下垂，腰须直，勿用力。下颌略回收，口唇自然闭合，上下齿相对，将舌约卷成90°，用舌尖轻轻地抵住上腭，唾液多了慢慢咽下去，再将舌顶上。闭目内视，练那一步功就内视那一部分，耳朵留意自己的呼吸，使它不要发出粗糙的声音，保持从容自然。

练功分五步训练。第一步：呼吸注意心窝部；第二步：意息相随内视丹田；第三步：调息宁神守丹田；第四步：真气充实，任督通畅；第五步：元神蓄力育生机。上述五个步序：互相联系，逐步演变的。即就是以调息、默想和放松这三个关键达到"入静"，训养真气，使真气充足，来往于任督两脉和十二经脉（即小周天和大循环）。贯注五脏六腑、四肢百骸，使失调和损伤的机体得到调整。

（2）疗效判定标准。

据1977年冠心病、高血压病普查预防会议修订标准判定。显效者21人，占77.78%；好转者3人，占11.11%；无效者3人，占11.11%；总有效率是88.89%。

（3）血压改变情况。

就27例高血压患者降压效果，收缩压下降在10mmHg以上者占100%；舒张压下降10mmHg以上者占92.59%。血压下降情况见表1。

表 1

血压下降值 (mmHg)	<10	10~19	20~29	30~39	40~49	50~59	60~74
收缩压	0	2	3	5	8	5	4
舒张压	2	4	11	10	0	0	0

27 例高血压病人治疗后收缩压和舒张压下降的可信限为 $41.62 \pm 6.5 / 23.52 \pm 3.8$ mmHg，在 $P < 0.05$ 都有显著差异见表二。

表 2

血压 (mmHg)	治疗前 平均值	治疗后 平均值	下降 幅度	血压下降值			t 值	P 值
				平均值	标准差	标准误		
收缩压	180.00	138.38	10~74	41.65	16.75	3.21	2.056	<0.05
舒张压	112.63	89.11	0~36	23.52	9.63	1.85	2.779	<0.01

"真气运行法"治疗高血压病不仅能使血压明显下降，对于解除临床症状更有一定效果。其症状缓解规律是患者练功一星期后精神、睡眠好转，头痛、眩晕、心悸、气短、乏力随之改善。如头痛症状消失的 23 例中最快的 7 天，最慢 59 天，平均 33 天；气短症状消失的 22 例中最快 10 天，最慢 84 天，平均 47 天；失眠多梦症状消失的 23 例中最快 13 天，最慢 75 天；平均 44 天；手足心热症状消失者 19 例中最快 19 天，最慢 92 天，平均 56 天。各症中以视力模糊改善较差，各症状改善情况见表 3。

在『真气运行学』方面的学术思想及临床经验

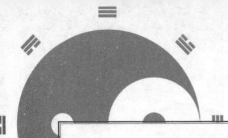

表 3

主要症状	例 数	消 失		改 善		无 效	
		例 数	%	例 数	%	例 数	%
头痛	23	23	100	0	0	0	0
眩晕	26	18	69.2	5	19.2	3	11.5
耳鸣	22	17	77.5	3	13.7	2	9.1
气短	22	22	100	0	0	0	0
心悸	25	19	76	4	16	2	7.7
失眠多梦	23	23	100	0	0	0	0
乏力	24	17	70.9	5	20.9	2	8.3
手足心热	19	19	100	0	0	0	0
视力模糊	26	7	23.9	11	42.3	8	30.8
腰酸	13	9	69.2	3	23.1	1	7.7

(4) 治疗前后客观检查变化情况。

①血三脂: 27 例中 22 人出入院和治疗中有血三脂检查, 其治疗前后 22 人总量变化见表 4。(病人均系同一伙食标准, 未行饮食限制)。

表 4

类名	治疗前	治疗后	下降值	下降值的%
	mg%	mg%	mg%	%
甘油三脂	3568	2877	691	19.5
β-脂蛋白	9180	8937	262	2.9
胆固醇	3341	3217	124	3.7

②肾功能(P、S、P)和心电图: 采用酚红静脉注射 2h 计量法, 共 10 人作肾功试验, 其中 7 人肾功入院前有轻或中度损害, 3 人肾功正常。5 人治疗后复查 (2 人中途出院) 由入院前 2h 排泄

平均50.4%上升到平均60.2%。可见"真气运行法"对肾功恢复有效率较高。心电图检查异常者17人中2人治疗后心电图恢复正常，由心肌劳损恢复为正常心电图。

③体液和细胞免疫情况：在兰州大学生物系和甘肃省工业卫生实验所的协作配合下，对患者作了血清巯基(SH)和淋巴细胞转化率的免疫学检查。其中血清巯基(-SH)治疗前比健康人数值低17.54%，经"真气运行法"治疗后比健康人数值高出3.67%，治疗后比入院时的比值增高25.71%。淋巴细胞转化率治疗前比健康人数值低5.1%，经"真气运行法"治疗后比健康人数值增高34.38%。

3.典型病例

例一：薛××，女性，52岁，干部。真气运行法研究组第五期病员。

高血压病13年，自感头晕、目眩、失眠多梦、肢体麻木、五心烦热、口苦便干。体查血压180/110mmHg，舌红苔白，脉弦数。眼底高血压动脉硬化Ⅱ期改变，心电图正常，X线胸部缩影摄片见左室扩大、主动脉弓膨出，P、S、P2h总排泄率65%。西医诊断：原发性高血压病Ⅱ期。中医辩证为阴虚型。"真气运行法"治疗一个疗程（百日功），练功36天小周天通，血压降为136/90mmHg，各症状于练功一周后逐渐好转。2月后大周天通督，血压到出院时在130±6/80±4mmHg，见头晕目眩、神志不宁、烦躁易怒、失眠多梦、五心烦热，口苦便干等消失或好转。随访3年血压稳定正常，感觉良好。

例二：张××，男性，46岁，工人。真气运行法研究组第六期病员。

高血压病5年余，经常感头昏、心悸气短、失眠多梦、耳鸣、心烦易怒、心神不宁、口苦咽干、口渴欲饮。体查血压190/120mmHg，舌红，脉弦，面色潮红。心电图检查：不完全右

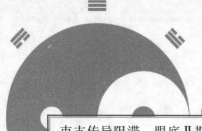

束支传导阻滞,眼底Ⅱ期高血压动脉硬化改变,胸透主动脉弓膨出。西医诊断为原发性高血压Ⅱ期,中医辨证属阳亢型。"真气运行法"治疗35天通督。其头痛、头昏、心悸气短、失眠多梦、心神不宁、烦躁易怒各症明显消失或好转,血压开始下降,80天后大循环通,至出院血压波动在136±8/82±6mmHg,心电图恢复正常,眼底由Ⅱ期恢复到Ⅰ期改变。

原发性高血压病对人体危害甚大,其病变发展可致心、脑、肾脏器损害,预后不良,给患者带来精神负担和痛苦,影响工作学习,目前尚无根治方法。"真气运行法"治疗高血压收到88.89%的效果,是一种既经济、方便、无痛苦及副作用的有效疗法。"真气运行法"治疗高血压能很快改善患者的自觉症状,一般在练功一周后精神、食欲开始转机,一个月内病人主要症状消失或明显改变,血压开始下降,部分患者在30~50天通督后血压降为正常,且较稳定,收效较快。治疗效果不满意者3例患者,一例未坚持练习提前出院,另2例为年迈体弱、病程偏长,可能与练功"入静"较难有关。

降压机制探讨:高血压病的发病机理目前尚未完全阐明,曾有各种学说解释本病的发病机理,包括内分泌学说、肾脏缺血学说、交感神经原学说等,但每一种学说都只能解释本病发病机理的某一个方面,说明本病的发病机理是比较复杂的,有些环节尚不清,高级神经中枢功能失调在发病中占主导地位,而肾病、内分泌不调、电解质紊乱等则参与发病的过程。

祖国医学认为本病是阴阳平衡失调,其病在"肝"(大致指植物神经系统)其根在"肾"(大致指神经—内分泌的调节功能)。一般认为肝阳上亢是由于肝阴不足,除由肝本身的亏耗,也可由心阴或肾阴不足引起,常见者为肝肾阴虚;肝阳上亢剧烈时化火,甚至引起风动的表现,而肝阳亢盛或肝火转而伤阴,进一步加重肝肾阴虚;肝肾阴虚者由于阴阳互根,阴损及阳,进一步影响肾阳,形成阴阳两虚。不难看出高血压病的病因病机,中西医的认识有共同之处。

"真气运行法"的关键是调息、入静和放松。调息即思想专一，注意呼气。每次呼气根据动物实验证明，颈交感神经和膈神经停止发放冲动，故植物神经系统的副交感神经兴奋，使全身小动脉痉挛缓解，周围阻力减低，血循通畅，血压下降，同时练功到一定时间多数患者在某些部位或沿某些经络路线出现酸、麻、胀、热、水流或蚁行感等，这是真气循经络运行的体现，可通畅经络。在呼吸之际，全身毛孔也随呼吸鼓伏（体呼吸），全身毛细血管也随之通畅，外周阻力减低，使加压反应状态得以调整，这也进一步证明了祖国医学关于"肺主一身之气"和"肺主皮毛"的论断。

肾上腺皮质素能使血压升高，它不仅受脑垂体的促激素的管理，近年来研究发现，垂体分泌的促激素还受下丘脑的控制。下丘脑是控制人体多种机能的中枢，除大脑通过下丘脑对垂体产生影响外，它还是"食欲控制器"、"体温控制器"和"愉快中枢"，刺激这一区域将会产生强烈的快活感，生活中一切所希望的事情都是因为刺激了"愉快中枢"成为欲望的。"真气运行法"练习者之所以食欲增加(胆汁分泌增加)、体温控制(如放松入静时手心劳宫穴温度升高等)、轻松舒适感(中枢神经介质——五羟色胺代谢水平是常人的 $2\sim3$ 倍;而肾上腺素、去甲肾上腺素的代谢水平只有常人的60%左右) 及精力旺盛等功效与下丘脑所具有的功能不谋而合，显然是真气运行的过程刺激了下丘脑的功能的缘故。这是通过"真气运行法"特有的"入静"来实现的，所谓"入静"就是排除内外干扰，把各种感觉降低至最低水平，使大脑进入一个自我抑制的特殊状态，由于下丘脑是大脑皮层和各种感觉的"中转站"，大脑进入自我抑制状态时，下丘脑也相应地处于抑制状态，而受它管理的垂体也就"消极怠工"了。故通过这一锻炼能使皮质激素分泌量降低，从而使蛋白质更新率变慢，酶活性改变，并

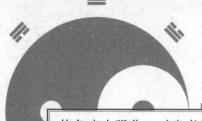

使免疫力强化。对患者进行的免疫学检查结果表明，练习者经"真气运行法"治疗前血清巯基总量下降，说明机体机能失调、代谢紊乱、自身适应性防卫能力低下；而"真气运行法"练习后血清疏基明显上升，乃机体防卫能力提高的表现。

"真气运行法"特有的调息、入静和放松参与了激素的分泌调节，而"真气运行法"特有的调息、注意力集中又控制管理激素分泌的多少，因而经练习真气在全身运行的过程打破了高血压发病的病因病机的恶性循环，调整机体，平衡阴阳，疏通经络，使血压缓慢平稳下降，故不失为高血压病的治本之道。

（二）真气运行法治疗胃下垂

胃下垂是一种比较常见的消化系统疾病，其症状较多，病程迁延，尚无特效疗法。用"真气运行法"治疗，疗效佳，收治患者的治疗结果分析如下：

1.临床概况

（1）性别、年龄。

男性 21 例. 女性 34 例。最大年龄 66 岁，最小年龄 23 岁，以 30～50 岁为多。

（2）病程。

病程最长达 25 年，最短为六个月（见表 5）。

表 5

病程	5 年以内	6~10	11~15	16~20	21 年以上
例数	17	13	15	7	3

（3）体重。

男性 21 例平均体重 50.2kg，身长平均 170cm，低于我国正常男性平均身长、体重。女性 34 例，平均体重 46kg，身长平均 I57cm，亦低于我国正常女性平均标准。

（4）临床表现。

胃脘闷痛 45 例，上腹胀满 51 例，恶心 38 例，嗳气 30 例，下坠感 42 例，头昏 45 例，乏力 51 例，消瘦者 34 例，气短 38 例，腹痛喜按 32 例，食欲减退 41 例，腹部振水声 31 例。

（5）既往治疗经过。

55 例中未经治疗者 3 例，4 例曾短期服用西药，其余 48 例均较长期应用中药，西药、推拿针灸治疗。

（6）胃肠 X 线造影检查。

所有病员于入院前均作胃肠钡餐 X 线造影检查，并摄片准确测量胃体位置，诊断标准以胃小弯角切迹在髂嵴连线下为准，胃大弯下界位置作为参考。其中小弯角切迹在髂嵴连线最短者呈水平。最低者 10cm。详见表 6。

表 6

分　度	角切迹在髂嵴连线下(cm)	例　数
Ⅰ	线下~1.5	4
Ⅱ	1.6 ~ 4.5	29
Ⅲ	4.6 ~ 7.5	19
Ⅳ	7.5 以上	3

从表 6 看出，本组患者胃下垂二、三度者 50 例，占 90%。胃多呈钩形、丁字形等无力型。

2.疗效评定

（1）病例选择标准。

①有典型之临床表现，如胃脘闷痛，上腹胀满，下坠感，及食欲减退，疲乏消瘦等。

②经中西药治疗一定时间效果不明显者。

③X 线胃肠钡餐造影摄片测量符合下垂标准者。

④无其他合并病而影响练功者。

（2）治疗方法与过程。

全部胃下垂患者均收住院，停服一切中西药物，以真气运行

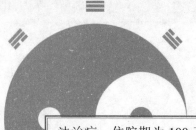

法治疗，住院期为 100 天，故称"百日功"。采用垂腿坐式练功，每次 30min，每日 8 次。其练功方法简介如下：坐在高低适宜的椅凳上，以坐下来大腿面保持水平为度，小腿垂直，两脚平行着地，两膝间距离以能放置两拳为准，两手心向下，自然地放在大腿面上，两肩下垂，腰放直，勿用力，不要仰面低头，挺胸驼背，下颌略向回收，头顶为悬，体态以端直自然为标准。

练功分为五步训练，第一步：呼气注意心窝部；第二步：意息相随内视丹田；第三步：调息凝神守丹田；第四步：真气充任督通；第五步：充神蓄力育生机。上述五个步序，三个阶段是互相联系逐步演变的，目的是集中真气，贯通经络，实现真气运行而达到治病的效果。

(3) 疗效判断标准。

①疗效判断标准。

痊愈：临床症状基本消失。胃肠 X 线钡餐造影摄片测量胃下垂小弯角切迹回升到髂嵴连线上，或胃下极回升至 6cm 以上。

显效：临床症状好转七成以上，和/或主要症状消失者。胃肠钡餐 X 线造影摄片测量胃小弯角切迹或胃下极较治疗前回升 3.0 ～ 6.0cm 而未恢复正常者。

好转：临床症状减轻四成以上。胃肠钡餐 X 线造影摄片测量胃下极较治疗前回升 1.0 ～ 3.0cm 者。

无效：临床症状减轻不足三成。胃肠钡餐 X 线造影摄片测量胃小弯切迹或胃下极与治疗前比较无改变甚至加重者。

(4) 治疗效果。

①临床症状改善情况见表 7。

症　状	例　数	消　失	显　效	好　转	无　效
胃脘闷痛	45	36	6	2	1
上腹胀满	51	40	6	1	4
恶　心	38	30	6	2	0
嗳　气	30	20	7	2	1
下坠感	42	36	4	1	1
头　昏	45	31	4	6	4
乏　力	51	44	1	1	5
消　瘦	34	22	5	3	4
食欲减退	41	28	6	5	2
腹部振水声	31	25	2	2	2
腹痛喜按	32	26	1	2	3
气　短	38	28	2	4	4

表7

治疗结果表明"真气运行法"治疗胃下垂，对于解除临床症状有明显之效果，其症状消失者达76.6%，明显减轻者10.4%；好转者6.5%；无效者6.5%。总计明显减轻以上者占全部例数的87%。其症状缓解的规律是患者在练功一星期后精神、睡眠逐步好转，胃纳亦开始转机，如胃脘闷痛症状消失的36例中最快者仅8天，最慢者64天，平均36。上腹胀满症状消失的51例中最快者7天，最慢者60天，平均30天。下坠感症状消失的42例最快者5天，最慢者78天，平均33天。患者如能专心练功，尽快入静，真气逐步充沛临床症状随之而好转。

②治疗后胃肠钡餐X线造影检查结果。

55例患者治疗后有43例的胃小弯角切迹上升0.1～3.0cm，其中一例上升8.5cm，胃大弯下界上升0.3～6.0cm。但是治疗后胃小弯角切迹下降0.5～3.5cm者有12例，其中伴有胃大弯下界

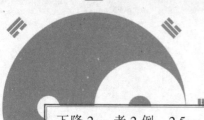

下降 2cm 者 2 例；2.5cm 者 1 例；4.5cm 者 1 例，X 线钡餐造影检查总的有效率占 78.2%，无效者 21.8%，兹将治疗前后下垂度的改变列表如表 8。

表 8

治疗前胃下垂度数	例　数	治 疗 后 胃 下 垂 度				
		髂峰线上	Ⅰ	Ⅱ	Ⅲ	Ⅳ
Ⅰ	4		1	2	1	
Ⅱ	29	8	8	9	4	
Ⅲ	19	1	2	12	4	
Ⅳ	3		1	1	1	
合　计	55	9	12	24	10	

从上表看出练功后有 9 例病人恢复正常，Ⅳ度 3 例均明显好转，Ⅲ度由治疗前的 29 例减少为 10 例。

根据疗效标准判断：痊愈者 14 人；明显疗效者 12 人；有效者 17 人；无效者 12 人。

胃下垂不是致命性疾患，却能给患者带来痛苦，造成很大精神负担，截至目前亦无理想的治法。应用"真气运行法"治疗胃下垂，有 3/4 以上的病员获得疗效，是一种既方便又经济，更无痛苦和副作用的有效疗法。通过临床观察，"真气运行法"治疗胃下垂能较快地改善病人的症状，一般一个月内病人的主要症状明显改善，精神食欲明显好转，部分病人在练功后一个月做胃肠 X 线钡餐造影检查下垂的胃体获得不同程度的回升，因而收效也是较快的。

治疗效果不满意的 12 例病人与病程长、体质虚弱及练功时"入静"不好有关。

吕老对疗效机制研究探讨如下：

胃下垂的主要病因是胃壁肌肉的张力降低弛缓，胃体下垂延长，中医认为是由于脾胃虚弱而致中气下陷，临床表现以气血两虚和脾肾双虚的为主，因此中西医的认识是相同的，归之为虚证。

吕人奎学术思想及临床经验

脾胃是纳谷运化、输布营养精微、开降清浊之所在，又是营血生化之源，故称为后天之本。脾胃功能的健全与否直接影响到体质的强弱及气血营养的盈缺。古代医学家李东恒认为"若胃气之本弱，饮食自倍，则脾胃之气既伤，而元气亦不能充，而诸病之所由生也"，又说"病从脾胃所生，养生当实元气……""真气运行法"治疗胃下垂，主要是培养和积蓄丹田之真气(亦即元气)使小腹饱满有力，给下垂的胃体增加了向上的浮力，另一方面由于练功时在意识的主导下，通过"意"和"气"的锻炼能够调和气血，疏通经络，同时由于注意呼气使体内真气通过练功过程的不断培养和积蓄，使"气生形……形归气"的互相转化不断获得增强，使得脾胃气旺，胃壁平滑肌得到充分营养和锻炼，其松弛的平滑肌逐渐增强紧张性，胃壁弹力增加，胃体也随之上升。

另外从现代医学的观点看，在练功过程中，通过"意守"、"入静"增加了大脑皮层的抑制过程，降低了大脑皮层对内抑制的感受性，恢复调整了大脑皮层的调节机能，使中枢神经，尤其是交感神经兴奋性降低，促副交感神经兴奋，因而使胃壁平滑肌紧张度增高，使胃体回升。由于锻炼时调整呼吸，真气培育脾胃，气旺则内脏器官的血液循环也较流畅，进一步改善了组织器官的营养供应。以上分析是通过"真气运行祛"治疗胃下垂患者获得疗效的可能机制。

(三) 真气运行法治疗萎缩性胃炎

早期观察"真气运行法"治疗多种慢性疾病均取得良好效果。将当时收治观察的萎缩性胃炎病例记录如下：

1.临床概况

(1) 性别和年龄。

总 54 例中，男性 42 例，女性 12 例。最大年龄 65 岁，最小23 岁，多数为 40 岁以上的中年患者。

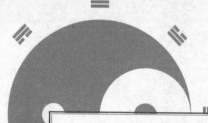

（2）职业和病程。

其中以工人为多，病程最长者5年，最短2年。

（3）临床表现。

本组病例均有不同程度的消化道症状，其中以脘腹胀满疼痛、食欲不振、少腹胀满、乏力消瘦、口淡无味、大便不利为主要不适，舌质淡红，舌苔薄白或薄黄，舌体多胖大有齿痕，脉象沉细或弦细。

（4）检查诊断情况。

54例患者练功前均经胃镜及病理学检查符合萎缩性胃炎的诊断。其中镜下见胃黏膜呈红白相间以白为主者30例；胃黏膜苍白变薄而血管显示者11例；胃黏膜粗乱有散在颗粒隆起者13例。病变部位多以胃窦部为主。54例中伴肠上皮化生者21例。

54例中经西药治疗者50例，其中大部分住院治疗，服中药治疗者46例，疗效均不稳定，欠理想。

2.疗效评定

（1）治疗方法。

所有病人均集中练习，按练功进程授课，由带功老师辅导，每日练功4次，每次40min，治疗时间3个月，每10天记录一次练功后的感觉和治疗效果，3个月后胃镜复查。

真气运行法分为五步功，患者取坐位，两眼下视注目鼻尖，两手置于膝盖部，自然呼吸但要注意呼气，吸气自然。排除杂念，意念入境，第一步功即"呼气注意心窝部"，当感到心窝部发热或发冷并有沉重感时，则可进入第二步功"意息相随丹田趋"。第一、二步功是为了通达任脉，使上、中二焦真气得到充分培养，生理机能得到改善，练二步功出现肠鸣音和矢气增多，食欲增加，会阴部真气活跃，特别阴部感到有跳动时即可转入第三步功"调息凝神守丹田"，给下一步贯通督脉打下基础，能否积气冲关通督，主要在于丹田真气的旺盛，这步练习的时间较长，一般一个月左右。随着功夫的进展，"丹田温热"、"丹田饱满"是真气充实的体现，此时有一股气流环腰一周，后往命门不断转动，此为带脉贯通，全身发热，有的人发热过高而心烦不适，有的人感小腹向上掣痛，胃肠蠕动明显增强。当感到真气绕过尾闾，则进入第四步功"通督勿忘复勿助"，第四步功是艰难的一步，有人称为"脱胎换骨"，生理反应很多。病者胃部都有不适之感，不必惊恐，特别是真气冲关的一刹，病人头响身摇，甚感不适，待通关后则全部缓解。通督之后即入第五步功"元神蓄力育生机"，练习者已达通督目的，以后须持之以恒，顺乎自然，功深则效尤佳。

（2）治疗结果。

疗效评定标准系根据1982年重庆会议拟订的《慢性胃炎的分类、纤维胃镜诊断标准及萎缩性胃炎的病理诊断标准》，54例中显效者34例，好转者19例；显效占62.96%。胃镜复查者40例，其中显效15例，好转18例，组织学检查显效者14例，好转8例。

就练功过程分析，54例中经百日练功通督者27例，占50%；达第三步功者25例；达二步功者2例。从临床看，通督的27例均达显著疗例。达第三步功者有7例显效；12例好转。达二步功者好转1例；无效1例。通督者27例复查胃镜其中显效15例；好转12例。达第三步功复查胃镜者13例中6例好转。

3.病例选介

例一：王××，男56岁，干部。患者间歇性胃脘隐痛13年，每次发作疼痛缠绵持续3~5h，无明显规律，以夜间为著。伴有脘腹胀满、不思饮食、嘈杂、大便干燥、精神疲倦、面色白、脉沉细、舌质淡红体胖有齿痕。某院诊为慢性胃炎。曾服用甲氰咪呱、猴头菌片、香砂养胃丸等治疗，效欠佳。后又在某院中医科服中药汤剂80余剂，症状好转不明显，复查胃镜，诊断为慢性胃炎，幽门溃疡。病理检查（窦部取样）诊为：萎缩性胃炎。慢性、中度、活动期；肠上皮化生Ⅱ级；不典型增生Ⅰ级。参加真气运行辅导班，10天后心窝部温热；21天丹田气感明显，有气丘形成；第35天通小周天，此时患者精神好转，食量增加，睡眠良好；第65天时通大周天，患者胃脘疼痛消失，食量每日400g左右，精力充沛，面色红润，与练功前判若两人。坚持练功，4个月后行胃镜复查，见胃窦部黏膜暗红，未见血管纹理。诊断：浅表性胃炎。病理（窦部取样）检查：浅表性胃炎，慢性、轻度、活动期，临床症状痊愈。

例二：钱××，女，32岁，工人。患者5年来自觉进食后胃脘胀满并隐隐作痛、打呃、大便不畅、纳呆、乏力。于1985年作胃镜检查诊为慢性萎缩性胃炎，中度、伴肠上皮化生活动期、不典型增生Ⅰ°。自购甲氰咪呱、槟榔四消丸、保和丸等治疗，症状不能缓解，又服中药近百剂，症状时轻时重，故参加真气运行养生实践方法，练功87天通督，中脘胀满疼痛消失，不打呃，胃纳转佳，精神明显好转，能胜任体力劳动。胃镜复查见胃窦部黏膜红白相间，以红为主，诊断萎缩性胃炎（好转期）。胃窦部活检报告：萎缩性胃炎，慢性、轻度、活动期。临床好转。

对于慢性萎缩性胃炎，祖国医学诊为"痞证"，目前尚无特效治疗，究其病因多由饮食不节、劳倦损伤以致伤及脾胃功能。患者常纳呆、胀满、不思食、闷疼、消瘦，多因脾不健运，阳虚生寒；或由情志失调，肝气犯胃；或由过食辛热，灼伤胃阴。本组病例经"真气运行法"治疗后，取得显著效果。据观察其症状好转的快慢与练功进程有密切关系，患者进入第二步功时，精神、食欲、睡眠明显好转，至第三步功大部分脘腹胀满疼痛消失，通督病人症状基本缓解，继续练功可巩固疗效。

真气运行养生实践方法训练病人在觉醒状态下"入静"和"意守"，降低了大脑皮层对外刺激的感应性，有利于大脑皮层调节机能的恢复。练功的第一步是呼气注意心窝部（即胃区），导致心火下降，温煦中土，给脾胃增加热能。在初练三五天时就可感到心窝部有温热的感觉，这对脾胃虚寒、消化不良的病症效果较佳。由于真气运行养生实践方法能调整皮层功能，使皮层和内脏神经功能协调平衡，促进胃肠道血流灌注和循环旺盛，使萎缩的胃黏膜得以修复，炎症得以吸收。另一方面，在意识的主导下，真气运行能够调和气血、疏通经络，使"气生形……形归气"的互相转化不断增强，故使脾胃气旺，胃壁平滑肌得到充分的营养和调节，逐步增加紧张性和弹力。从现代医学看，由于注意呼气，使交感神经兴奋性降低，副交感神经兴奋，则血管舒张，分泌旺盛，使消化吸收功能改善，从而进一步改善了组织器官的营养供应。从临床观察到，通过真气运行的治疗，患者食欲改善，腹胀消失，精神恢复，面色由黄瘦转为红润，体重增加，都证明了"真气运行法"养生实践起到了良好的治疗作用。

（四）真气运行法治疗慢性肝炎

慢性肝炎是一种发病率高又无特效疗法的疾病。目前中西药虽有众多的"保肝药"，并配合休息和加强营养，其治愈率仅有10.2%左右。近年来虽然推荐激素疗法、免疫抑制剂疗法及抗纤维化制剂疗法等取得一些进展，但疗效不稳定，且易产生副作用。中药治疗慢性肝炎近期临床报道治愈率有所提高，是较理想的方法，但其疗程长、费用大、费时间、难坚持为其不足之处。而"真气运行法"其基本观点中认为"真气"是一种能量，这种能量可以通过以意领气的方法进行自我锻炼，调动和充实人体的潜在能量来祛除病患，它不服药打针，方法简便，应用治疗多种疾病。故对慢性肝炎患者也进行了"真气运行法"的治疗观察。现小结如下：

1.临床病例概况

（1）性别和年龄。

男性13例，女性7例。年龄21～30岁3例，31～40岁7

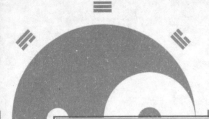

例，41~50岁4例，51~60岁5例，61岁以上1例。最大年龄77岁，最小年龄23岁。

（2）病程。

3年以下2例；4~6年6例；7~9年2例；10年以上10例，病程最长20年，最短2年。

（3）治疗经过。

20例患者均经过不同疗程的"保肝药"治疗，多数服过中药，疗效均不明显。临床表现：胁痛者18例；胃脘胀满者16例；恶心13例；呕吐5例；食欲减退19例；疲乏20例；消瘦17例；头昏18例；面色萎黄19例；五心烦热12例：肝区疼痛掣背者15例。各种症状均分重、中、轻三等。详见治疗结果表9。

表9　临床症状的改变

症状	练功前			练功后			
	重度	中度	轻度	重度	中度	轻度	消失
肝区疼痛	5	9	4		4	4	10
胃脘胀满	3	8	5		2	6	8
恶　心	1	6	6			3	10
呕　吐		2	3		1	1	3
食欲减退	1	8	10			4	15
疲　乏	9	10	1		1	2	17
消　瘦	4	3					13
头　昏	2	6	10		1	3	14
面色萎黄	4	3	12		2	3	14
五心烦热	1	9	2		2	3	7
肝区疼涉背	4	10	1		2	4	9
合　计	34	74	64		15	37	120

（4）体格检查。

20 例患者均无黄疸；肝肿大于肋下可触及者18 例，最大肋下 3cm；剑突下可触及者 5 例，最大剑突下 4cm；有触痛者 14 例；肝区叩击痛16 例；肝功检查 17 例病人入院、出院均作肝功检查，均有二项以上阳性。详见治疗结果肝功改变表 10。谷丙转氨酶检查 17 例，其中超过 100 u 的有 9 例。详见治疗结果转氨酶改变表 11。细胞免疫检查治疗前 6 例做淋巴细胞转化试验，其平均转化率为 63.88%。超声波检查 20 例病人均有典型之慢性肝炎改变。

2.疗效评定。

（1）病例选择标准。

①有典型之临床症状，肝功能异常肿大并排除其他肝脏疾患。

②经过中西药治疗，疗效不明显者。

③自愿并能坚持练功者。

（2）治疗方法与过程。

①20 例患者均根据"真气运行法"的垂腿坐式练功法治疗，分五步训练，疗程 100 天，每日练功 8 次，每次 30min。

②练功治疗期间禁服一切中西药物。

（3）治疗结果。

①疗效判断标准。

痊愈：临床症状消失，肝功能恢复正常精神，食欲正常。

显效：临床症状消失，肝功能部分恢复正常。

无效：临床症状及肝功能均无改变者。

有效：临床症状大部消失，肝功能无明显变化。

②治疗结果。

表 9 可看出，经"百日功"治疗后症状消失率达 70%。34 例重度者症状全部消失（其中部分转中度或轻度）；中度者由 74 例减为 15 例，减少 80%；轻度者由 64 例减为 37 例，减少 43%。

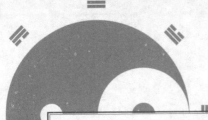

表 10　肝功能改变

	麝　絮				麝　浊(u)			锌　浊(u)		
	－	＋	＋＋	＋＋＋	5↓	6~10	11↑	8↓	9~13	14↑
练功前	6	4	5	2	6	8	3	1	8	8
练功后	6	4	5	3	5	10	2	2	9	6

表 10 可看出，练功治疗后肝功三项检验均无明显变化。

表 11　转氨酶变化

单位 u	50↓	50 ~ 100	101 ~ 150	150 ~ 200	201 ~ 250	251 ~ 300	301 ~ 350	350↑
练功前	4	4	4	2		1	1	1
练功后	3	5	3	4		1	1	

表 11 看出治疗前后转氨酶无明显差异。

表 12　淋巴细胞转化率试验变化

例号	姓名	性别	功前	功后	增高%
1	董××	女	72.8%	88%	15.2%
2	成××	女	50%	89.5%	39.2%
3	纪××	男	61%	94%	33%
4	陆××	男	71%	91%	20%
5	李××	男	67%	87.5%	20.5%
6	王××	男	/	/	
7	王××	男	61.5%	90%	28.5%

表 12 看出练功前淋巴细胞转化率平均为 63.88%，练功后增加到 90%，均增加 26.12%。例 2 增加最显著高达 39.5%。上述数据经统计学处理 P<0.001,差异非常显著。

病例	总蛋白(g)		白蛋白(g)		球蛋白(g)	
	练功前	练功后	练功前	练功后	练功前	练功后
张××	5.70	5.90	3.95	3.45	1.75	2.45
黄××	4.80	6.10	3.55	4.35	1.25	1.75
吴××	6.40	6.90	3.80	4.30	2.60	2.60
杨××	6.80	7.10	4.40	4.50	2.40	2.60
张××	6.40	6.50	4.40	4.50	2.00	2.00
刘××	5.00	5.90	3.55	3.95	1.45	1.95
金××	5.20	5.70	3.45	3.90	1.75	1.80
薛××	4.90	5.20	3.15	3.55	1.75	1.85
芦××	6.90	6.75	3.85	4.15	3.05	2.60
王××	5.50	5.50	4.40	4.40	1.10	1.10
王××	5.20	5.70	3.95	3.95	1.25	1.75
李××	5.70	5.70	4.05	3.55	1.65	2.15
张××	6.20	6.20	4.35	4.35	1.85	1.85
李××	5.70	6.70	4.00	4.50	2.05	2.20
王××	6.20	6.30	4.00	4.85	2.20	1.45
王××	6.10	6.50	4.90	4.50	1.20	2.00
成××	6.75	7.15	4.15	4.30	2,60	2.85
白××	7.50	5.20	3.60	/	3.90	/
陆××	5.20	6.30	4.50	4.55	1.65	1.80
纪××	6.60	6.75	4.00	4.60	2.60	2.10
平均	5.93	6.25	3.83	4.21	1.95	2.04

表 13 总蛋白、白蛋白、球蛋白治疗前后对比

表 13 看出练功后总蛋白平均增加 0.32g，白蛋白平均增加 0.38g，球蛋白平均增加 0.009g。经统计学处理总蛋白增加 P<0.001；白蛋白增加 P<0.001；球蛋白增加 P<0.001，差异非常显著见

表14。

表 14 蛋白治疗前后差异情况

血浆蛋白	功前 平均值	功后 平均值	上升幅度 (g)	上升值			t 值	P 值
				平均值	标准值	标准误		
总蛋白	5.80	6.19	0.2～1.3	0.39	0.366	0.0863	17.38	<0.001
白蛋白	3.95	4.21	0.1～0.95	0.26	0.3897	0.0814	11.78	<0.001
球蛋白	1.90	2.04	0.05～0.8	0.37	0.4351	0.0998	10.02	<0.001

肝超声波检查治疗后好转 12 例；无变化 6 例；加重 2 例。

其他症状的改善：患者练功治疗后有 13 例体重增加，最多者增加 3.5kg；2 例病人浮肿消退；3 例病人原大便秘结，经治疗后大便通畅；1 例病人原合并过敏性鼻炎，治疗后获痊愈；2 例患者原并发齿龈、鼻出血，治疗后并获痊愈；1 例患者原有频繁之遗精，治疗后明显好转；所有病人均感到练功以后精神安定，睡眠转佳，做梦减少，精神状态好转。

肝肿大 18 例患者，练功治疗后尚有 8 例未见回缩，其肝区叩痛及触痛均消失。

3.几点体会

(1) 关于临床症状和肝功能的疗效不统一：通过临床观察到"真气运行法"治疗慢性肝炎，对于解除临床症状有明显的疗效，而对肝功能恢复不理想，分析其原因可能是：

①症状是由病的存在而产生，症状的减轻就象征着疾病的好转。"真气运行法治疗肝炎，症状减轻而肝功恢复不理想可能因疗程短,应考虑延长时间进一步检查肝功的恢复情况。

②其症状获得缓解的可能原因是通过"真气运行法"加强了自身的生命力，发挥自调能力，自身的生理功能是面面俱到的没有偏弊，不似用药人为之偏。如闭目养肝之义，寻心火下降入丹田，可平肝，使心肾交泰，肾气旺盛即寓有柔肝滋肝之功。

③慢性肝炎是一个慢性消耗性疾病，时刻都消耗着大量能量，虽然练功时可产生"储能性效应"，但是对于练功者来说，正如"药补不如食补"，病员在营养供能方面可能存在不足。

④练功次数多，时间长可增加体内精气消耗。

⑤仅做了近期复查，对于练功治疗的远期效果应追踪观察，因肝功的恢复较临床症状的缓解体现速度慢。

（2）淋巴细胞转化率的提高。

20例患者中6例病人作了练功前后的淋巴细胞转化试验，均明显升高，表示"真气运行法"能大大提高机体细胞免疫功能。这可能是"真气充足"而产生的结果。"真气运行法"之入静时，大脑皮层处于自动抑制状态，带有一种保护性作用，减少内外环境干扰，以便使机体借此机会进行生理功能调整和病理损害修复，这是维护正气，调整阴阳的过程。近代医学讲的免疫功能，指机体内部有一种主要能够识别自己与非己的成分，具排斥异构物质的生理功能。这与中医认为"正气存内，邪不可干"相符，可见真气的作用与免疫功能颇相似。练功时培养真气，正气旺盛，相当于调动了免疫系统的作用，部分病例练功后淋巴细胞转化率提高进一步说明了"真气运行法"治病防病的主要机理之一就是提高免疫功能。

（王彦斐　阎晓霞）

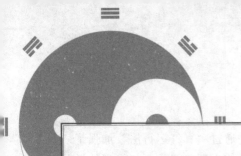

痛证的学术思想及
临床经验的研究

　　吕老在多年的临床实践中总结了对各种疼痛疾病的诊断治疗经验，有自己一整套对疼痛的病因、病机、辨证、治疗、护理的理论及方案。

一、痛证的病因病机及分类

（一）痛证的病因

　　祖国医学认为，疾病的发生发展与转归，是正气与邪气之间斗争过程的反映。《素问·刺法论》曰："正气存内，邪不可干"。《素问·评热病论》曰："邪之所凑，其气必虚"。故对疾病之病因，要具体地分析，一种病因可引起多种痛证，一种痛证可由多个病因所致。导致痛证发生的原因颇多，一般来说，有外邪、七情、饮食不节、劳倦、久病体虚等因素。

　　1.外邪

　　外邪包括"六淫"与"疠气"。"六淫"是风、寒、暑、湿、燥、火6种病邪的合称，泛指"六气"太过、不及或不应时而形成的致病邪气。六淫致病，皆自外而入，或从口鼻、肌肤侵犯人体，从而出现"表证"，习惯称为"外感六淫"。外邪入侵，客于肌肤或滞留体内而引发疼痛。

　　风：风为阳邪，性善走窜，每先侵袭皮毛，循经上犯头面而见头痛、目痛、耳痛、鼻痛、咽痛等，或逗留于肌肉腠理经脉之间而见身痛、关节痛。

寒：寒为阴邪，性主收引。若寒邪侵入人体，流滞筋脉、经络肌肉，易伤阳气而是血脉拘急，气血凝滞而见头痛、腹痛、关节痛。

湿：湿为阴邪，其性重着黏腻，阳气易受其困阻而病情缠绵。故湿邪伤人，每见痛势绵绵而难速愈。

暑：暑为阳邪，多发于夏季，其性炎上。暑热所袭，每见剧痛、胀痛，并有感暑症候。

燥：燥邪干涩，多发于秋季，其性干燥易伤津液。故燥邪伤人，其疼痛每伴口干咽燥等伤津症状。

火：火为阳邪，其性上炎，耗津伤液。火邪致痛，每见起病急且痛势剧，或痛甚而肿胀拒按等。

疫气：是指来势急骤，能引起广泛流行的传染性致病因素。其外显证候与风火所致痛证基本相同，起病急且痛势剧，如被杖之，易传染他人。

外邪致痛之病因，临床上每见多种邪气相合为患，故应审证辨因。

2.七情

七情指喜、怒、忧、思、悲、恐、惊等7种情志过度的变化。情志过度波动，均可致气血违和、经络不利、脏腑功能紊乱而出现各种痛证。如：忧虑过度，可致肝郁气滞，肝胃不和而见胃脘痛；大怒伤肝，肝气上逆可致头痛、目痛；肝脉失养而见胸胁痛等。

3.饮食不节

饮食不节，过嗜辛热炙煿、膏粱厚味，或嗜烟酒、生冷之品，或饮食偏嗜，营养失调等，均可损伤脾胃，引起脏腑功能失调，随而寒化或化热，蕴湿生痰，阻滞经络，阻遏气机而致各种痛证。如：饮食寒凉之品，可致中阳不足而见胃脘痛、腹痛；偏嗜滋腻厚味之品，致蕴湿生痰，痰湿阻滞心脉可见心痛，上蒙清

病证的学术思想及临床经验的研究

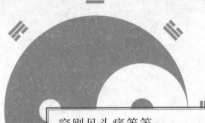

窍则见头痛等等。

4.劳倦

劳倦过度,可耗伤气血或损伤脾肾,致经脉失养而见各种慢性的虚证疼痛。如劳倦伤肾,肾虚不能作强而见腰痛。

5.继发于其他疾病

指因其他疾病而导致的痛证。由于原发疾病之病理改变,造成气滞血瘀或气血亏损等,均会引起各种继发的痛证。

以上是痛证的主要病因,各种病因均可致病。一般规律:外邪致痛,起病较急,多为实证;七情、饮食及劳倦致痛,多为内伤痛证;起病缓慢,属虚证者多或虚中挟实之证。

(二)痛证的病机

痛是病人的自觉症状,全身各处都可以出现疼痛。虽然疼痛由于原因不同而性质、部位不同,但就其发生疼痛的病理因素来说,有很多共同性。中医学认为,诸种疼痛的发生,都是由于"不通"引起。《内经·举痛论》认为痛证的发生与血有密切关系,如气不通、气上逆、血满血虚血气乱以及寒热等引发,但总不离"通则不痛,痛则不通"这个共性。"不通"的病机表现可有气机郁滞、瘀血阻遏、经络闭塞、营卫不畅,脏腑功能失调或气血不足、经脉失养等,现分述如下:

1.气机郁滞

人体诸气,畅流周身,各有职司,运行不息。《灵枢·脉度篇》指出:"气之不得无行也,如水之流,如日月之行不休,故阴脉荣其脏,阳脉荣其腑,如环之无端,莫知其纪,终而复始。其流溢之气,内溉脏腑,外濡腠理"。若痰火、湿热、食滞、虫积、情志郁结等因素,阻碍或抑制气机之正常运行,使气机流通不畅,郁滞难行则出现疼痛。其表现为局部胀痛、窜痛或攻痛,疼痛时发时休,痛而无形,或痛无定处。

2.瘀血阻遏

瘀血，即不再循血脉流动的、停积了的血液。血液本在脉道中流行不息，灌溉周身，营养诸躯百骸。《灵枢·本脏篇》曰："血和则经脉流行，营复阴阳，筋骨劲强，关节清利矣。"若人体气机失常，或邪毒入营等，使血行不畅，血脉闭塞，血运阻遏致血瘀则发为疼痛。表现为疼痛比较固定，痛而拒按，疼痛顽烈或于夜间增剧，多称刺痛、钝痛。

3.经络闭塞，营卫不畅

《灵枢·本脏篇》谓："经脉者，所以行气血而营阴阳，濡筋骨，利关节者也。"经脉联系人体各组织器官，通行血气，抗御外邪，保卫机体。外邪致病，邪气稽留，壅塞络道，经气不利，经络阻滞或表邪郁闭，腠理不通，经络闭塞，营卫不畅之疼痛与经络循行之部位和所系之脏腑有密切的联系。如手三阳经病之疼痛多出现在头、耳、咽、肩背等部位；手三阴经病多为心胸痛、上肢内侧及手心等处之疼痛或不适感；足三阳病多为头颈项及下肢侧疼痛；足三阴病多为脘、腹、肋、腰脊痛及下肢内侧疼痛。

4.脏腑功能失调

《灵枢·五邪篇》谓："邪在肺，则病皮肤痛……邪在肝，则两胁中痛……邪在脾胃，则病肌肉痛……邪在肾，则病骨痛阴痹……邪在心，则病心痛，喜悲，时眩仆。"说明脏腑受到邪气的干扰，或脏腑本身的虚弱，均可发生疼痛。其不同病理改变，导致不同部位之痛证。且脏腑功能失调之疼痛又与功能失调的具体的脏或腑与脏、或腑与腑之间密切相关。就脏与腑来说：

（1）肺与大肠：肺主气，主皮毛，开窍与鼻。若外邪犯肺，肺气壅塞，则致肌表痛楚不舒，鼻塞、鼻衄；肺气郁闭，胸阳不振，则可致胸闷、胸痛；肺气不宣而腑气不通，则可致腹痛。

（2）肝与胆：肝藏血，主疏泄，开窍与目，与胆相表里。肝失疏泄，肝胆失调，每见胁痛、胃脘痛、偏头痛、目痛、耳痛、

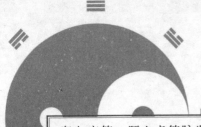

睾丸痛等。肝血虚筋脉失养，则见骨关节痹痛。

（3）脾与胃：脾主运化，胃主受纳，脾气升清胃气降浊。若饮食不节，脾胃失调，可致肌肉疼痛、头痛、齿痛、目痛、胃脘痛及腹痛。

（4）胃与膀胱：肾藏精，主骨生髓，通于脑，开窍于耳与二阴。肾精亏虚，可见头、目、耳、齿、腰及骨关节痛；影响气化，则小便痛涩。

（5）心与小肠：心主血，开窍于舌，与小肠相表里。若心气虚，心血不足或心血瘀阻，均可致心痛；心火上炎则舌痛；心热下移则见小便热色刺痛。

5.气血不足，筋脉失养

气血运行于全身，脏腑经络都赖气之温煦与血之濡养，才能进行正常的生理活动。即气血冲和，则阴平阳秘，精神乃治。若劳伤过度，或久病失养而耗伤元气，致气机虚衰，不能温养脏腑经络以致筋脉失养而不荣则痛。其表现为隐隐约约之缓痛，时发时止，痛而喜按，易出现在头、腰、腹部。或因失血过多及生化不足，体内营血不充，致使脏腑、经络、四肢等处缺乏血液之灌溉与濡养亦致筋脉失养而出现疼痛。表现为隐痛、麻痛，痛势较轻而多喜按，或按而痛减。

气为阳而无形，血为阴则有形，气为血帅，血为气母。气行则血行，气滞血亦滞。气虚与血虚在病机方面有一定联系，它们之间常相互影响，二者在临床上也往往同时并见，可有轻重之别。跌仆闪挫、外伤瘀血也可导致疼痛的发生。

经曰："邪气盛则实"、"精气夺则虚"，上述气机郁滞、瘀血阻遏；经络闭塞、营卫不畅为"不通则痛"，属实证疼痛；气血不足、筋脉失养为"不荣而痛"，属虚证疼痛。

（三）痛证的临床分类

痛证的分类，因分析方法不同，有不同的分类方法。归纳起来，主要以下几种：

1.按起病方式与病程分，可分为急性痛证与慢性痛证。

急性痛证：起病急，病程短。

慢性痛证：起病缓，病程长。

2.按病因分，可分为外感痛证与内伤痛证。

外感痛证：由感受外邪引起，每伴见外感症状，如发热恶寒等。

内伤痛证：多由于饮食不节、劳倦过度或七情不和所致。

3.按病理性质分，可分为寒痛、热痛、虚痛、实痛、气痛与血痛。

寒痛：易发生于脘腹、躯干或肢节等处。多伴有冷感，亦可表现为挚痛、紧痛、板痛等。一般喜热恋暖，受冷或遇寒时则疼痛加剧，或可牵引附近组织作痛。局部皮色苍白欠温，口中和，不思饮，或思热饮，尿清长，大便不实，脉弦紧等，均为寒痛之特征。

热痛：不拘部位，痛感多为灼痛、辣痛、切痛等。喜冷喜凉，遇热则剧，同时伴有局部或整体之热象，如黏膜充血、皮肤发红、触之灼热、便秘尿黄、口干苦、渴思冷饮、面红目赤等。

虚痛：病程一般较长，起病徐缓，疼痛多绵隐，长似痛非痛，或近于酸痛，或以酸楚为主，或感空痛。常时发时辍，或日轻夜重，喜压喜按，劳累后疼痛易于加剧，休息之后多可缓解。疼痛之部位常在头部、牙齿、腰部、上腹等处。痛在脘腹者，摄食后每可缓解。总之，此类疼痛常伴有精气亏乏，神疲气怯等虚证现象。

实证：通常无部位选择性，可出现于人体任何地方。发作较剧，病程较短，来势较猛。可呈绞痛、刺痛、割痛、钝痛、胀痛或抽痛状态。一般以痛而拒按，休息并不减轻。如痛在腰腿等处者，有时在适当活动后反较舒缓。痛在脘腹者，摄食后疼痛或可

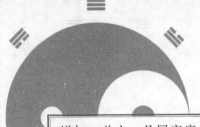

增加。总之，凡属实痛之患者，通常均同时存在着气滞、血瘀、痰阻、寒凝、热壅、火盛、虫积、食积等一种或一种以上之实证征象。

气痛：疼痛以胀为主，常攻痛无常，抽掣引急，乍轻乍重，喜缓怒甚，易受情绪因素之影响。喜敲击抚摸是其特点，因敲击之后，聚气可以行散，气散则痛减，过后气复聚则复痛。疼痛多发生于胸胁脘腹等处，亦可见于躯干、头颈及四肢。常见如肝气郁结的胁痛，肝胃不和的胃痛，宗筋气滞的疝痛等。

血痛：疼痛以刺痛为主，定痛不移，伴发热或于夜间增剧。疼痛拒按是其特点，因瘀血为有形之邪，敲击按压则更痛，所谓手不可近者即指此类疼痛。尚可有皮肤色素沉着、皮肤干燥、毛发脱落、或神经精神症状及妇女月经不调等表现。常于皮肤、黏膜及舌上见到色紫黯或青紫瘀斑，脉弦涩等瘀血征象。

4.按疼痛表现分，可分为刺痛、灼痛、裂痛、钝痛、酸痛、抽掣痛、绞痛、啄痛、卒痛、阵痛、持续痛等。

刺痛：如芒刺。病痛部位多在肌肤腠理，多属瘀血。常见病症如痈疽疮疡初起之症。

灼痛：痛如火燎。病痛部位多在肌表经脉，多为热证和湿热。常见病症如带状疱疹，急性淋巴管炎，疔毒热疖，眼结膜炎等。

裂痛：痛如撕裂。病变部位多在肌肉、经筋、络脉。常见病症如软组织损伤、肢体扭伤、挫伤及风湿痛、头痛等。

钝痛：疼痛呈弥散、深沉状。病变部位多发生在脊椎、骨骼、盆腔。常见病症如脊柱炎、骨质增生、骨关节炎、盆腔炎等。

酸痛：痛如酸甚。病变部位多在四肢关节经络。常见病症如肩痹、肘劳、腰腿痛等。

抽掣痛:疼痛呈痉挛、牵引、拘急状。病痛部位多在筋脉、经络、肌肉、脏腑。常见病症如三叉神经痛、肋间神经痛、腓肠肌痉挛痛、高血压头痛、胃痉挛痛、胆绞痛等。

绞痛：疼痛如绞。病变部位多在内脏。常见病症如心绞痛、胆绞痛、肾绞痛、急性胃肠炎腹痛等。

啄痛：痛如鸡啄。病变部位多在肌肉、内脏的一些急性炎症期或酿脓阶段。常见病症如急性乳腺炎、急性阑尾炎、疔疽疮疡初起等。

卒痛：发作突然，痛势急剧。多见于急性痛证，如急腹症等。

阵痛：发作无常，时痛时止。多见于慢性疼痛，肠道寄生虫病、痛经、心绞痛、神经血管性头痛等。

持续痛：痛无休止，持续不减。一半多见于急性病之阳证、热证、实证的疼痛。如急性单纯性阑尾炎的腹痛、急性肝炎、胆囊炎的胁痛、急性胃炎的胃痛、急性肠炎的腹痛等。

5.按疼痛的部位分，可分为头痛、目痛、胸痛、心痛、腰痛、足痛等10余种。

6.按经络病变分，可分为手三阳、手三阴、足三阳、足三阴经病变所属的疼痛。

手太阴肺经病变出现胸痛、缺盆痛、咽喉肿痛、肩背痛；手阳明大肠经病变出现牙痛、咽喉肿痛、颈痛、肩痛；足阳明胃经病变出现鼻痛、头痛、咽喉痛、脘腹胀痛等；足太阴脾经病变出现舌痛、脘腹胀痛、下肢内侧肿痛、足大趾痛等；手少阴心经病变、出现心痛、胸痛、手痛；手太阳小肠经病变出现耳痛、咽痛、下颌痛、肩臂引痛等；足太阳膀胱经病变出现头颈强痛、腰脊痛、眼球胀痛、足小趾痛等；足少阴肾经病变出现头痛、目痛、咽痛、心痛、腰脊痛、足跟痛等手厥阴心包经病变出现心痛；手少阳三焦经病变出现耳痛、偏头痛、咽痛、肩痛、前臂痛等；足少阳胆经病变出现胁痛、偏头痛、膝关节痛等；足厥阴肝

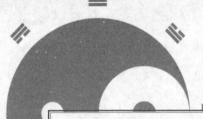

经病变出现胁痛、头痛、少腹痛、腰痛等。

综上所述，从疼痛病变所涉及部位和范围看，在气者一般多属新病，初发，其痛常具有攻窜不定或痞胀感等特点。在血者则以久病居多，易呈刺痛、钝痛，且痛区常固定不移等。在经络者，多沿着经络循行之区域出现疼痛。在腑者，于疼痛之际常伴有腑气不通或不顺等现象。在脏者，可见相关内脏机能紊乱等现象。

从致痛之病因和发病理论方面看，凡属于风邪所致者，易痛在头部或肢体，且常呈游走性。五志化火者，其痛多见于半身以上，且每以头面五官等处较突出，气滞引起的疼痛，多为窜痛、胀痛，切易发生于肝失疏泄之人。血瘀者，多见于气病或久病入络之患者。疼痛一般比较固定，局部或可触及病理性包块等。

二、痛证的中医治则与治法

"不通则痛，痛则不通"，是论述痛证病机总的理论根据。既然痛证由"不通"引起，那么在治疗上就以"通"为总则。这里"通"的含义不是单纯的"攻下"之意，而是广义的通法，它包括有"温经、祛风、胜湿、通络、清热、调气、补中"等具体方法，同时也不排外攻下之法，《医学真悟·心腹痛》中一文详尽描述了通的含义："所通之部有气血阴阳之不同，若概以行气消导为治，漫云通者不痛，夫通者不痛，理也；但通之之法，各有不同。调气以和血，调血以和气，通也；下逆者使之上行，中结者使之旁达，亦通也；虚者助之使通，寒者温之使通，无非通之之法也，若必以下泄为通，则安矣。"痛证的治法很多，有内治，外治(包括针灸、按摩、导引等)之分，但不论是哪一类方法，总以祛除病因，调和气血，恢复脏腑的机能为目的。

痛证的病因比较复杂，既有外感、内伤之分，又有表里、寒热之别，但总括之不外乎虚、实两大类别。《景岳全书》中就有"痛有虚实"一说，只有辨清虚实，掌握气血脏腑之病变，才能做出正确的治疗，达到解除病痛的目的。

（一）虚痛

多有气血不足，阴精亏损，经脉脏腑失养而致。亦由气郁血虚，经脉蜷缩，气血不和而痛。其治之之法，如张石顽曰："表虚而痛者，阳不足也，非温经不可；里虚而痛者，阴不足也，非营养不可。上虚而痛者，心脾伤也，非补中不可；下虚而痛者，肝肾败也，非温补命门不可。"虚痛又可分气、血、阴、阳论治之。

1.益气止痛：常用于气虚引起的痛证，常用方：四君子汤、补中益气汤。常用药物：人参、白术、黄芪、淮山药、茯苓等。

2.养血止痛：用于血虚引起的痛证，常用方：当归补血汤、四物汤。常用药物可用：当归、白芍、川芎、熟地、首乌、鸡血藤等。

3.滋阴止痛：用于阴虚所致的痛证。常用方：左归饮、六味地黄汤、麦门冬汤等。常用药物：生地、山萸肉、女贞子、旱莲草、枸杞子、麦冬、玄参等。对于肾精虚损而见疼痛常取鹿角、紫河车、龟板、熟地等。肝阴虚而见痛者，则常用：白芍、乌梅等以和血敛阴，以补肝阴。

4.温阳止痛：用于阳虚所致的痛证。常用方：附子汤、真武汤、右归饮、理中丸等。常用药物：附子、肉桂、干姜、巴戟、狗脊等。对于肾阳虚者，亦常取补骨脂、杜仲、胡桃肉、桑寄生等以助肾阳。

虚痛虽分气、血、阴、阳论治，但在临床上这四者很少单独出现，而是兼并出现，只是各有偏重而已，所以在治疗上要全面辨证，各有兼顾。

（二）实痛

或因感受外邪，脉络引急或拘挛，或因气滞、血瘀、痰浊、虫积而使脏腑、经脉之气受损，气血运行受损，不通而痛。治之

病证的学术思想及临床经验的研究

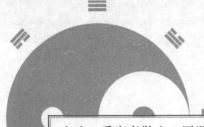

之法，受寒者散之，因湿者化之，在气者调之，以及通经、活络等，均属治实痛之法。实痛又可分外感、内伤应细辨之。

1.外感

（1）祛风止痛：主要用于风邪所致头面痛证。常用方剂有：川芎茶调散、防风汤等。常用药物：白芷、荆芥、防风、细辛、川芎等。痛在头者可用白芷、防风、川芎，痛在胃脘多兼寒邪可用良姜、附片、草蔻等。

（2）疏风清热止痛：主要用于外感风热而致的头痛。常用方剂可选用银翘散、桑菊饮等。常用药物有：银花、连翘、菊花等。痛在头者用菊花、桑叶，痛在胁者选黄芩、栀子、柴胡等。

（3）疏风散寒止痛：风邪为百邪之长，可单独出现，也可合而为病，此病为感受风寒之邪而致，由寒引起的疼痛比较多见，在《素问·举痛论》所例举的12例病中，就一例为热证，寒热夹杂两例。如《素问》："寒气客于脉外则脉寒，脉寒则缩蜷，缩蜷则脉绌急，绌急则外引小络，故卒然而痛。"常用方剂：川芎茶调散、乌头汤、麻黄附子细辛汤等。常用药物有荆芥、防风、细辛、桂枝、乌头等。痛在少腹用吴茱萸，痛在四肢用川草乌、细辛、牛膝、桂枝等。痛在腰脊用川断、杜仲、寄生等。

（4）祛风胜湿止痛：用于外感风湿之邪所致痛证。常用方剂：羌活胜湿汤、藿香正气散。常用药物：苍术、藿香、羌活、独活、防风、防己等。

（5）解肌止痛：营卫不和而致颈项疼痛。常用方剂有葛根汤，兼表证者可用桂枝加葛根汤。常用药物有葛根、桂枝、柴胡、白芍等。

2.内伤

多因气滞、血瘀、痰浊、虫积等引起脏腑、经络、气血病变而致。

（1）气血不通。

气血不通是引起疼痛的主要因素，气在人身，外护肌表，内贯五脏，若雾露之溉，环周不息，有捍卫荣养的作用。血随气行，出入开降，循环不已，外荣肌表四肢，内荣五脏六腑，若气血不通、逆乱等，均可引起疼痛。《素问·举痛论》："经脉流行不止，环周不休，寒气行而稽迟，泣而不行，客于脉外则血少，客于脉中则气不通，故卒然而痛"。

治疗：①行气止痛：常用于气机郁滞引起的痛证。如胁痛、胃脘痛、腹痛等。常用方剂有柴胡疏肝散、四逆散等。常用药物有柴胡、枳壳、郁金、元胡、瓜蒌、丝瓜络等；痛在胸：瓜蒌；痛在胁：柴胡、枳壳、香附、川楝子；痛在胃脘：砂仁、厚朴、枳实；痛在腹部：小茴香、乌药、荔枝核等。②活血化瘀止痛：用于瘀血内阻引起的痛证。常用方剂有血府逐瘀汤、膈下逐瘀汤、少腹逐瘀汤、通窍活血汤、身痛逐瘀汤等。常用药：桃仁、红花、川芎、赤芍、丹皮、丹参、三七、当归等；痛在头部：川芎；上肢部：片姜黄；下肢：牛膝；脘腹部：元胡；胸胁部：郁金。

（2）经络不利。

治以通络止痛。用于痛证日久不愈而"久痛入络"者，常用方：活络效灵丹等。常用药：当归、橘核、丝瓜络、细辛、桂枝、地龙等。

（3）脏腑功能失调。

针对失调之脏腑功能辨证论治：①重镇止痛：用于肝阳上亢所致的痛证。常用羚羊钩藤汤、天麻钩藤饮等。用药：牡蛎、龙骨、石决明、钩藤、牛膝、天麻等。②清热泻火止痛：用于热毒壅盛引起的痛证。包括有心火亢盛而致口舌糜烂痛等。常用方剂有黄连解毒汤、清瘟败毒饮、五味消毒饮、白虎汤、导赤散等。常用药物：黄连、黄芩、黄柏、连翘、银花、栀子、夏枯草、龙胆草、石膏、知母等；痛在胸胁：黄芩、栀子、柴胡、公英；血热用丹皮、紫草、生地、赤芍；尿痛用木通、菖蒲、石苇、冬葵子等。③通下止痛：用于阳明腑实内结所致的痛证。常用方剂：大承气汤、枳实导滞丸等。常用药物：大黄、芒硝、川朴、枳实、瓜蒌仁、桃仁等。④利湿止痛：用于湿在下焦所致痛证，湿久郁热多指胃肠湿热、下注膀胱或其他。常用方剂：五苓散、导赤散、猪苓汤、五淋散、八正散等。常用药物：泽泻、茯苓、滑石、木通、车前子、猪苓、瞿麦、生地、通草等。⑤消滞止痛：用于食滞肠胃所致痛证。常用方剂：枳术丸、枳实导滞丸、保和丸等。常用药物：山楂、神曲、麦芽、枳实、连翘、莱菔子等。⑥化痰止痛：用于脾蕴痰湿或素体肥胖多痰之人湿痰凝滞所致的痛证。常用方剂：二陈汤、半夏白术天麻汤、导痰汤等。常用药物有：陈皮、半夏、白芥子、细辛、枳实、竹茹、天麻等。⑦通阳止痛：用于心阳痹阻所致的痛证。常用方剂有：瓜蒌薤白白酒汤、瓜蒌薤白桂枝汤、瓜蒌薤白半夏汤等。常用药物：瓜蒌、薤白、枳实、桂枝、白芍、葱白、郁金、丹参等。⑧缓急止痛：这是临床上比较特殊的一种治法，一般是对症治疗，取急则治其标之意，尤其是对痛势较剧，病情严重，疼痛难忍者，宜先止痛而后治病。但应注意中病即止，且不可滥施无度。常用方剂：芍药甘草汤、十香止痛汤、乌头汤等。常用药物：白芍、木香、元胡、郁金、台乌、川朴、枳实、砂仁、香附、川芎、白芷、细辛、麝香、川草乌等。

对痛证内治的具体用药方面，还必须区别药物对某一部位的特殊效能，如片姜黄常用于手臂痛；乌药用于脘腹痛，而不常用于头胸痛；川草乌多用于四肢疼痛等。其次要重视药物的配伍关系，注意药物的使用禁忌，如理气药多香燥，易耗气破气，又伤阴津，不能用于阴虚体弱者，或宜适可而止，或应兼配用滋阴养血之品。

另外，针灸具有明显的镇痛作用，也是临床常用的治痛方法。并且针灸具有设备简单，疗效迅速，效果明显，不受场地环境所影响，可随身携带，随地救治等优点。针灸治痛的基本原则，一般针刺以"盛则泻之、虚则补之、陷下则灸之"为依据。在具体应用时应根据病因的不同，症状各异以及疼痛发作时间不同而施以不同的手法。临床上急症常取"阿是穴"，即针刺疼痛最明显的部位，给予以痛止痛，效果比较明显。此外临床上还有其他如导引、气功、按摩、民间验方等止痛法。

三、痛证的中医临床观察与护理

由于疼痛是病人的一种主观体验，且病人主观感受的疼痛程度与疾病病情轻重并不成正比，甚至疼痛部位与具体脏腑经络之间都存在不完全固定的关系，由于疼痛的这种非客观性与疾病脏腑经络之间的不确切性，加之疼痛可以引起心理反应，这种心理反应的加重、减轻或消除对疾病引起的疼痛感觉有程度上的不同。尤其对郁证、癔病、脏躁等病人更是如此。因此临床对痛证的观察和护理增添了特殊的内容。

（一）观察

1.对一般情况的观察

（1）由于年龄、性别、体质等的不同，对疼痛的耐受性就有差别。如婴儿对疼痛刺激是不敏感的，感觉感受是弥散的。随着年龄的增长，痛觉逐渐变得清晰、敏感和定位确切。而老年人对能感受到的疼痛常常表现出较低的忍耐性，但老年人的痛觉随着年迈而日趋迟钝。同样性别、体质、遗传、个性、个人生活经历、文化习俗的多种因素的影响，个体之间对疼痛的耐受性会显示出明显的差异。在痛证的观察中，必须首先要考虑到这类客观因素。

（2）对不同疾病的观察：由于不同的脏腑、经络其生理功能不同，加之引起疼痛的病因不一样，造成疼痛的症状及轻重缓急

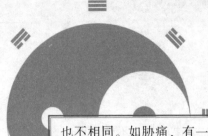

也不相同。如胁痛，有一侧或两侧胁肋部位痛，而且引起胁痛的病因有外感风寒、邪客肝胆、七情暴怒、肝伤胁痛、跌仆闪挫、湿热内扰、肝胆疏泄失常等。其病因不同，临床表现又有胁肋刺痛，两肋胀满，胁肋重痛等不同。此种疼痛还每因情志的变化而增减。又如胃脘痛，常有空腹痛甚，得食痛减的规律。特别是对郁症、癔病、癫狂等，由于这些病人常常伴有心理障碍，对疼痛的叙述，程度的估计，乃至疼痛的真伪，只有通过医护人员认真细致地观察，才能得出较准确的判断。

2.对治疗过程的观察

对疼痛病人的治疗方法有：药物疗法、物理疗法、心理疗法等。采用药物治疗时，应注意药物的浓度、剂量、用药时间及给药途径。用药后注意观察病人的一般情况、疗效、药效时间、毒性反应、过敏反应等。

物理疗法是利用各种物理能量作用于机体。包括电疗法、光疗法、超声波疗法、湿热疗法、运动疗法、针灸等。在应用这些方法时，应注意禁忌让，注意事项及病人的反应，避免发生烫、火、光、电等意外伤害。

心理疗法：从古到今，其治疗效果是不容置疑的。对于各种原因引起的疼痛，心理治疗虽然不是治本措施，但可以减轻和缓解疼痛症状，减少镇痛药物用量，减轻镇痛药物的副作用。注意正确运用语言艺术，好的医患关系使疼痛患者保持良好的情绪和心境。否则，将会导致相反的结果。

（二）护理

1.一般护理

（1）保持病房、诊疗室的安静和整齐清洁。病室要通风，但不宜让风直接吹着病人。创造一个良好的治疗环境，以利于病人的休息。

（2）对于行动不便的病人，生活上给予一定的照顾，使病人无后顾之忧而安心治病。

（3）根据病人的具体情况，制定出具体的护理措施。

2.情志护理

疼痛的病人在精神上和肉体上都很痛苦，在精神上给予安慰和鼓励，使其安心休养和治疗。做好以下几方面的情志护理，有利于痛证病人早日恢复健康。

（1）帮助病人克服和消除恼怒、忧郁、悲伤、恐惧等不良情绪，防止郁怒伤肝，忧思伤脾，悲伤伤肺，恐惧伤肾，以免加重病情。

（2）帮助病人树立与疾病做斗争的信心。要耐心地解释，反复开导，热情鼓励，使其保持乐观的情绪，积极配合治疗。

（3）做好疼痛病人的亲属工作，争取他们的密切配合，并通过他们给病人予以开导。

3.心理护理

对不同年龄、性别的病员，应注意了解在心理上的差别，寻找病员思想上的敏感点，对不同的病员采用不同的方式、方法。如对老年性的疼痛病人，一些手脚活动不便的病员，则采用行动为主，语言为辅的护理方式，从行动上帮助病员，使病人建立战胜疾病的信心。同时，在心理护理上要掌握语言、行动的适度，不能以语言夸张，轻描淡写，敷衍了事的态度对待病人。否则，会产生相反的效果。

4.饮食护理

饮食配合药物治疗，可以提高效果。对于疼痛病人，饮食宜清淡，吃易消化，营养高的食物。忌食辛辣刺激性强的食品。进食不宜过饱，以免饮食失调，运作失常。

就同一种病，因其病因不同，症状不同，饮食护理也应有别。如胃脘痛的饮食调护，对于寒邪客胃，饮食所伤者，病人往往胃脘有冷感，喜热，多食脘痞，泛吐清水等。安排食谱时注意

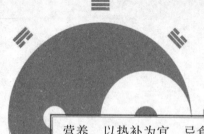

营养，以热补为宜，忌食冷硬食品。同时以少量多餐为宜。多用红枣莲子粥、羊肉汤等，另外服中药汤剂时应乘热服下；对于阴虚胃痛者，病人往往胃脘炽痛，嘈杂似饥，口干，应给予滋阴养胃之食物，以滋阴健胃；气滞胃痛者，病人往往胃脘胀痛，连及胁背，嗳气吞酸，饮食宜清淡，少食为宜，再给以有助于理气止痛之食品，忌食壅阻气机的食品，同时加强情志护理。

综上所述，临床上引起疼痛的病因不同，相应的治疗和护理措施也应不相同。所以应根据痛证的具体情况，制定相应的辨证施护措施。

三、诸痛证的中医治疗

（一）头痛

头痛是临床常见病症之一，可单独出现，亦可出现于多种急慢性疾病之中。本篇所讨论的头痛，主要是内科杂病范围内，以头痛为主要症状者。

1.概述

历代论头痛者，多以《内经》为据。《内经》认为风气循风府而上，则为脑风；新沐中风，则为首风；头痛巅疾，下虚上实，过在少阴巨阳，甚则入肾；上气不下，头痛巅疾。在论及头痛兼证中有心烦头痛，病在膈中；气虚头痛，耳聋不聪；真头痛，头痛甚，脑尽痛；头痛数岁不已，则为脑逆，故头痛，齿亦痛，名为厥逆头痛等。

《伤寒论》三阳病、厥阴病中有头痛。后世多据此分伤寒六经头痛为外感头痛。仲景又在《金匮要略》之脏腑经络先后篇、痉湿暍篇及呕吐哕下利篇中论及头痛，亦为后世在杂病中论头痛之据。《诸病源候论》、《千金方》、《外台秘要》均未以头痛列章，而以论风为主。所谓高巅之上，唯风可到。《济生方》则认为：头痛是血气俱虚，因寒暑湿之邪伤于阳经，伏留不去者，名曰厥头痛。并谓：真头痛，非药之能愈。《三因方》认为有中风寒暑湿而头晕痛者，有气血、食饮厥而头痛者，有五脏气郁厥而头晕痛者。

论头痛有外感、内伤者。东垣认为：内伤头痛，有时而作，有时而止；外感头痛，常常有之，直须传入里实方罢。《医宗必读》称：邪气稽留，脉满而气血乱，则痛乃甚，此实痛也；邪客于脉外，则血泣脉寒，蜷缩挛急，外引小络而痛，得湿则痛止，此虚痛也。《景岳全书》指出：辨外感头痛，当察三阳厥阴；辨内伤头痛，则不得不以三阳为拘；《证治汇补》主张：痛分内外，外感头痛，如破如裂，无有休歇；内伤头痛，甚势甚缓，时作时止。

总之头痛辨证，当分外感、内伤及表里虚实。

2.诊断及鉴别诊断

外感头痛，一般发热较急，痛势较剧，多表现掣痛、跳痛、灼痛、胀痛、重痛，痛无休止。每因外邪致病，多属实证，治宜疏风散邪为主；内伤头痛，一般起病缓慢，痛势较缓，多表现为隐痛、空痛、昏痛，痛势悠悠，遇劳则剧，时作时止，多属虚证。治宜补虚为主。但亦有虚中挟实者，如痰浊、瘀血等。或有头部外伤及久痛不愈史。痰浊头痛，常见恶心呕吐。

3.临床分型与治法方药

临床辨证既应注意头痛的不同特点，同时还应结合整体情况，及其有关兼证全面分析，以便处方用药。以下根据外感、内伤两大类，分别论述。

（1）外感。

①风寒头痛。

临床表现：头痛时作，痛连项背，恶风畏寒，遇风尤剧，口不渴，苔薄白，脉浮。

辨证分析：头为诸阳之会，风寒外袭，循太阳经上犯巅顶，清阳之气被遏，故头痛乃作。太阳经主一身之表，其经脉上行巅顶，循项背，故其痛连及项背，风寒束于肌表，卫阳被遏，不得

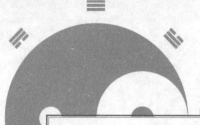

宣达，故畏风恶寒。寒属阴邪，得温则减，故头痛喜裹。无热则口不渴，苔薄白，脉浮，均为风寒在表之征。

论治法则：疏散风寒。

首选方：川芎茶调散加减。方中川芎、荆芥、防风、羌活、白芷、细辛等辛温药有疏风散寒、止痛的作用。其中川芎可行血中之气，上行头目，为临床外感头痛之要药。

备用方：苍耳子散加藁本。方中苍耳子祛一切风气，通鼻窍而达脑通络；白芷辛温芳香专治寒客阳明经脉，络阻头痛；辛夷辛温，疏风通窍；薄荷清头目；葱白、茶叶升阳降浊，全方主治风寒客于经脉所致头痛鼻渊有效。若方中再加藁本，性味辛温，专入膀胱经脉，其祛风散寒之效更著，可用于风寒头痛，尤以前额与巅顶痛着最宜。

针灸配方：头维、太阳、列缺、合谷、风池等。

②风热头痛。

临床表现：头痛而胀，甚则头痛如裂，发热或恶风，面红目赤，口渴欲饮，便秘溲黄，舌质红，苔黄，脉浮数。

辨证分析：热为阳邪，其性炎上，风热中于阳络，上扰清窍，故头痛而胀，甚则头痛如裂。面红目赤亦为热邪上炎之征。风热之邪犯卫，故发热恶风。热盛伤津，则口渴欲饮，便秘溲黄，舌质红，苔黄，脉浮数均为风热邪盛之象。

治疗法则：疏风清热。

首选方：芎芷石膏汤加减。本方以川芎、白芷、菊花、石膏为主药，以疏风清热，但方中羌活、藁本偏于辛温，对热盛不宜，则可改用黄芩、薄荷、山栀以辛凉清解。若热甚伤津，证见舌红少津，则可加知母、石斛、天花粉等生津止渴。若大便秘结，口鼻生疮，腑气不通者，可合用黄连上清丸苦寒降火，通腑泄热。

备用方：菊花茶调散。方中菊花、薄荷、荆芥、僵蚕疏解风热，辛凉而清头目，为主药；川芎治少阳经头痛（头项两侧），羌活治太阳经头痛（后脑痛），白芷治阳明经头痛（眉棱颧骨痛），细辛治少阴经头痛（晕痛连两颐），防风祛一切风邪上犯于头，甘草调和诸药；以细茶为引，苦寒清降。

本方即川芎茶调散加菊花、僵蚕而成，两方皆主治头痛，但本方以偏于风热为宜，而川芎茶调散治头痛以偏于风寒者为宜。

针灸配穴：太阳、合谷、曲池、内关等。

③风湿头痛。

临床表现：头痛如裹，肢体困重，纳呆胸闷，小便不利，大便或溏，苔白腻，脉濡。

辨证分析：风湿外感，上犯巅顶，清空为邪阻遏，故疼痛如裹。脾司运化而主四肢，湿浊中阻，脾阳为湿所困，故见四肢困重，纳呆胸闷。湿邪内蕴，不能分清泌浊，故小便不利，大便或溏。苔白腻，脉濡均为痰浊中阻之象。

治疗法则：祛风胜湿，利窍止痛。

首选方：羌活胜湿汤加减。方中用羌活、独活、川芎、防风、蔓荆子、藁本等辛温药重在祛风以胜湿，为治风湿外感头痛之主药。若湿浊中阻，症见胸闷纳呆、便溏。可加苍术、厚朴、陈皮、枳壳等以燥湿宽中。若恶心呕吐者，可加半夏、生姜以降逆止呕。

备用方：神术散。方中苍术辛苦性温，芳香燥烈，辛苦而能开散，芳燥可化湿，外解风湿之邪，内化燥湿之郁，祛风胜湿，不论表里上下，皆可随证选用。藁本、川芎、羌活、白芷祛风湿而通窍止痛；葱白、生姜辛温发散风寒；甘草和诸药。

（2）内伤。

①肝阳头痛。

临床表现：头痛而眩，心烦易怒，夜眠不宁，或兼胁痛，面红口苦，苔薄黄，脉弦有力。

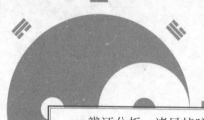

辨证分析：诸风掉眩，皆属于肝，肝失条达，肝阳偏亢，循经上扰清窍，故头痛而眩。肝火偏亢，扰乱心神，则心烦易怒，夜眠不宁。肝胆气郁化火，肝阳上亢，故胁痛、口苦面红、苔薄黄，脉弦有力均为肝阳亢盛之象。

论治法则：平肝潜阳。

首选方：天麻钩藤饮加减。方中天麻、钩藤、石决明以平肝潜阳；黄芩、山栀以清肝火；牛膝、杜仲、桑寄生以补肝肾；夜交藤、茯神以养心安神，另再加牡蛎、龙骨加强重镇潜阳之功。

备用方：羚羊角汤。方中羚羊角（可用山羊角代之）、龟板、生石决明平肝潜阳；生地、白芍、丹皮、夏枯草养阴血、凉血；加柴胡、薄荷、蝉衣、菊花少量清抑肝经之火；红枣则恐其血寒而凝，反佐生地、白芍、丹皮。

针灸配穴：风池、率谷、阳白、行间、太冲、申脉。

②肾虚头痛。

临床表现：头痛且空，每兼眩晕，腰痛酸软。神疲乏力，遗精带下，耳鸣少寐，舌红少苔，脉细无力。

辨证分析：脑为髓海，其主在肾，肾虚髓不上荣，脑海空虚，故头脑空痛，眩晕耳鸣。腰为肾之府，肾虚精关不固而遗精，女子则带脉不束而带下。少寐，舌红少苔，脉细无力是肾阴不足，心肾不交之象。

论治法则：养阴补肾。

首选方：大补元煎加减。本方重在滋补肾阴。方中熟地、山茱萸、山药、枸杞子滋补肝肾之阴；人参、当归气血双补；杜仲益肾强腰。

备用方：杞菊六味地黄汤。方中六味地黄丸补肾阴，枸杞子补肝肾之阴，菊花清头目止痛。

③血虚头痛。

临床表现：头痛而晕，心悸不宁，神疲乏力，面色㿠白，舌质淡、苔薄白，脉细弱。

　　辨证分析：由于气血不足，虚火上逆，故头痛而晕。血不足则心神失养，顾心悸易慌。血虚易导致气虚，则神疲乏力。面色㿠白，舌质淡，脉细弱均为血虚之象。

　　首选方：加味四物汤。本方即四物汤加甘草、菊花、蔓荆子、黄芩。方中当归、白芍、生地、川芎养血调血；菊花、蔓荆子平肝祛风清头目。

　　备用方：养血胜风汤。本方以芎、归、地、芍四物为君；辅以枸杞、菊花、桑叶、黑芝麻、酸枣仁等养血之品；再用五味子、红枣佐芎、归而收耗散之气。全方以养血为主，方中桑叶、菊花又兼有祛风之长，故名养血胜风汤。

　　针灸配穴：气海、大椎、足三里、合谷。

　　④痰浊头痛。

　　临床表现：头痛昏蒙，胸脘满闷，呕恶痰涎，苔白腻，脉滑或弦滑。

　　辨证分析：脾失健运，痰湿中阻，上蒙清窍，清阳不展，故头痛昏蒙。痰阻胸膈，故胸脘满闷。痰浊上逆，则呕恶痰涎。苔白腻，脉弦滑均为痰浊内停之征。

　　论治法则：化痰降逆。

　　首选方：半夏白术天麻汤加减。方中姜半夏温化寒痰、降逆止呕；白术健脾气、助脾运；天麻配半夏、白术熄风除痛，治痰饮上逆头痛眩晕；橘红、茯苓化痰饮；生姜降逆止呕；甘草、大枣、人参扶正和中；蔓荆子散风热清头目、通窍止痛；有人参配伍，则散中有补而不伤正，补中有散而不致邪。

　　备用方：加味二陈汤。方中陈皮、半夏、茯苓、甘草化痰降浊止呕；川芎行气活血止头痛；蔓荆子散风热而止痛；北细辛散寒止痛。

　　针灸配穴：太阳、合谷、内关、足三里、丰隆、中脘。

⑤瘀血头痛。

临床表现：头痛经久不愈，痛处固定不移，痛如锥刺，或有头部外伤史，舌质紫，苔薄白，脉细或细涩。

辨证分析：久病伤络，或头部外伤，瘀血内停，脉络不畅，故头痛经久不愈，痛有定处，且如锥刺。舌质紫，脉细涩，为瘀血内阻之征。

论治法则：活血化瘀。

首选方：通窍活血汤加减。本方以桃仁、红花、川芎、赤芍活血化瘀；麝香、生姜、葱白温通脉络；并酌加郁金、菖蒲、细辛、白芷以理气宣窍，温经止痛。

备用方：血府逐瘀汤。本方系桃红四物汤合四逆散合方，再加桔梗、牛膝而成。桃红四物汤活血化瘀；四逆散疏肝解郁；加桔梗开胸膈之气；牛膝引瘀血下行；一升一降，气机调畅，气血更易运行。

针灸配穴：阿是穴、合谷、三阴交等。

单方验方：①薄荷4.5g、紫苏叶6g、苍耳子9g，水煎服。或紫苏8g、荆芥10g、生姜6g，水煎冲红糖内服。或川芎6g、蔓荆子10g，水煎服。或葱白3根，加红糖少许，水煎服（四方适应于"风寒头痛"型）。②蔓荆子6g、白蒺藜9g、栀子6g，水煎服。或野菊花12g、黄芩10g、蔓荆子10g，水煎服。或牛蒡子10g、草决明15g、生石膏15g，水煎服（三方适应于"风热头痛"型）。③苍术15g、荷叶10g、生薏仁30g，研粉，加入白面若干，敷于患处。或佩兰叶10g、细辛1g，加米粉15g，炒热作饼，敷患处。或薄荷4.5g、紫苏叶6g、苍耳子9g，水煎服（三方适应于"风湿头痛"型）。④明天麻4.5g、川芎6g、生杜仲10g，水煎服。或晚蚕砂12g、干生地15g、钩藤10g，水煎服。或珍珠层粉10g、延胡索10g，水煎服。夏枯草15g、豨莶草15g、草决明15g，水煎服（四方适应于"肝阳头痛型"）。⑤肉苁蓉 30g、红枣 60g，水煎服。或当归 18g、川芎 9g、细辛 3g，水煎服。或黄精 30g、绿豆 120g，用清水煮至绿豆烂熟时，吃豆喝汤（三方适应于"血虚头痛"型）。⑥蒲黄 10g、五灵脂 10g、乳香 6g，捣细，加米粉作饼，敷患处。或威灵仙 20g、虎杖根 30g、延胡索 15g，煎汤，加入米粉，和成饼，敷患处（二方适应于"瘀血头痛"型）。

（二）目痛

目痛，系指一侧或两侧的眼睛疼痛，临床上各种外眼及内眼疾病均可引起目痛。

1.概述

目为视觉器官，属五官之一，它与脏腑经络有密切的联系。《素问·五脏生成篇》中说："诸脉者，皆属于目。"《灵枢·邪气脏腑病形篇》曰："十二经脉，三百六十五络，其血气皆上于面而走空窍，其精阳气上走于目而为睛"。故在病理上，不论外感六淫之邪，或内因七情所伤，均可通过脏腑经络的联系而导致目疾。一般来说，风寒、风热之邪侵袭，邪气壅滞于目，或饮食不节、内生郁热，或聚湿生痰，郁热与痰湿上犯于目，或七情过激、肝郁化火、火热上扰，或久病体虚、肝肾虚损、水不涵木、肝阳上亢，或瘀血阻于目等，均可致目睛疼痛。故风（风寒、风热）、火（郁热、肝火）、痰（痰湿）、虚（阴虚）及瘀血等，均可致目痛。但主要的仍在于肝，肝开窍于目也。

2.诊断

凡以目睛疼痛为主者即可诊为目痛。一般多见于单侧先发，亦可双侧同时出现，并可出现牵引性的头痛、额痛、眉棱骨痛等，但必以目痛为主。

3.临床分证

（1）外感风热。

临床表现：眼痛眼痒，眵泪并作，羞明怕日，眼闭不开，眼

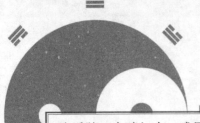

胞浮肿，白睛红赤，或黑睛起翳。伴有恶寒、发热、头痛、脉浮数等全身症状。

辨证分析：风热之邪侵扰于上，若心肺素有积热，故而局部与全身症状均为实热之症。症见眼痛眼痒、眵泪并作、羞明怕日、眼闭不开、白睛红赤或黑睛起翳。风热外袭、邪滞目中，经络、气血运行不畅而见眼胞浮肿。所见恶寒、发热、头痛、脉浮数等全身症状，均为风热袭表之征。

论治法则：疏风清热。

首选方：银翘散加减。方中薄荷、豆豉、荆芥、桔梗、牛蒡子疏风解表；银花、连翘清热解毒；配竹叶、芦根、甘草以助清热。证偏热重者，可去荆芥、豆豉，加黄连、黄芩以助清热解毒。

备用方：防风通圣散加减。方中以荆芥、防风、薄荷、麻黄疏风解表；栀子、黄芩、连翘、石膏、桔梗清热泻火，解肺胃之热；大黄、芒硝、滑石、甘草通二便，泻里热；再配当归、白芍、川芎、白术和血理脾。使全方祛风不伤表，泻热不伤里，收到表里双解之功。

针灸配穴：合谷、太冲、睛明、太阳、少商、上星。

（2）肝火旺盛。

临床表现：目珠胀痛，甚者欲脱，头痛如劈，视力骤降，烦躁易怒，口渴欲饮，舌红苔黄，脉弦滑。

辨证分析：肝开窍于目，若肝经素有伏热，又夹外邪，内外相搏，以致肝火炽盛，火性上炎，上灼于目，则出现目珠胀痛，甚则欲脱，视力骤降。头为清阳之会，眼为清窍之所，风热上扰，故头痛如劈。烦躁易怒，口渴欲饮，舌红苔黄，脉弦滑等全身症状，亦由肝胆火炽所致。

论治法则：清肝泻火。

首选方：龙胆泻肝汤加减。方中龙胆草、栀子、黄芩、柴胡清泄肝胆实热，泽泻、木通、车前子清利小便；肝火炽盛，易伤肝阴，又虑方中多用苦寒之品，苦能化燥伤阴，故配生地、当归滋阴养血，使邪去而正不伤。

备用方：泻青丸加减。方中龙胆草、栀子、大黄清泄肝胆实热；羌活、防风祛风；当归、川芎行气活血；若热毒甚者加银花、连翘以加强清热解毒之力。

针灸配穴：合谷、太冲、睛明、太阳、行间、侠溪。

（3）肝肾亏虚。

临床表现：目珠胀痛，眼干涩不舒，哭而无泪，白睛微赤，视物昏蒙或夜视不见，而兼有头晕耳鸣、健忘，腰膝酸软，夜间口干。舌红少苔，脉细无力。

辨证分析：肝肾亏损，阴血不足，目失濡养，故目珠胀痛，眼干涩不舒，哭而无泪。阴亏虚火上蒸，故白睛微赤，视物昏蒙或夜视不见。阴血亏耗，故夜间口干，舌红少津。肝肾亏虚，脑及骨骼失养，故头晕耳鸣、健忘、腰膝酸软。舌红少苔，脉细无力，皆肝肾阴血不足之象。

论治法则：补益肝肾，滋阴养血。

首选方：杞菊地黄丸加减。方中熟地滋肾填精为主；辅以山萸肉养肝肾；山药补益脾肾之阴；三药合用达到三阴并补之功。又配茯苓健脾渗湿，以助山药之益脾；泽泻清泄肾火，并防熟地之滋腻；丹皮清肝肾之热，以制山萸肉之温；前几味药相合，补中有泻，寓泻于补。加枸杞、菊花更增养肝明目之效；再加当归、白芍则可养血和营，使目得血荣。实乃治本之方也。

备用方：明目地黄丸加减。原方以六味地黄丸为滋补肝肾之基础；更增当归、五味子益精养血；柴胡升散，疏肝解郁。全方补中有泻，升降得宜，共呈补养肝肾、益精明目的作用。

针灸配穴：攒竹、睛明、承泣、瞳子髎、肝俞、肾俞等。

（4）瘀血停聚。

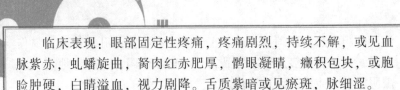

临床表现：眼部固定性疼痛，疼痛剧烈，持续不解，或见血脉紫赤，虬蟠旋曲，胬肉红赤肥厚，鹘眼凝睛，癥积包块，或胞睑肿硬，白睛溢血，视力剧降。舌质紫暗或见瘀斑，脉细涩。

辨证分析：凡邪毒入营，或气滞不能行血，气虚无力行血，外伤以及瘀血未消，气血失和，病久入络等都可引起瘀血停聚，瘀则不通，故见眼部固定性疼痛，且有时疼痛剧烈，持续不解，或见血脉紫赤，扎蟠旋曲，胬肉红赤肥厚，鹘眼凝睛，症积包块，或胞睑肿硬，白睛溢血。目为至宝，构造精细，具有视物辨色之功能，全赖气血之流畅，如瘀血停聚，目失血养，故视力剧降。舌质紫暗，或见瘀斑，脉细涩，乃为瘀血停聚之外候。

论治法则：行气活血，化瘀止痛。

首选方：桃红四物汤加味。方中桃仁、红花、赤芍、当归、川芎行气活血祛瘀；地黄生用，凉血清热。诸药合用，可使气血流通，瘀消痛止。若疼痛剧烈，可加乳香、没药等增其化瘀止痛之力。

备用方：除风益损汤（《原机启微》）加味。方中以熟地、川芎、当归、白芍养血；若受伤所致，受伤之际风邪易于袭入，故以藁本、防风、前胡祛散风邪；临床可酌加桃仁、红花活血化瘀。

针灸配穴：攒竹、丝竹空、阳白、风池、合谷、内关、膈俞等。太阳、上星、少商等穴点刺出血以活血消肿。

单方验方：①眼睑出血可用鲜生地或生大黄粉或萝卜捣烂外敷。②血溢瞳神可选用三七、丹参、红花、川芎液局部电离子导入。③黑睛混浊可局部滴用黄芩、千里光等眼药水。④眼珠刺痛可用生地、红花、芙蓉叶捣烂，用鸡蛋清调匀，隔纱布垫敷患眼，取其清热消瘀止痛。⑤菊花30g，水煎服。或头煎内服，二煎熏洗，一日2次。⑥地骨皮9g，桑白皮9g，甘草3g，水煎服。⑦菊花9g，桑叶各9g，木贼草4.5g，水煎服。⑧金银花、霜桑叶、白芷、车前草各6g，煎汤代茶饮。⑨大黄、龙胆草各9g，水泡浓汁，用纱布蘸水，贴敷眼上，一日2～3次。⑩大黄12g、桃仁9g、红花6g，共研细末，用水调糊，敷眼。

（三）耳痛

耳痛，指耳部疼痛而言，往往与耳内流脓并见。病变部位可在耳郭、外耳道和鼓膜，常见于外耳道炎、急慢性中耳炎、乳突炎等疾病。

1.概述

耳痛，首见于《素问·至真要大论》中论述："少阳热盛，耳痛溺赤。"并已认识到耳的生理病理与肾、心、肝、胆、脾等脏腑关系密切。《诸病源候论》卷二十九说："凡患耳中策策痛者，皆是风入于肾之经也。"《外科大成》卷三说："耳者，心肾之窍，肝胆之经，宗经所聚……肝脏主外，如风热有余，或胀痛或自脓痒，邪气客也。"诊断及临床分证风热内侵。

2.临床表现：耳微胀痛，有堵塞感，听力减退，或有恶寒发热，头痛。舌质红，苔白，脉浮数。

3.辨证分析：因风热邪毒侵袭而致，耳部经气痞塞不宣，故耳内作胀微痛。风邪扰于清窍，热邪结聚不散，遂致气血凝滞，故耳内有堵塞感，听力减退。又因风热外邪初袭，正邪抗争，故有恶寒发热，头痛等证。舌质红，苔白，脉浮数，为外感风热之症候。

论治法则：疏风清热，散邪通窍。

首选方：银翘散加菊花、夏枯草、青蒿、石菖蒲。方中银花、连翘辛凉透邪清热；荆芥穗、豆豉助银翘开皮毛而逐邪；桔梗宣肺利咽；甘草清热解毒；竹叶清上焦热；芦根清热生津。再加菊花、夏枯草、青蒿以清疏肝胆；石菖蒲助散邪通窍之力。使风热之邪得清，耳内胀痛等症即可得解。

备用方：桑菊饮。方中桑叶、菊花清散上焦风热；薄荷助桑

菊散上焦风热；桔梗、杏仁一升一降，解肌肃肺；连翘清透膈上之热；苇根清热生津止渴；甘草调和诸药。诸药共奏疏风清热，散邪通窍之功。

针灸配穴：耳门、听宫、听会、行间、风池。

（1）肝胆湿热。

临床表现：耳部红肿剧痛，耳膜充血，或有流脓，兼有发热，或寒热往来，口苦咽干，小便短黄。舌质红，苔黄腻，脉弦数。

辨证分析：胆经经脉络于肝，胆附于肝，互为表里，二经病变相互影响。肝喜舒畅条达，若肝气不舒，疏泄失常，郁而化热；胆性刚强，邪犯及胆，肝胆湿热，循经搏结于耳窍，所以出现耳部红肿剧痛。内外湿热熏蒸，以致气血凝滞，经络阻塞，肌膜内腐而出现耳膜充血、流脓。肝胆郁热，故发热或寒热往来，口苦咽干。舌质红、苔黄腻，脉弦数也是肝胆湿热之象。

论治法则：泻火解毒。

首选方：龙胆泻肝汤。方中龙胆草苦寒，上泻肝胆实火，下清下焦湿热；黄芩、栀子具有苦寒泻火之功；泽泻、木通、车前子清热利湿，使湿热之邪从水道排除。肝主藏血，肝经有热，易耗伤阴血，药用苦寒燥湿，更耗其阴，故用生地、当归滋阴养血，以使标本兼顾。方中还用柴胡，是为引诸药入肝胆；甘草有调和诸药之效。综观全方，泻中有补，利中有滋，以使火降热清，湿浊分清，肝胆湿热所致耳痛诸疾，能获其效。

备用方：银花解毒汤。方中金银花、地丁、连翘、黄连清热解毒消肿；夏枯草、丹皮清肝泻热；赤茯苓利水渗湿消肿。

针灸配穴：耳门、听宫、听会、行间、肝俞。

（2）邪犯心经。

临床表现：耳脓增多，疼痛加剧，高热，烦躁，心悸，神昏谵语，颈项强，昏睡。舌质红绛无苔，脉细数。

辨证分析：热毒壅盛，久困于里，内犯心经，出现心悸；心火炽盛而见高热烦躁，上侵脑髓，火炼津液，结为痰火，痰火内扰，扰乱心神，故见神昏谵语，昏睡；邪热内困，上逆客于颈项，故见颈项强之症。舌质红绛，无苔，脉细数为热伤营阴之候。

论治法则：清营凉血。

首选方：清瘟败毒饮。方中石膏配知母、甘草，意在清热保津；黄连、黄芩、栀子共用，意在通泻三焦火热；犀角、生地、赤芍、丹皮相配清热解毒，凉血；散瘀再配连翘、元参"解散浮游之火"；桔梗、竹叶取其"载药上行"。

备用方：清宫汤配合安宫牛黄丸、至宝丹、紫雪丹等。方中元参心、莲子心、竹叶卷心、连翘心、犀角尖、连心麦冬清心解毒，养阴生津。安宫牛黄丸、至宝丹、紫雪丹等以加强清心开窍之力。

针灸配穴：参考"风热内侵"型。

(3) 脾虚湿困。

临床表现：耳痛，并伴耳内流脓，或耳部皮肤湿烂，或耳鸣耳聋，眩晕泛恶等症。唇舌淡白，苔薄白，脉缓细弱。

辨证分析：脾气虚弱，气血生化之源不足，则耳功能虚弱，邪毒得以滞留而出现耳痛。脾虚生湿，湿困于脾，阳气不升，湿浊邪毒停聚耳窍而出现耳内流脓，或耳部皮肤湿烂。脾虚生湿，火与湿结，久蒸耳窍，病久伤及于肾而出现耳鸣耳聋。湿邪内阻，清气不得上升，浊气不得下降而出现在上眩晕、在中泛恶。脾虚湿困，气血不足，清阳不升，故见唇舌淡白，脉缓细弱。

论治法则：健脾渗湿。

首选方：参苓白术散。方中党参、白术、茯苓、甘草平补脾胃之气；扁豆、苡仁、山药之甘淡，莲子之甘涩，辅助白术，既可健脾，又能渗湿止泻；加砂仁之辛温，芳香醒脾。桔梗载药上

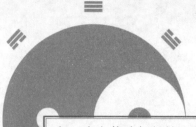

行。全方使脾气得健，湿邪得除，脾虚湿困之耳痛是可治焉。

备用方：托里解毒汤。方中党参、黄芪、茯苓健脾益气渗湿；川芎、当归、白芍养血活血；兼用金银花、白芷、桔梗、皂角刺解毒排脓，使气血旺盛，正能抗邪，则邪毒可解，脓液可止，耳痛自除。

针灸配穴：耳门、听宫、听会、中渚、足三里、三阴交、丰隆。

（4）肾脏亏损。

临床表现：病久耳内疼痛不适，耳聋，耳鸣，眩晕，流脓，或伴腰酸膝软，心烦少寐，口干等。舌红或淡红，少苔，脉细数或弦数。

辨证分析：肾藏精，主一身精气，若精气损耗，耳失滋养，功能不健，易为邪毒滞留而引起耳痛。且肾虚耳窍失健，易致邪毒滞留，湿热邪毒久困，则耳内流脓。耳为肾窍，肾窍失濡养，故耳聋、耳鸣。肾虚髓海不足，故眩晕。腰为肾府，肾虚髓少，不充于骨，故腰酸膝弱无力。肾虚火旺，灼液伤津，可见心烦少寐，口干等。舌淡，脉细为肾虚之证，若舌红，少苔，且脉细数乃为兼有伤津之候。

论治法则：补肾填精。

首选方：六味地黄丸加女贞子、旱莲草、龟板、鳖甲等。若肾虚火旺可加知母、黄柏等。若证见肾阳虚衰，可加附子、肉桂、锁阳等。方中熟地滋肾阴，益精髓；山茱萸滋肾益肝；山药滋肾补脾；泽泻配熟地而泻肾降浊；丹皮配茱萸以泻肝火；茯苓配山药而渗脾湿。在此基础上，加女贞子、旱莲草、龟板、鳖甲等可加强滋补肾阴作用。若加知母、黄柏以清肾中虚火。若加附子、肉桂、锁阳等以壮肾阳。

备用方：耳聋左慈丸（中成药）。由六味地黄丸加柴胡、磁石而成。方中六味地黄丸补肾，柴胡、磁石疏肝、镇肝以治耳鸣耳聋。

针灸配穴：耳门、听宫、听会、翳风、肾俞、行间。

单方验方：①用滴鼻灵滴鼻，以宣利鼻窍，开通耳窍。②用鲜菖蒲捣汁，滴耳。③黄连滴耳液滴耳，亦可用田螺水加冰片少许滴耳。④可用麝香末，以葱管吹入耳内，后将葱管塞耳，治经气厥逆之耳聋。⑤用小蛇皮(头尾全者，锻成灰)，冰片、麝香各0.9g，共研细，鹅管吹入耳内，治暴聋。⑥黄芪30g，白蒺藜15g，羌活15g，附子10g，羯羊肾1对。研为末，蜜丸，如梧桐子大，每服3g，食前服，煨姜盐汤下。治肾虚耳聋。⑦若耳内流脓、耳内皮肤湿烂，用纸筒或喷粉器将烂耳散，或冰棚散少许吹入耳内，以达到清热解毒，收敛干水目的。⑧黄水淋漓者，可用柏石散、青黛散调敷，以清热除湿。⑨有脓痂者，可用黄连粉撒布或涂黄连膏，以清热利湿解毒。⑩菊花、蒲公英各60g，煎水，微温外洗患部并湿敷。

（四）鼻痛

鼻痛，指鼻部疼痛，可与鼻肿、鼻干、鼻酸等并见。临床上现代医学鼻部的急慢性炎症都可参考本篇进行辨证施治。

1.概述

对于鼻的论述《素问·阴阳应象大论》中就有"肺主鼻……在窍为鼻"。《素问·刺热篇》有"脾热病者,鼻先赤"之说。《灵枢·脉度篇》有"肺气通于鼻,肺和则鼻能知臭香矣"。《灵枢·本神篇》有"肺气虚则鼻塞不利"等记载。但"鼻痛"一说首见于《诸病源候论·鼻病诸候》,书中说:"肺气通于鼻,风邪随气入于鼻内,搏于血气,邪正相击,气道不宣,故鼻痛。"

鼻为气体出入之门户，司嗅觉助发音，为肺系之所属。鼻为一身血脉所经，有"明堂"之称。清阳之气从鼻窍出入，故又属"清窍"之一。鼻通过经络与五脏六腑紧密联系，尤与肺、脾、胆、肾关系密切。凡感受外邪，邪气壅滞经络，在鼻痛时，可见

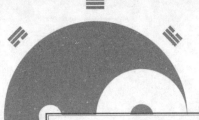

肺卫表证。若饮食不节，胃热上薰亦可见鼻痛。若劳倦伤肾，肾精亏损，清窍失养，或瘀血阻络，鼻窍失润，亦可致鼻痛。

2.诊断

凡鼻部疼痛为主者，即为鼻痛。

3.临床分证

（1）风寒壅滞。

临床表现：鼻窍微痛，鼻塞流清涕，微恶风寒，或有发热，舌苔薄白，脉浮数。

辨证分析：风寒邪毒侵袭，肺受风寒，郁闭不宣，寒邪凝聚，经络壅滞而致鼻痛，并见鼻塞流清涕之症。邪在肺卫，正邪相争，故见微恶风寒，或有发热，舌苔薄白，脉浮数为风寒壅滞之外候。

论治法则：疏风散寒通窍。

首选方：藿香正气散加细辛、苍耳子、薄荷等。方中藿香、白芷、紫苏温散寒邪，芳香化浊；桔梗、厚朴、大腹皮调气消胀而除满；半夏曲、陈皮、生姜降逆除湿而化痰；茯苓、白术、甘草、大枣健脾运湿而补中；再加细辛、苍耳子、薄荷以加强疏风散寒通窍之力。上药合用，使风寒得散，湿浊得化，气机通畅，脾胃调和，则鼻痛自愈。

备用方：通窍汤（《古今医鉴》）加减。方中麻黄、防风、羌活、藁本、川芎、白芷、细辛辛温解表，疏散风寒，通透鼻窍；升麻、葛根辛甘发散，解表升阳；苍术发汗行湿助阳；甘草调和诸药。上药相合用之，则风寒得解，鼻窍得通，而鼻痛能愈。

针灸配穴：风池、迎香、印堂、上星、合谷、列缺、少商等。

（2）风热壅肺。

临床表现：鼻窍灼热疼痛红肿，有浊涕，伴发热、头痛、口渴、咳嗽黄痰等症，舌质红，苔薄，或微黄，脉浮数。

辨证分析：风热邪毒侵犯鼻窍，内传于肺，肺经受热，清肃失常，内外邪热交结鼻窍，以致气血滞留，阻滞脉络而出现鼻窍灼热疼痛红肿，有浊涕。风热壅肺，外邪未解故见发热、头痛、口渴、咳嗽黄痰等症。舌质红，苔薄，或微黄，脉浮数为风热壅肺之外象。

论治法则：祛风清热。

首选方。银翘散加白芷、葛根。方中银花、连翘清热解毒，辛凉透表；薄荷、荆芥、豆豉辛散表邪，透热外出；桔梗、牛蒡子、甘草宣肺祛痰，利咽散结；竹叶、苇根甘凉清热，生津止渴。再加白芷、葛根以增祛风清热之力。上药合用，共济疏散风热，清热解毒之功，而风热壅肺之鼻痛可以得治。

备用方：黄芩汤加减。方中以黄芩、栀子、桑白皮、甘草清肺热而解毒；连翘、薄荷疏散风热外邪；取桔梗的升提入肺之功，载药直达病处。

针灸配穴：参考"风寒壅滞"型。

(3) 肺胃热盛。

临床表现：鼻部疼痛剧烈，多在鼻窍前端及中膈部位，按之痛甚，或有少量出血，并见口渴咽干，便秘溲黄等症，舌苔黄，脉数。

辨证分析：多因嗜酒及恣食辛热炙煿，外受邪热，火热之邪上扰鼻窍，经络壅滞而出现鼻部疼痛剧烈，或有少量出血。胃腑热炽而见便秘溲黄。热盛伤津而出现口渴咽干。肺胃热盛必见舌苔黄，脉数等外部征象。

论治法则：泄肺清胃。

首选方：清胃散。方中黄连苦寒，直折胃腑之火；生地、丹皮凉血清热；当归养血活血，可助消肿止痛；升麻散火解毒。诸药合用清肺胃之热而鼻部剧烈疼痛可解。

备用方：调胃承气汤。方中大黄苦寒泻下，荡涤实热；芒硝

咸寒润燥，软坚通便；炙甘草甘平和中，缓硝、黄之峻。此方服之，使腑气一通，则鼻痛自宁。

针灸配穴：参考"风寒壅滞"型。

（五）舌痛

舌痛，是指舌体疼痛，包括舌尖、舌边、舌心、舌根或全舌部位之疼痛。现代医学诊断的舌体部位急性慢性炎症，以舌痛为主要表现者，均可按本篇辨证论治。

1.概述

舌痛初见于《灵枢·经脉篇》："是主脾所生病者,舌本痛"。《千金方·舌论》中有"多食甘则舌根痛而外发落"的记载。《医学摘粹·杂证要法》又有："舌之疼痛热肿专责君火之升炎"的记述。

舌与脏腑经络关系密切，如手少阴心经之别系舌本、散舌下，足少阴肾经挟舌本，足厥阴肝经络舌本等，但舌与脾、胃、心的关系最为密切。舌为心之苗窍，又为脾之外应。故舌痛之病因病理，多由脏腑或经络功能失调所致。如感受风热之邪，壅滞舌本；或饮食不节，脾胃郁热，上壅舌本；或肝胆湿热，心经火盛，舌本受灼等，均可致舌痛。若久病体虚，心肾阴虚，虚火上炎于舌本，亦可见舌痛。

2.诊断与鉴别诊断

凡以舌体疼痛为主要表现者，即可诊为舌痛。

鉴别：要着重区别舌疮。舌疮，是指舌体表面溃疡，虽舌体疼痛，但有舌体溃疡可供鉴别。

3.临床分型

（1）肺经风热。

临床表现：舌体辣痛，或胀痛，伴发热恶寒，口干，或咳嗽，痰黄等证。舌红，苔黄少津，脉浮数。

辨证分析：多由外邪犯肺，郁而化热，热邪蕴于肺络，上蒸于舌，而见舌体辣痛，或胀痛。风热壅肺，外邪未解，症见发热恶寒。热灼津液则口干，舌体少津。肺经有热，肺气不宣，症见咳嗽、痰黄等证。舌红，苔黄，脉浮数乃为肺经风热之外候。

论治法则：疏风清热宣肺。

首选方：桑菊饮。方中桑叶、菊花、薄荷疏风解表，宣透风热；桔梗、甘草、杏仁清咽利膈，止咳化痰；连翘清热解毒；芦根清热生津止渴。诸药配伍，使上焦风热得以疏散，而舌痛可以自解。

备用方：泻白散。方中桑白皮清泻肺热，止咳平喘；地骨皮协助桑白皮泻肺中伏火，并退虚热；粳米、甘草养胃和中，并防伤及肺气。四药相合能泻肺热而舌痛止。

针灸配穴：颊车、下关、合谷、足三里等。

(2) 心火上炎

临床表现：舌尖灼痛并见红刺，面赤口渴，胸中烦热，夜卧不安，小便赤涩，舌赤或舌尖红绛，脉数或左寸数大。

辨证分析：心开窍于舌，心火亢盛，循经上炎，故见舌尖灼痛，并见红刺。心火亢盛，心阴暗耗、热扰神明，故见面赤口渴，胸中烦热，夜卧不安，小便赤涩。心火上炎在外则表现舌赤或舌尖红绛，脉数或左寸数大。

论治法则：清心泻火。

首选方：导赤散加黄连。方中生地清热凉血养阴；木通、竹叶清心降火利水，能引热下行，使热从小便而出；甘草清热泻火，又能调和诸药，再加黄连入心经，以增强清心经之热的力量，心经热除，则舌尖灼痛遂减。

备用方：清心莲子饮。方中莲子清心火而交心肾；地骨皮、黄芩坚阴退热；茯苓、车前子分利湿热，麦门冬清心养阴；人参、黄芪、甘草益气扶正。上药合用有益气阴，清心火之效。

针灸配穴：参考"肺经风热"型。

(3) 肝胆湿热。

临床表现：舌边胀痛，辣痛，伴口干口苦，烦躁易怒，小便

黄赤，大便干结或溏薄，胸腹满闷等证，舌红，苔黄腻，脉弦滑数。

辨证分析：多因嗜食肥甘醇酒，水谷不及消化，聚湿生热；或情志怫郁，木郁化火，均可影响肝胆疏泄功能，且舌之两边属肝经挟舌本，故舌边胀痛，辣痛，伴口干口苦，烦躁易怒，小便黄赤，大便干结或溏薄，胸腹满闷等证。舌红，苔黄腻，脉弦滑数为肝经湿热之外候。论治法则：清热利湿。

首选方：龙胆泻肝汤。方中龙胆草泻肝胆实火，除下焦湿热；泽泻、木通、车前子清利湿热，引火从小便而出；柴胡疏肝胆；当归、生地养血益阴。本方为治疗肝胆湿热之常用方，故系肝胆湿热之舌痛，即可选用本方治疗。

备用方：当归龙荟丸。方中龙胆草、青黛直折肝胆之火；大黄、黄芩、黄连、黄柏、栀子清三焦之热；芦荟大苦大寒入肝经，能引诸药同入厥阴肝经。诸药苦寒已甚，用当归辛温，能入厥阴，和血而补阴。少加木香、麝香者取其行气通窍也。若系肝脏湿热之舌痛较甚者，可选取本方药而用之。

针灸配方：参考"肺经风热"型。

(4) 胃热炽盛。

临床表现：舌中心辣痛或热痛，得冷饮而痛稍减，口干喜饮，大便秘结，舌红，苔黄厚干或黄燥而干，脉大。

辨证分析：常因嗜饮醇酒、过食辛辣煎炙厚味致胃肠积热，火邪上蒸于舌，出现舌中心辣痛或热痛。热为阳邪，得冷饮而痛稍减。胃热炽盛，消烁津液，化燥为实，故见口干喜饮，大便秘结。舌红，苔黄厚干或黄燥而干，脉大均为胃热炽盛的外候。

论治法则：清胃泄热。

首选方：泻黄散。方中石膏辛寒以治其热；山栀苦寒以泻其火，共成清上彻下之功；防风升散脾中伏火，更与石膏、山栀同用，是清降与升散并用，使能清降不伤脾胃之阳，升散能解伏积之火；藿香芳香醒脾，甘草泻火和中；用蜜、酒调服，皆有缓调中上，泻脾而不伤脾之意。全方共奏泻脾胃之热之功。

备用方：大承气汤。方中大黄泻热通便，荡涤肠胃；芒硝助大黄泻热通便，并能软坚润燥；厚朴、枳实行气散结，消痞除满，并助硝、黄推荡积滞以加速热结之排泄。

针灸配方：参"肺经风热型"。

(5) 阴虚火旺。

临床表现：舌红灼痛或干痛，舌质光红，干燥少津，有横裂，无舌苔或有剥苔，兼有盗汗，焦躁，失眠，五心烦热等全身症状，脉细数。

辨证分析：常因在温热病后期，因邪热久羁，热毒燔盛，灼烁津液，阴液大伤，或因某些慢性病久延失治，脏腑亏损，伤阴耗液；或因素体阴虚，误食温燥之物，阴液受伤，津液不能上承于舌，故见舌红灼痛或干痛，舌质光红，干燥少津或有横裂，无舌苔或有剥苔。并伴有盗汗，焦躁，失眠，五心烦热等全身症状。

论治法则：滋阴清热。

首选方：竹叶汤（《金匮要略》）。方中以竹叶、葛根、桂枝、防风、桔梗解外邪；用人参、附子以扶正固脱；甘草、生姜调和营卫，共奏养阴清热止舌痛之效。

备用方：六味地黄汤。方中熟地滋补肾阴，山萸肉滋肾益肝；山药滋肾补脾；配以茯苓淡渗脾湿，助山药之益脾；配泽泻清泄肾火，防熟地之滋腻；配丹皮清泄肝火，制山萸肉之温。各药合用，使滋补而不留邪，降泄而不伤正。故阴虚火旺之舌痛亦为适宜。

针灸配穴：参考"肺经风热"型。

(六) 牙痛

牙痛，亦称齿痛、牙齿痛，指牙齿因某种原因引起疼痛而

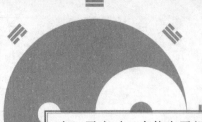

言。牙痛时，多伴有牙龈肿痛。故牙龈肿痛也包括在此范围内一并讨论。

1.概述

对于牙痛的论述，首见于《灵枢》："齿痛不恶清饮，取足阳明；恶消饮，取手阳明。"《诸病源候论》有"牙痛候"和"齿痛候"，以及"牙齿虫候"、"齿龋注候"等详尽记载。

2.诊断

凡以牙齿疼痛为主要表现者，即可诊为牙痛。

3.临床分型

（1）风寒阻络。

临床表现：牙痛发生在风寒感冒后，得热痛减，受寒痛甚，齿龋不肿，伴恶寒发热，鼻塞，舌苔薄白，脉浮紧。

辨证分析：因手阳明支脉入于齿，若阳明络虚，风寒之邪侵袭，客于阳明络脉，经络闭塞不通，可产生牙痛。又感受寒邪，寒为阴邪，故得热痛减，受寒痛甚。临床所见牙痛发生在风寒感冒之后，多牙龈不肿，若肠胃内蕴湿热，外寒里热者，可有齿龈肿。外寒束表，故见恶寒发热，鼻塞等症。舌苔薄白，脉浮紧为风寒束表之外候。

证治法则：疏风散寒止痛。

首选方：白芷汤。方中防风、荆芥辛温解散表寒；白芷散表寒而专入阳明止痛；薄荷味辛性凉，不温不寒，用于疏散表邪，配于辛温解表剂中，能助防风、荆芥散表寒；连翘清脾胃肠间郁热；石膏清胃热；赤芍活血消龈肿。

备用方：温风散。方中细辛散寒止痛，为本方主药；白芷、藁本上行头面，祛风散寒止痛，与细辛相配，辛香升散，其通络散寒止牙痛之功效更佳，荜拨辛热，入手足阳明经，为治风寒牙痛圣品，内服外擦皆效；当归、川芎活血扶正，可助发散风寒之力，又防发散耗伤营血之弊；蜂房性味甘平，入足阳明胃经，力专祛风攻毒，消肿止痛，亦为治牙痛常用之品。

（2）阳明胃热。

临床表现：牙痛灼热，齿龈红肿，口中秽气，心烦口渴，大便秘结，小溲短赤，舌苔黄厚，脉弦滑。

辨证分析：外感风寒之邪不解，内传阳明；或风热之邪不解，经传阳明气分；或素嗜膏粱厚味，阳明胃腑积热，阳明经热上壅于齿，与血气相乘则龈肿齿痛。阳明湿热蕴蒸，故口中秽气。阳明经热，消烁津液，则心烦口渴，小溲短赤。阳明热盛，燥结成实，热灼津伤，致大肠失其濡润而出现大便秘结，舌苔黄厚，脉弦滑属阳明胃腑成实，大肠实热之征。

证治法则：清泄阳明经热。

首选方：清胃散。方中升麻、黄连清阳明火毒上攻；生地、丹皮清热凉血；当归和血，并助消肿止痛。诸药合用，共具清胃火，凉血热之功，若加石膏，清胃热作用更强。

备用方：调胃承气汤。方中大黄苦寒，泄大肠实热；芒硝咸寒软肠道粪便之坚而清热通腑；炙甘草性缓味甘，制硝、黄泄下之急，以保胃气。本方为缓下之剂，临床用于牙龈肿痛伴见便秘、口臭，而上焦热势不著者。

针灸配穴：合谷、下关、颊车、内庭、劳宫。

（3）气虚牙痛。

临床表现：齿痛动摇，肢体倦怠，饮食少思，舌苔薄少，脉细缓或弱。

辨证分析：齿牙皆是骨之所终，髓之所养，手阳明、足阳明之脉，并入于齿，阳明经脉多气多血，若血气充实，则骨髓强盛，齿牙坚牢无病。若劳伤元气，或脾胃素弱气虚不能帅血上充齿间，则齿失充养，故齿痛动摇。肢体倦怠，不思饮食，舌苔薄少，脉细缓或弱，皆为脾虚气弱之象。

证治法则：补中益气。

首选方：补中益气汤。方中黄芪、党参、白术、炙甘草补益中气；当归和血；柴胡、升麻为阳明之引经药，且助参、芪升举上浮达于齿间；陈皮调气防滞，用于本方之中，使全方补而不滞。

备用方：六君子汤加当归、升麻。方中党参、茯苓、白术、炙甘草补益中气；陈皮、半夏健脾化痰；生姜、大枣调和营卫；加当归和血，升麻引药入阳明而达病所，则其补益脾胃之气更佳。

（4）肾经虚火。

临床表现：齿痛绵绵，摇动疏豁，遇劳即发，午后尤甚，伴腰酸眩晕，阳兴梦遗，耳中蝉鸣，心烦不寐，尿黄，舌红少苔或有薄黄苔，脉沉细数或尺脉虚大洪数。

辨证分析：本证多由先天禀亏，或由后天之斫丧，酒色思劳过度，欲志妄动，或热病后耗伤肾阴，阴虚生内热，水亏火动，肾经虚火上浮，齿者骨之余，肾之标，肾精亏损，髓不充养于齿，又兼虚火上壅，故可发生牙痛，其痛缓而绵，时止时作，且因肾精不能充养于齿，而伴牙齿松动或有疏豁脱落。若遇劳损精则齿痛常易发作，午后阴虚之火易于上浮故更易发作。腰为肾之府，肾精亏损，则腰膝酸软；肾阴虚，虚火上冲，可有面部潮红，头目眩晕，耳中蝉鸣；相火妄动，故阳事易兴，或有梦遗；肾水亏，不能上济于心，心火上炎，心肾失于交通，故有心烦不寐；心火下移小肠则尿黄，肾虚生内热，其舌必红，但不若实热者般舌色正赤，其龈亦不若实火者那样焮肿热痛。脉象多见沉细数，尤以尺脉虚为特征，此为肾阴虚，相火上冲之表现。

证治法则：补肾填精，滋阴降火。

首选方：六味地黄汤加骨碎补。方中熟地滋补肾阴，填精益髓；山茱萸温补肝肾，收敛精气；山药健脾固精，补后天以滋养先天。泽泻清肾中虚火，丹皮清肝火，茯苓泻脾湿。综观全方以补肾阴治本为主，补中寓泻；肾阴得补，髓亦得充，齿则得养，相火得清，则不致上冲齿间，故牙痛得痊。本方再加骨碎补，其敛浮阳、固齿、止痛之功卓著。

备用方：玉女煎。方中熟地滋肾阴，生石膏清胃火，二者合用，滋水清火，为主方中之主药；知母苦润，助石膏清胃火，麦冬甘润，协熟地以养阴，二药合用，苦甘化阴；淮牛膝补肾导热下行，降上炎之火。全方共成补肾水、泄胃火之剂，适用于肾阴不足，阴虚胃火上炎，下虚上盛所致牙痛甚宜。

针灸配穴：合谷、下关、颊车、太溪、行间等。

(5) 瘀血阻络。

临床表现：牙齿痛如针刺，臭秽不可近，多数年不愈，舌质有瘀斑，脉细涩。

辨证分析：本证多为全身瘀血，在齿龈局部的表现，常由太阳在表之邪热，循经内传，热伤血络，痰蓄于内，或邪热与久痰相搏结于齿间，遂产生齿痛，其痛固定不移，状如针刺，出气臭秽不可近，亦为瘀血所致。舌质有瘀斑，脉细涩均为瘀血表现。

证治法则：清泄痰热，活血止痛。

首选方：桃核承气汤。方中大黄、桃仁清泄痰热，活血化瘀；桂枝宣阳行气，通经活血，与大黄、桃仁相配伍，增强活血化瘀之力；芒硝泄热；炙甘草甘缓。本方即调胃承气汤加桂枝、桃仁而成，适用于热重于痰的蓄血轻证之牙痛。

备用方：抵当汤加升麻。方中水蛭、虻虫破血逐瘀；配合大黄、桃仁清泄痰热，活血化瘀之力更长，本方再加升麻引药入阳明之经达齿，治疗瘀血攻龈牙齿痛如针刺者适合。若蓄血重证病势较急者用汤；蓄血虽重而病势缓者，可用抵当丸。

(6) 龋齿。

临床表现：牙痛，齿根有洞，深浅不等，深者可达牙髓，遇冷、热、酸、咸刺激即可作痛。

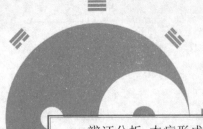

辨证分析:本病形成多与口腔卫生不良有关,如《直指方》曰:"牙齿被腐臭之气腌渍日久,便生虫,将牙齿腐蚀成孔。"此外,肾虚、胃肠积热,外感风热上攻,亦和本病形成不无关系。齿洞浅未损及牙之络脉,外邪未侵及,则无明显症状。洞深外部侵入脉络,故遇冷、热、酸、咸等刺激疼痛加剧。

证治法则:清胃泻火,去湿止痛。

首选方:定痛汤。方中细辛、白芷辛温散寒止痛杀虫;苦参、黄连苦寒燥湿热杀虫;乌梅、川椒杀虫止痛;连翘清脾热;当归、生地和血凉血;干姜辛以散寒并杀虫;桔梗、甘草清咽利喉,以防辛热之品损喉,且可缓诸药之烈。

服法:先含嗽,然后咽下。

备用方:清胃汤加露蜂房、海桐皮。清胃汤有清胃泻火去湿作用,加露蜂房、海桐皮以助解毒杀虫祛风,从而达到止痛之功。

针灸配穴:合谷、下关、颊车、阳谷等。

单方验方:①有洞者,用川椒、烧石灰为末,蜜丸,塞于洞中(《医学传心录》)。②巴豆1个(入大火略烧去壳)、花椒3粒,共捣烂,绵裹上下痛齿,咬定,流出涎水勿咽,良久取出即止(《古今医鉴·牙齿》)。③露蜂房、银花、两面针等量,煎水漱口。④皂角子研末,放痛处。

对于丧失咀嚼功能,已无法保留的牙齿,应予以拔除。

(七) 咽喉痛

咽喉痛,又称喉咙痛、咽嗌痛,是指咽喉部位的疼痛而言。中医之乳蛾、喉痹、喉痛、喉癣、骨鲠等都可引起咽喉痛。

1.概述

咽喉是经脉循行交会之处,又是呼吸饮食之门户,与五脏六腑关系密切,构成了咽喉与脏腑在生理功能和病理变化上的互相影响,五脏六腑病变多反映于咽喉,其中与肺、胃、脾、肾、肝的关系更为密切。对于咽喉痛，历代医家有诸多论述。《素问·阴阳别论》曰："一阴一阳结谓之喉痹。"《杂病源流犀烛》卷二十四指出："喉燥痛，水涸上炎，肺金受克故也。"《太平圣惠方》卷三十五说："肺脾蕴滞，风邪热气，搏于经络，蕴蓄不散，上攻于咽喉"；同一卷中还说："脾胃有热，则热气上冲，致咽喉肿痛。"《疡医大全》又说："肾水不能潮润咽喉，故其病也"。

2.诊断

凡以咽喉部位疼痛为主者，即可诊为咽喉痛。

3.临床分型

（1）风热外侵，肺经有热。

临床表现：咽喉红肿疼痛，并逐渐加重。咽喉部位或有干燥灼热感，或喉核红肿，连及周围咽部。兼有发热恶风，头痛、咳嗽、鼻塞、体倦等。舌边尖红，苔薄白或薄黄，脉浮数。

辨证分析：肺主表，喉为肺之系，风热邪毒侵犯咽喉，内犯于肺，肺失清肃之功，热邪循经上蒸咽喉，阻滞脉络，故见咽喉红肿疼痛，或有干燥灼热感，或喉核红肿。风热在表，以致营卫不调，故发热恶风，头痛、咳嗽、鼻塞、体倦等。舌边尖红，苔薄白或薄黄，脉浮数为风热表证。

论治法则：疏风清热，消肿利咽。

首选方：疏清热汤。方中用荆芥、防风祛其在表之风邪，金银花、连翘、黄芩、赤芍清其邪热；玄参、浙贝母、天花粉、桑白皮清肺化痰；牛蒡子、桔梗、甘草散结解毒，清利咽喉。

备用方：银翘散加减。方中银花、连翘清热解毒；牛蒡子、桔梗、甘草解毒散结；荆芥、薄荷祛风解表；玄参清肺利咽；也可再加板蓝根、山豆根等加强其清热解毒之力。

针灸配穴：合谷、内庭、曲池、天突、少泽、鱼际。

（2）邪热传里，肺胃热盛。

临床表现：咽喉部疼痛剧烈，喉核红肿，或表面有黄白色脓

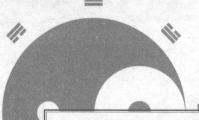

点，甚则颌下有瘰核，压痛明显。并见高热，口渴引饮，咳痰色黄，口臭腹胀，大便秘结，小溲色黄。舌质红赤，苔黄厚，脉洪大而数。

辨证分析：咽为胃之系，邪热壅盛，由表及里，由肺及胃，肺胃热盛，上炎于咽。亦有平素过食辛热炙煿，热蕴脾胃，脾胃火热循经上炎，灼于咽喉而出现咽喉部位疼痛剧烈。火为阳邪，火毒蒸腾，灼伤肌膜，则喉核红肿，或表面有黄白色脓点。热灼津液成痰，痰火郁结，故颌下有瘰核，压痛明显。邪热传里，胃腑热盛，则发热增高，口臭腹胀，热盛伤津，则口渴引饮，咳痰色黄。热结于下，则大便秘结，小溲色黄。舌质红赤，苔黄厚，脉洪数为肺胃热盛之象。

论治法则：泄热解毒，利咽消肿。

首选方：清咽利膈汤。方中荆芥、防风、薄荷疏表散邪；栀子、黄芩、连翘、金银花、黄连泻火解毒；桔梗、甘草、牛蒡子、玄参缓解咽喉肿痛；生大黄、玄明粉通便泄热，使炽盛之里热，得从下泄，邪热得以顿挫。

若咳嗽痰黄稠，颌下肿核疼痛，可于上方加射干、瓜蒌、贝母以清化热痰而散结；持续高热，加石膏、天竺黄以清热泻火，除痰利咽，如有白腐点或伪膜，加入马勃等味以祛腐解毒。

备用方：普济消毒饮。方中黄芩、黄连清降热毒；牛蒡子、连翘、薄荷、僵蚕辛凉疏散风热；玄参、马勃、板蓝根有加强清热解毒之功；配甘草、桔梗、玄参更能清利咽喉；陈皮理气疏壅，以散热邪郁结；方中配升麻、柴胡，是用其疏散风热之功，即"火郁发之"之意。芩、连得升麻、柴胡可引药上行，以清头面咽喉热毒；升、柴配芩、连可防其升发太过，二者相反相成，共收疏散风热、清热解毒之功。

针灸配穴：少商、尺泽、合谷、陷谷、关冲。

（3）肾阴亏损。

临床表现：咽喉微痛、微红、微肿，有异物感，伴有腰膝疲软，头晕目眩，耳鸣乏力，虚烦失眠，夜热盗汗等证。舌红少苔，脉细数。

辨证分析：肾阴亏损无以制火，虚火上炎于咽喉，故见咽喉微痛、微红、微肿，并有异物感。精不上乘，故见头晕目眩，耳鸣。精不达四肢，故乏力。肾阴虚，肾水不能上济心火，故虚烦失眠，夜热盗汗。腰为肾之府，肾虚故见腰膝疲软。舌红少苔，脉细数为阴虚火旺之象。

论治法则：滋阴降火，清利咽喉。

首选方：知柏地黄汤。方中以熟地、山药、山萸肉、丹皮、茯苓、泽泻滋补肾阴。知母、黄柏滋水降火。并可加玄参、麦冬、石斛等以加强滋阴清热之力。

备用方：大补阴丸。方中熟地、龟板滋补真阴，潜阳制火；猪脊髓、蜂蜜俱为血肉甘润之品，用以填精补阴以生津液；黄柏苦寒泻相火以坚真阴；知母苦寒，上以清润肺热，下以滋润肾阴；以收培本清源之效，以使阴盛阳潜，虚火降而虚热自清，肾阴亏损之咽喉疼痛可以得治。也可在方中加入玄参、桔梗、薄荷、山豆根等清利咽喉之品，则疗效更佳。

针灸配穴：太溪、照海、鱼际，咽干加廉泉，手足心热加少府。

(4) 肝气郁结。

临床表现：自觉咽喉中隐痛不适，有异物感，咯之不出，吞之不下，不碍饮食，其症状每随情志之波动而变化，时轻时重。并见精神抑郁，诸多疑虑，胸胁胀满，纳呆，困倦，消瘦，便溏，妇女月经不调。舌质暗滞，脉弦。

辨证分析：肝经经脉上行于咽喉，情志抑郁则伤肝，以致肝郁气滞，经络之气不舒，随经上逆，结于咽喉，故有如梅核之气而无其形。肝病及脾，以致肝郁脾滞，津液不得输布，积聚成痰，痰气循经互结于咽喉，故咽喉中隐痛不适，有异物感，咯之不出，吞之不下，且不碍饮食。肝喜条达而恶抑郁，故其症状每随情志之波动而变化，时轻时重。

情志所伤，肝失调达，故见精神抑郁，诸多疑虑；足厥阴肝经之脉，循经胁肋，肝气郁滞，故见胸胁胀满；肝气乘脾，脾虚失于健运，故见纳呆，困倦，消瘦，便溏；肝藏血，肝郁气滞，则血脉瘀阻，故见妇女月事不调。舌质暗滞，脉弦也是肝气郁绪，气机不利之表现。

论治法则：疏肝解郁，行气导滞，散结除痰。

首选方：半夏厚朴汤。方中半夏、生姜辛以散结，苦以降逆；厚朴行气导滞，茯苓佐半夏以利饮除痰；紫苏芳香以疏通郁气，使气舒痰去，病自愈矣。

备用方：逍遥散。方中柴胡疏肝解郁；当归、白芍养血柔肝；白术、茯苓健脾去湿，使运化有权，气血有源；炙甘草益气补中；生姜烧过，温胃和中；薄荷少许，助柴胡散肝郁而生之热。

针灸配穴：合谷、内关、太冲、丰隆。并可用毫针刺廉泉穴，针向上刺至舌根部，并令患者作吞咽动作，至异物感消失为止。

单方验方：①热毒较盛，咽喉肿痛剧烈者，用冰麝散、珠黄散之类。若咽喉溃烂者，宜用祛腐生肌之冰棚散吹撒于咽喉患部及其周围。②银花、连翘、荆芥、菊花煎水含漱。③山豆根、锦灯笼各30g，水煎服。④含服六神丸或喉症丸、润喉丸以清热解毒、润燥。以上四方适应于"风热外侵，肺经有热"型。

(八)颈项痛

凡以颈项部位发生疼痛为主要症状者称为颈项痛。古人把颈项分为前后两部分，前部称颈，后部称项，因密切关联，故常相提并论。凡现代医学之病毒性感冒、颈椎病、落枕等，以颈项痛为主要表现者，均可参考本篇进行辨证论治。

1.概述

对于颈项痛记载，最早见于《素问·骨空论》曰"大风颈项痛，刺风府"。《黄帝素问宣明论方·厥逆证》说："膺肿颈痛，胸满腹胀，上实下虚，气厥而逆，阳气有余，郁于胸也，不可针灸，宜服顺气汤、小茯苓汤主之。"《伤寒论》认为："太阳之为病，脉浮，头项强痛而恶寒。"当今一般认为，风寒湿之气外袭，经络不畅；或风热挟痰，凝于颈项，脉络阻滞；或闪扭挫伤，气血不畅，均可引起颈项痛。

2.诊断与鉴别诊断

凡以颈项部位发生疼痛为主要表现者，即可诊断为颈项痛。

鉴别有以下两种情况：

项强：颈项痛与项强常同时出现，但二者不同，项强虽可伴有疼痛，但以项部肌肉筋脉牵强板滞不舒为主。颈项痛虽可见项部牵强板滞，但以疼痛为主。项强除因寒湿外袭之外，还可见于风毒外袭或邪热伤津。

头痛：以头部疼痛为主要表现，有时可连于项背。而颈项痛则以颈项部位疼痛为主，一般无头痛表现，或头痛之证较轻。

3.临床分型

（1）风湿在表。

临床表现：颈项强痛，伴有恶寒发热，汗出热不解，头痛重。一身尽痛，苔白脉浮。

辨证分析：由于居处潮湿，兼感外风，风湿合邪，侵犯体表，颈项部位脉络阻滞，出现疼痛。因风湿之邪阻于肌表而出现恶寒发热，汗出热不解，一身尽痛。苔白脉浮为风湿在表的征象。

论治法则：祛风胜湿，疏通经络。

首选方：羌活胜湿汤。方中羌活、独活散周身风湿，舒利关节面通痹；防风、藁本发汗止痛而去肌表风湿；川芎活血祛风止痛，合蔓荆子升散在上的风湿而止痛；甘草调和诸药。

备用方：独活寄生汤。方中独活搜风祛湿；细辛发散风寒，祛湿止痛；防风祛风邪而胜湿；秦艽祛风湿而舒筋；寄生、杜仲、牛膝祛风湿兼补肝肾；当归、川芎、地黄、白芍养血又兼活血；人参、茯苓益气健脾；桂心温通血脉；甘草调和诸药。综合全方，祛邪扶正，标本兼顾，可使气足而风湿除，颈项痛可愈。

针灸配穴：后溪、列缺、风池、落枕、绝骨等。

（2）风热挟痰。

临床表现：颈项疼痛，发热恶寒，咽痛口渴，颈部结核累累，色白坚肿，甚则红肿破溃，舌红，苔黄，脉弦数。

辨证分析：由于外感风热，挟痰凝于颈项，脉络阻滞而出现疼痛，并见外感风热之证，症见发热恶寒，咽痛口渴等证。舌红苔黄，脉弦数是风热挟痰的外候。

论治法则：清热散风，化痰通络。

首选方：牛蒡解毒汤。方中牛蒡子辛散头面风热；薄荷、荆芥发汗解表；连翘清热解毒，散结消痈。丹皮、山栀、夏枯草泻火凉血、散血。玄参配在本方，是取其泻火解毒，与石斛相伍，则有滋阴清热之功。

备用方：银翘散合二陈汤。方中用银翘散疏风清热，二陈汤，清化痰浊。

针灸配穴：参考"风湿在表"型。

（3）气滞血瘀。

临床表现：颈部疼痛，向背部放射，活动时加重，颈部有负重感，多为单侧性颈部疼痛，或睡醒后突然发病。舌暗，脉弦。

辨证分析：由于颈部突然后伸或长期低头牵拉，或两上肢突然上举等动作，或因颈项部外伤使颈项部肌肉受伤，气血不畅，脉络阻滞，不通则痛，故见颈部疼痛，向背部放射，活动时加重。颈部受伤不能负重，故颈部有负重感。因受伤多为一侧，故多为单侧颈部疼痛。或因睡眠时头部处于过高或过低的位置。致使颈项部肌肉被牵拉致伤，脉络不通而发生落枕。舌暗，脉弦为气滞血瘀，舒筋通络。

论治法则：活血化瘀，舒筋通络。

首选方：大活络丹。

备用方：葛根汤加减。方中桂枝、白芍、生姜、大枣、甘草解表和营卫，麻黄开表为汗，葛根有解肌发汗，除太阳经腧之邪，缓解颈项部肌肉挛急的作用。

针灸配穴：参考"风湿在表"型。

（九）肩痛

肩关节及其周围的肌肉筋骨疼痛，称肩痛。肩后部疼痛往往连及胛背，称肩背痛；肩痛而影响上臂甚至肘手部位的，称肩臂痛。因其均以肩痛为主要临床表现，其他部位的疼痛是由于肩痛而引起，故可统称为肩痛。凡现代医学之肩周炎、风湿性关节炎、外伤性肩关节炎等，均可参考本篇辨证论治。

1.概述

肩痛自《内经》始均归属于痹证范围，《针灸甲乙经》称"肩背痹痛"。《针灸资生经》称为"肩痛周痹""肩痹痛""肩痹"。

2.诊断与鉴别诊断

凡以肩关节及其周围的肌肉筋骨疼痛为主要表现者，即可诊为肩痛。

鉴别有以下两种情况：

肩不举：指肩关节功能活动阻碍，上肢不能抬举。肩不举与肩痛两症临床上往往同时并见，若治愈其肩痛则肩不举一症亦随之而愈。若因肩不举而引起肩痛者，则肩关节功能活动受限愈剧，其疼痛程度亦愈重，需待肩关节功能恢复正常后，肩痛才能随之消失。两者同时存在者，可称为"肩痛不举"或"肩重不举"。

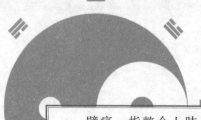

臂痛：指整个上肢，即肩以下、腕以上部位发生疼痛的症状。多由手三阴、三阳经脉循行部位所过之处气血运行不畅，经气瘀滞，脉络痹阻、不通所致。亦可见于某些内脏病变，如心痛所引起的肩臂放射性疼痛。

3.临床分型

（1）风寒肩痛。

临床表现：为肩痛比较轻者，病程较短，疼痛程度也轻，疼痛性质为钝痛或隐痛，不影响上肢的功能活动。疼痛的范围或局限于肩部，或影响肩后部而牵制胛背，或在肩前部而影响上臂，往往项背或上臂有拘急感。肩部感觉发凉，得暖或抚摩则疼痛减轻。舌苔白，脉浮。

辨证分析：因汗出当风，或夜卧不慎被风寒外袭，邪在肌肤，尚属浅表。但体虚之人，肌肤卫阳不固，常自汗出，易感受风寒之邪而患肩痛。风邪善动，可在肩关节周围不同部位出现疼痛。寒为阴邪，故肩部感觉发凉，得暖或经抚摩发热后则痛减。舌苔白，脉浮为外感风寒之外候。

论治法则：祛风散寒，通络止痛。

首选方：蠲痹汤。方中羌活、独活、秦艽、海风藤祛风除湿；桂枝温经散寒；当归、川芎活血通络；桑枝祛风通络；木香、乳香调气；甘草调和诸药。

备用方：黄芪桂枝五物汤加当归、姜黄、桑枝等。此方多用于体虚卫阳不固的肩臂痛。方中黄芪益气；桂枝温通经络；芍药养血和营；姜枣调和营卫；再加当归、姜黄、桑枝以加强活血温通经络之功。

针灸配穴：肩髃、肩贞、臂臑、风池、合谷、阿是穴等。

（2）寒湿肩痛。

临床表现：肩部及周围肌肉疼痛剧烈，动则更甚，经久不愈，病程较长，肩部感觉寒冷，得暖虽疼痛可暂时减轻，逾时则疼痛、寒冷感觉依旧，舌质淡，苔白，脉弦。

辨证分析：常因久卧寒湿之处；或大汗之后浸渍冷水，多以感受寒湿之邪为主而发病。因寒湿之邪久滞肩部及周围筋肉之间，故疼痛症状剧烈且病程较长。又因疼痛剧烈而不敢活动，动则疼痛更甚。寒为阴邪，肩部感受寒邪，故觉局部寒冷。湿邪之性黏滞而固着，一般病程较长，缠绵胶结，很难速愈，故得温暖其疼痛可暂时减轻，但逾时则疼痛、寒冷感觉依旧。舌质淡，苔白，脉弦为感受寒湿之邪之征。

论治法则：散寒祛湿，通络止痛。

首选方：乌头汤加苍术、白术、茯苓、防己等。方上川乌大辛大热，驱寒邪、止痹痛；麻黄发散驱除风寒邪气；黄芪补气，白芍养血，二药相配，扶正祛邪；蜂蜜、甘草甘以缓急，解乌头之毒。再加苍术、白术、茯苓、防己等以增加其健脾利湿，通络止痛之力。

备用方：乌头威灵汤（《中医内科临床治疗学》）。本方由《金匮要略》乌头汤加黑豆、红花威灵仙组成。黑豆养血祛风胜湿，能解乌头之毒；红花活血化瘀；威灵仙祛风通络止痛。三药相配再加乌头汤原方药，共具除寒胜湿、活血化瘀之功。

针灸配穴：参考"风寒肩痛"型。

（3）瘀血肩痛。

临床表现：肩痛剧烈，刺痛为主，痛处固定，拒按，局部可有肿胀，舌质暗，有瘀斑，脉弦涩。

辨证分析：多有明显外伤史，外伤瘀血使经络气血运行受阻，不通则痛，故见肩痛剧烈，以刺痛为主，瘀血停滞，故痛处固定、拒按。外伤血瘀，可见局部肿胀。舌质暗，有瘀斑，脉弦涩为瘀血停滞之外候。

论治法则:活血化瘀,通络止痛。

首选方：桃红四物汤加姜黄、乳香、没药、土鳖虫等。方中

病证的学术思想及临床经验的研究

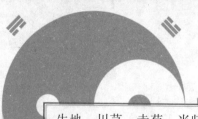

生地、川芎、赤芍、当归养血活血；桃仁、红花入血分而逐瘀行血；加入姜黄、乳香、没药、土鳖虫能加强活血化瘀，通络止痛的功能。

备用方：活络效灵丹（《医学衷中参西录》）。方中当归活血养血；丹参助当归以加强活血祛瘀之力；乳香、没药活血化瘀，行气止痛。四药合用，使瘀去络通，则肩痛自止。

针灸配穴：肩髃、肩贞、臂臑、曲池、外关等。

单方验方：①片姜黄6～9g，研为粗末，水煎去粗渣服，可连服二煎。②威灵仙4.5g。汉防己6g，水煎服。③老生姜1kg、葱子500g、甜酒250g，捣烂后，炒热敷痛处，冷后再加热。④白凤仙根、臭梧桐、生姜、大蒜头、韭菜各500g，同捣汁，文火煎膏，摊贴患处。⑤钻地风(又名追地风)30g、酒60g，浸泡数日，分次内服。

（十）乳痛

乳痛包括乳头痛和乳房疼痛，是指以乳头及乳房疼痛为主要症状的病证，男女均可发，但由于女子生理特点不同，其发病率高于男性，一般男子乳痛属于肝，女子属胃。本篇主要指要指女子乳痛。

乳痛可发于一侧，也可两侧同病，疼痛多发生于女子行经前后、哺乳期的妇女乳汁不畅时，疼痛多伴有红、肿、蕴脓或溃脓、或伴高热、汗出、头晕等全身症状。中医文献中的"乳癖"、"乳疬"、"乳岩"、"乳疽"、"乳痛"、等均属此范畴。现代医学因内分泌改变，或非化脓性急慢性乳房炎症，均可参考本篇辨证论治。

1.概述

关于乳房疾病，早在汉代就有记载，如《中藏经》中的"乳癖"，《刘涓子鬼方》中"乳痈"、"发乳"，《诸病源候论》中的"乳疽"等，并且对其病因、病理、症状有详细的叙述，"女子乳头属肝，乳房属胃，男子乳头属肝、乳房属肾"。若七情内伤，外感六淫，饮食不节等引起肝、肾、脾胃的经络、脏腑生理功能失调，则会发生病变。在《疡科心得集·辨乳癖乳痰乳岩论》中有"或亦由肝经气滞而成，或由胃经痰气郁蒸所致"及"肝胃热盛、气血凝滞"之说。至金元时代朱丹溪对乳痈的认识有新的发展，他在《格致余论》中指出："乳房阳明所经，乳头厥阴所属，乳子之母，不知调养，忿怒所逆，郁闷所遏，厚味所酿，以致厥阴之气不行，故窍不通而汁不得出，阳明之血沸腾，故热甚而化脓；亦有所乳之子，膈有滞痰，口气焮热，含乳而睡，热气所吹，遂生结核。于初起时，便须忍痛，揉令稍软，吮令汁透，自可消散，失此不治，必成痈疖。"详细地阐述了乳痈的病因病机和早期以"消散"为主的治疗原则，并指出其转归预后。总之，历代医家对乳痈诸病的病因、病机、治则到预后转归都有其详尽的论述探讨。

2.诊断与鉴别诊断

凡以一侧或两侧乳房部位疼痛为主者，即可诊为乳痛。若乳房红肿热痛，属于乳痈。如乳房有大小不等之结块，推之可动，或痛或不痛者，属于乳核，当与乳痛证治有别。

3.临床分型

由于乳痛包括乳头疼痛和乳房疼痛两部分，故我们分为两部分论述。

（1）乳头疼痛。

①肝气郁结。

临床表现：乳头及乳房胀痛，质软，触之无肿块，一般不伴红、肿，每遇行经前或情志不畅而发，胀痛触衣即剧，伴月经不调，烦躁抑郁，喜叹息，情志不畅，舌淡红，苔薄白，脉弦细。

辨证分析：情志不舒，肝气郁滞不行，聚于乳部，则见乳房胀痛。气滞则血行不畅，瘀血不行则气机更不行，故经前好发，疼痛拒按，月经不调。肝气不舒故见叹息，情志抑郁。舌质淡红，苔薄白，脉弦细为肝气郁滞之象。

103

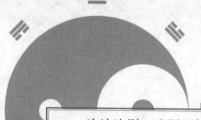

论治法则：疏肝理气，通经活络。

首选方：逍遥散。方中既有柴胡疏肝解郁，又有当归、白芍养血柔肝，尤其是当归芳香可行气，味甘可缓急，更是肝郁气滞要药；白术、茯苓健脾去湿，使运化有权，气血有源，气血亦通，血行脉络畅通，通则不痛也；炙甘草益气补中，缓肝之急；生姜温胃和中；薄荷少许助柴胡散肝郁而生之热象，必要时可加丹皮、栀子清肝之郁热。

备用方：柴胡疏肝散。方中甘草甘温益气和血；柴胡透邪开阳以疏肝；枳壳行气通经，与柴胡合而调气；芍药益气养血；与柴胡相合疏肝理脾，调和肝脾；陈皮、川芎、香附共助柴胡行气疏肝，和血止痛。

针灸配穴：气海、三阴交、太冲、行间、血海、足三里等。

②肝经湿热，郁而化火。

临床表现：乳头皮脱，皲裂或伴瘙痒或红肿、溃烂、流脓、疼痛剧烈不能着衣，痛苦呻吟，工作、生活受限，口干口苦，舌质略红，苔黄腻，脉弦。

辨证分析："女子乳头属肝，乳房属胃"，肝经湿热，循经脉行至乳头，湿热熏蒸，故见痛痒、皮脱，久之郁而化火，灼耗津液，乳头失去濡润，故见皲裂、红肿、溃烂等，火毒内盛，故痛剧。舌质略红，苔黄腻，脉弦，为内有湿热之象。

论治法则：清泄湿热，解毒泻火，养血祛风。

首选方：龙胆泻肝汤加味。方中龙胆草大苦大寒，清肝经湿热，为泻火除湿要药；黄芩、栀子助龙胆草泻火；泽泻、木通、车前子清热利湿，使湿热从下焦而走。肝藏血，肝经有热，本易耗伤阴血，加用苦寒燥湿之品，更耗其阴故用生地、当归滋阴养血，标本兼顾；方中柴胡引诸药入脾经；甘草调和诸药。全方泻中有补，利中有滋，实为泻肝经湿热之要方。

备用方：泻青丸。方中龙胆草清泻肝经湿热；栀子清三焦实火，引火下行；大黄荡涤肠胃以泻湿热；肝体阴用阳，故用当归、川芎补血活血，羌活、防风辛温升散，诸药共用使气机调畅，瘀热得解，阳升阴降，湿热得除。

针灸配方：参考"肝气郁结"型。

单方验方：Ⅰ.北瓜蒂1个，烧炭存性研末，用香油调敷。Ⅱ.柿霜、冰片、地龙、地肤子，共研末，凡士林和为膏敷。Ⅲ.蒲公英煎浓汁成稀膏状，涂患处。Ⅳ.胡萝卜叶子用瓦焙黄色，研末，香油调擦。

（2）乳房疼痛。

①气滞血瘀。

偏于气滞者，参考"乳头疼痛中肝气郁结"型。

偏于血瘀时，可参考下列辨证论治。

临床表现：乳房胀或刺痛，可扪及肿块，圆滑、拒按，伴胁下胀痛，月经不调，嗳气，行经前加剧，经后缓解，舌质黯，边有瘀斑，苔薄白，脉弦涩。

辨证分析：肝气郁滞，气滞血行不畅，瘀血阻于乳房，故见乳房胀痛或刺痛。瘀血久阻不行成结，可扪及肿块。气机不畅，肝失调达，故嗳气，善太息。气滞血瘀，脉络阻滞，行经不畅，故经前痛剧。舌黯，边有瘀斑，脉弦涩为气滞血瘀之象。

论治法则：活血化瘀，行气止痛。

首选方：活络效灵丹。方中当归活血养血；丹参助当归以加强活血祛瘀之力；乳香、没药活血祛瘀，行气止痛。诸药合用，使瘀去络通，则疼痛自止。

备用方：柴胡疏肝散。方义见"乳痛中肝气郁结"型。

针灸配穴：膻中、足三里、肝俞、期门、太冲等。

②肝肾阴虚，虚火内生。

临床表现：经前或经时乳房胀痛而软、兼见月经不调，伴神疲，腰膝酸软，两目干涩，五心烦热，咽干口燥，舌红少苔，脉

细弦略数。

辨证分析：肝肾阴虚，精血不足以濡养乳络，加之经前冲任脉盛，气血充而血流急，经脉壅滞，乳络更失濡养而见胀痛而软。阴虚生内热，热扰冲任，则月经紊乱。肝开窍于目，肝肾阴虚，精血不足，故腰膝酸软，两目干涩。阴虚生内热，故五心烦热，咽干口燥。舌红少苔为肝肾阴虚之征。

论治法则：滋肾养肝，和胃通络。

首选方：一贯煎加味。方中生地滋阴养血以补肝肾；沙参、麦冬、当归、枸杞养血生津以柔肝；少量川楝子疏泄肝气。共奏滋阴疏肝，养血通络之效。

备用方：滋水清肝饮。方中六味地黄丸滋肾水以养肝；柴胡、白芍、山栀疏肝清肝；酸枣仁补养肝血，有养肝宁心安神之功。

针灸配穴：水泉、蠡沟、乳根、肾俞等。

③痰气闭阻。

临床表现：乳房胀痛，坠胀感明显，绵绵不止，伴脘腹胀满不舒，形体困倦，纳呆，大便不爽，白带多，舌淡红，苔腻，脉弦滑。

辨证分析：脾为气血生化之源，脾不健运，气血无源，易生湿生痰，痰浊不化，聚阻乳络，故见乳房胀痛，坠胀。痰浊黏滞不易化，故其痛绵绵不止，形体困倦。脾失健运，脘腹胀满不舒，纳呆，大便不爽。湿浊下注，故见白带多，苔腻，脉弦滑为内蕴痰湿之象。

诊治法则：理气化痰，健脾和胃。

首选方：六君子汤。方中半夏、陈皮重用燥湿化痰、健脾理气；痰去气耗，方用人参甘温大补元气，健脾养胃；白术亦有健脾燥湿之功，其与茯苓合用，除湿之功更强，并促脾之运化；炙甘草甘温调中。全方共奏理气化痰，健脾燥湿和胃之效。

备用方：越鞠丸。方中香附行气解郁，以治痰气交阻之郁；川芎活血化瘀；栀子清热泻火；苍术燥湿运脾；神曲消食导滞，分治气、血、痰、火、湿、食之郁，气郁则湿聚痰生，若气机流畅，五郁得解，则痰郁随之而解。

针灸配穴：膺窗、丰隆、膻中、脾俞、中脘等。

④火毒炽烈，气血两燔。

临床表现：乳房红、肿、疼痛，疼痛拒按，或伴有结节，乳房蕴脓，已溃或未溃，疼痛剧烈，影响睡眠、休息，或伴口干、口苦、口舌生疮，面色潮红，甚则高热、汗出等证，舌质红，苔黄，脉弦大。

辨证分析：由于卫生不洁或乳汁不通或他因，以致毒邪入里入血，化热充斥乳房，热迫血燔，故见乳房红肿成脓，疼痛剧烈，高热。火热内炽，消耗津液，故口干、口苦或口舌生疮、汗出。火热上蒸，故见面色潮红。舌质红，苔黄，脉弦大为火毒内蕴之象。

论治法则：清热解毒，凉血泻火，活血消肿。

首选方：清瘟败毒饮。方中重用石膏配知母、甘草，清热保津；黄连、黄芩、栀子泻三焦火热；犀角、赤芍、生地、丹皮为清热解毒，凉血散瘀而用；连翘、元参清浮散之火；桔梗、竹叶载药上行。此方为三方合成，共起清瘟败毒之用。

备用方：仙方活命饮。方中银花清热解毒；防风、白芷疏散外邪，使热毒从外透解；归尾、赤芍、乳香、没药活血化瘀，以消肿止痛；贝母、花粉清热散结；山甲、皂刺通行经络，透脓溃坚；用酒煎服，取其活血通络以助药效；陈皮理气；甘草调中化毒，全方作用使毒祛、瘀散、坚溃、肿消。

针灸配穴：足三里、梁丘、下巨虚、丰隆、膺窗等。

⑤气血亏虚。

临床表现：乳房胀痛、隐痛不休，疼痛较轻，或疮口久不收

病证的学术思想及临床经验的研究

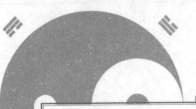

敛，伴面色苍白，头晕，乏力，心悸，气短，舌质淡胖，边有齿痕，苔薄白，脉细弱。

辨证分析：久病气血耗损，血不濡养乳络，故疼痛隐隐而不休。气血不足，腐肉不去，新肌难生，故疮口久不收敛。血不养心，则心悸、乏力。血不能上荣于面部，则见面色苍白。舌质淡胖，边有齿痕，脉细弱为气血亏虚之象。

论治法则，益气养血，养阴生肌敛疮。

首选方：十全大补汤。方中人参、白术、茯苓、甘草补脾益气；当归、白芍、生地滋养心肝；加川芎入血分理气，使当归、生地补而不滞；加生姜、大枣助人参、白术入气分以调和脾胃；黄芪、肉桂益气助阳，可使新肉生而腐肉去。

备用方：内补黄芪汤。本方为十全大补汤去白术加麦冬、远志。麦冬养心除烦，护阴以配阳；远志宁心安神，生肌敛疮，与十全大补汤减味合用共起补益气血，阴阳双固，生肌敛疮之效。

针灸配穴：膻中、乳根、少泽、内关、脾俞、足三里等。

单方验方：①全瓜蒌，水煎顿服，汗出即可，并用毛巾浸热药或药渣热敷。②鲜威灵仙，水煎顿服，未成脓者可内消。③贯众，研细末用酒调敷，未溃涂肿处，已溃敷疮口周围。④鲜小蓟草（连根），冲洗打烂绞汁，用陈酒三两冲服。⑤葫芦把子，盐水炒干研末，黄酒冲服。⑥土牛膝叶炖黄酒服用。⑦壁虎，浸入香油内两月后，用鸡毛蘸油涂患处。⑧绿矾、烟油垢，以绿矾研末，和入烟油垢，摊成膏，贴破溃处。

（十一）心痛

心痛是指心脏本身病损所致的一种病证，以"两乳之中，鸠尾之间"，即膻中部位以及左胸部疼痛为主要临床表现。有卒心痛、久心痛与真心痛之分。多由心脏阴阳气血偏虚以及寒凝、热结、痰阻、气滞、血瘀等因素而引起。

据历代文献所载，心痛有广义、狭义之不同。广义心痛，有

"九心痛"等多种分类法，范围甚广，可涉及胃脘痛等许多疾病。本篇只讨论狭义的心痛，即由心脏疾病引起疼痛的辨证论治。

1.概述

心痛之名首见于《内经》，如《素问·标本病传论》有"心病先心痛"之谓，《素问·缪刺论》又有"卒心痛"之称，《灵枢·厥病篇》把心痛严重，并迅速造成死亡者称为"真心痛"，谓："真心痛，手足清至节，心痛甚，旦发夕死，夕发旦死"。对于本证的临床表现和病因及治疗都有较系统的论述，为后世对心痛的辨证论治奠定了基础。

汉·张仲景《金匮要略》称本证为"胸痹"且把病因病机归纳为"阳微阴弦"，即上焦阳气不足，下焦阴寒气盛，认为是本虚标实之证。症状描写也比《内经》更为具体明确，可见到胸背痛、心痛彻背、背痛彻心，喘息咳唾、短气不足以息、胸满、气塞、不得卧、胁下逆抢心等症，并指出"胸痹缓急"，即心痛有时缓和，有时剧急的发病特点。在治疗上，根据不同证候，制定了瓜蒌薤白汤等九张方剂，以取温通散寒、宣痹化湿之效，体现了辨证论治的特点。

隋·巢元方在其《诸病源候论》中对本证的认识又有了进一步发展。巢氏认为"心病"可有心痛证候，心痛中又有虚实两大类，治法当异；并指出临床上有"久心痛"证候，伤于正经者病重难治。在病机的阐发上，较张仲景又有所提高。

唐·孙思邈在其《千金要方》和《千金翼方》中也列举了心痛胸痹证候表现特点和治法，在针灸治疗心痛方面，总结了许多有效的经验。

宋金元时代有关心痛的论述更多，治疗方法也十分丰富。《圣济总录·心痛总论》继续阐发了《内经》中关于心痛的脏腑分类特点，并指出此证疼痛的发生与"从于外风，中脏既虚，邪气客之，痞而不散，宜通而塞"有关。又如《太平圣惠方》在"治

卒心痛诸方"、"治久心痹诸方"、"治胸痹心背痛诸方"、"治心痹诸方"等篇中，收集治疗本证的方剂甚丰，特别是在"治心痹诸方"中指出："夫思虑多则伤心，心虚故邪乘之，邪积不去，则时害饮食，心中如满，蕴蕴而痛，是谓之心痹"，是很有见地的。又《太平惠民和剂局方》之苏合香丸，主治卒心痛等病证，经现代医疗实践验证，颇有效果。杨士瀛《仁斋直指方附遗·方论》中指出真心痛也可由"气血痰水所犯"而起。陈无择在《三因极一病证方论》中，金·刘完素《素问病机气宜保命集》中对本证的病因、症状及治疗方法都有进一步的论述，对本证的辨证治疗具有一定指导意义。

明清时期，对心痛的辨证更为细腻。如《玉机微义·心痛》中特别提出本证之属于虚者"然亦有病久气血虚损及素作劳羸弱之人患心痛者，皆虚痛也"。补前人之未备。尤为突出的是，明清时期对心痛与胃脘痛、厥心痛与真心痛等，有了明确的鉴别。

新中国成立以后，运用中医和中西医结合的方法对胸痹心痛，特别是对冠心病、心绞痛及急性心肌梗死等病证开展了广泛的临床研究和实验研究，取得较大的进展。

2.诊断与鉴别诊断

依据以下临床特点，可资诊断。

（1）本证的临床表现以膻中及左胸膺疼痛，突然发作或发作有时为特点。疼痛有闷痛、隐痛、刺痛、灼痛等不同，有的可引及咽、肩背、臂、心窝等部位。

（2）本证每卒然发生，或发作有时，且常兼见胸闷、气短、心悸等症。

（3）七情、气候变化、饮食劳倦等因素常可诱发本证。

本证须与下列病证鉴别。

胃脘痛：多因长期饮食失节，饥饱劳倦，情志郁结，或外感寒邪，或素体阳虚，脾胃虚寒所致。但其疼痛的发生，多在食后或饥饿之时，部位主要在胃脘部，多有胃脘或闷或胀，或呕吐吞酸，或不食，或便难，或泻病，或面浮黄、四肢倦怠等证，与胃经本病参杂而见。而心痛则少有此类症状，多兼见胸闷、气短、心悸等症。

胁痛：胁痛部位主要在两胁部，且少有引及后背者，其疼痛特点或刺痛不移，或胀痛不休，或隐痛悠悠。其疼痛常以情绪激动为诱因。常兼见胁满不舒，善太息，善嗳气，纳呆腹胀或口干、咽干、目赤等肝胆经症状及肝郁气结乘脾之症状，这些则是心痛少见的伴随症状。

胸痛：凡歧骨以上的疼痛称为胸痛，可由心肺两脏的病变所引起。胸痛之因于肺者，其疼痛特点多呈持续不解，常与咳嗽或呼吸有关，而且多有咳嗽、发热或吐痰等。心痛的范围较局限，且短气、心悸多与心痛同时出现，心痛缓解，短气、心悸等亦随之而减。

3.临床分型。

根据心痛的临床表现，按标本虚实大致可分为如下几种证候。

(1) 实证。

①寒凝心脉。

临床表现：卒然心痛如绞，形寒，天时寒冷或迎寒风则心痛易作或加剧，甚则手足不温，冷汗出，短气心悸，心痛彻背，背痛彻心，脉紧苔薄白。

辨证分析：诸阳受气于胸中，心阳不振，复受寒邪，以致阴寒盛于心胸，阳气失展，寒凝心脉，营血运行欠畅，发为本证。心脉不通故心痛彻背。寒为阴邪，本已心阳不振，感寒则寒益盛，故易作心痛。阳气失展，营血运行不畅，故见心悸气短，手足不温，冷汗出等症，苔白脉紧为阴寒之候。

本证候的辨证关键在心痛较剧，遇寒易作，苔白脉紧。

论治法则：祛寒活血，宣痹通阳。

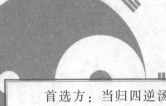

首选方：当归四逆汤。方中桂枝、细辛温散寒邪，通阳止痛；当归、芍药养血活血，芍药与甘草相配，能缓急止痛；甘草入经通脉；大枣养脾和营，共成祛寒活血，通阳止痛之功。

备用方：乌头赤石脂丸。方中乌头性烈刚燥，散寒通络止痛；附子、干姜温阳以逐寒；蜀椒温经下气而开其郁；因恐过于大开大散，故用赤石脂入心经固涩而收阳气也。此方对痛发作较剧而彻背者更为适应

针灸配穴：心俞、厥阴俞、内关、通里、神门等。

②气滞心胸。

临床表现：心胸满闷，隐痛阵阵，痛无定处，时欲太息，遇情怀不畅则诱发、加剧，或可兼有脘胀，得嗳气、矢气则舒等症，苔薄或薄腻，脉细弦。

辨证分析：情志抑郁，气滞上焦，胸阳失展，血脉不和，故胸闷隐痛，时欲太息。气走无着，故痛无定处。肝气郁结，木失条达，每易横逆犯及中焦，故有时可兼有脾胃气滞之症。若见口干、心烦易怒、面颊时红等，为气郁化热之象。本证候的主证是胸闷隐痛，痛无定处，脉弦。

论治法则：疏调气机，理脾和血。

首选方：柴胡疏肝散。方中柴胡、白芍、枳壳、甘草能舒肝理气而解胸胁气机郁滞，其中柴胡与枳壳配伍可升降气机；白芍与甘草同用可缓急舒挛止痛；加香附以增强理气解郁之功；川芎为气中血药，盖载气者血也，故以活血而助调气。如胸闷心痛较明显，为气滞血瘀之象，可合失笑散，以增强活血行瘀，散结止痛之功。

备用方：加味丹参饮。方中檀香、砂仁调气；青皮行气；乌药顺气止痛；丹参化痰；川楝子理气止痛；郁金行气解郁、破瘀血；百合清心安神。

针灸配穴：肝俞、期门、侠溪、心俞、神门。

③火邪热结。

临床表现：心中灼痛，口干，烦躁，气粗，痰稠，或有发热，大便不通，舌红，苔黄或糙，脉数或滑数。

辨证分析：由感受温热之邪，或气郁化火，或由湿浊日久蕴热，致热于内，火邪犯心。热灼津液而为痰，热与血结而成瘀，闭阻心脉而为心中灼痛。火邪扰心故烦。津液灼伤则口干。便秘、舌糙。热邪内盛则发热、脉数。本证候以心中灼痛，舌红苔黄，脉数为主证。

论治法则：清热泻火，散结活血。

首选方：小陷胸汤。方中黄连苦寒清热而泻心火；半夏降逆散结消痰，二药合用，辛开苦降，泄热开结；瓜蒌实清热下气，通阳宽胸，共奏清热散结，通阳止痛之效。或合用导赤散以清心火。

备用方：栀子豉汤。方中栀子苦寒，清心经火热，除烦解郁；豆豉辛凉，具有升散之性，协同栀子宣泄胸中郁热。二药相合，有清心火，除心烦之效。

针灸配穴：灵道、郄门、肺俞、尺泽、内关、神门等。

④痰浊闭阻。

临床表现：可分为痰饮、痰浊、痰火、风痰等不同证候。痰饮者，胸闷重而心痛轻，遇阴天易作，咳吐痰涎，苔白腻或白滑，脉滑；兼湿者，则可见口黏，恶心，纳呆，倦怠，或便软等症。痰浊者，胸闷而兼心痛时作，痰黏，苔白腻带干，或淡黄腻，脉滑；若痰稠，色或黄，大便偏干，苔腻或干，或黄腻，则为痰热。痰火者，胸闷，心胸时作灼痛，痰黄稠厚，心烦，口干，大便干或秘，苔黄腻，脉弦滑数。风痰者，胸闷时痛，并见舌喝偏瘫，眩晕，手足颤抖麻木之症，苔腻，脉弦滑。

辨证分析：痰为阴邪，其性黏滞，停于心胸，则窒塞阳气，络脉阻滞，酿成是证。痰饮多兼寒，故其痰清稀，遇阴天易作；痰浊蕴久，则可生热，见痰稠、便干、苔黄腻等痰热之象；痰火之证，伤于络脉则灼痛，扰乱神明则心烦，热伤津液则口干、便

病证的学术思想及临床经验的研究

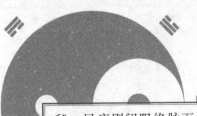

秘。风痰则闭阻络脉而为偏瘫、麻木、风邪入络而见舌喎、颤抖，扰于心胸则闷痛。

论治法则：温化痰饮，或化痰清热，或泄火逐痰，或熄风化痰等法为主，佐以宣痹通阳。

选方：痰饮者以瓜蒌薤白半夏汤或枳实薤白桂枝汤合苓甘五味姜辛汤去五味子治疗。方中瓜蒌、薤白化痰通阳，行气止痛；半夏、厚朴、枳实辛苦温行气而破痰结；桂枝通阳化气通脉；茯苓、甘草健脾利水化饮；干姜、细辛温阳化饮，散寒止痛。痰浊者，用温胆汤，方中半夏、茯苓、橘红、甘草即二陈汤，可化痰理气；竹茹、枳实清泻痰热，可加入瓜蒌以助通阳宣痹之力。痰火者，可用黄连温胆汤，方中温胆汤再加黄连，是在温胆汤基础上加重清热化痰之力。证属风痰，选用涤痰汤，方在温胆汤的基础上加胆星、菖蒲化痰息风通窍；人参益气补虚，斟酌而用。

针灸配穴：巨阙、腹中、内关、丰隆、足三里等。

⑤瘀血痹阻

临床表现：心胸疼痛较剧，如刺如绞，痛有定处，伴有胸闷，日久不愈，或可由暴怒而致心胸剧痛。苔薄，舌暗红、紫暗或有瘀斑，或舌下血脉青紫，脉弦涩或结代。

辨证分析：由于寒凝、热结、痰阻、气滞、气虚等因素，皆可致血脉郁滞而为瘀血。血瘀停着不散，心脉不通，故作疼痛如刺如绞，而痛处不移。瘀血痹阻，则气机不运，而见胸闷。暴怒则肝气上逆，气与瘀交阻，闭塞心脉，故作卒然剧痛。痛则脉弦，舌紫暗、瘀斑，均为瘀血之候。瘀血蓄积，心阳阻遏则脉涩或结代。

诊治法则：活血化瘀，通脉止痛。

首选方：血府逐瘀汤。方中当归、川芎甘温辛散，养血通经和络，配生地之甘寒，和血养阴；合赤芍、红花、桃仁、牛膝活血祛瘀，通利血脉；柴胡以疏肝解郁；桔梗宣肺利气，以通百脉；枳壳理气。全方不仅能行血气分之瘀滞，又善于解气分之郁结，活血而不耗血，祛瘀又能生新。

备用方：桃红四物汤合失笑散。方中四物汤养血活血；桃仁、红花活血化瘀止痛；失笑散中蒲黄、五灵脂活血止痛之力甚强。二方合用活血止痛功效卓著。

针灸配穴：内关、足三里、心俞、厥阴俞、神门等。

(2) 虚证。

①心气不足。

临床表现：心胸阵阵隐痛，胸闷气短，动则喘息，心悸且慌，倦怠乏力，或懒言，面色㿠白，或易汗出，舌淡红，有齿痕，苔薄，脉虚细缓或结代。

辨证分析：思虑伤神，劳心过度，损伤心气。盖气为血帅，心气不足，胸阳不振，则运化无力，血滞心脉，故发心痛、胸闷、短气、喘息。心气鼓动无力，则心悸且慌，脉虚细缓结代。汗为心之液，气虚不摄，故易自汗。动则耗气，故见心气不足诸证，易由动而诱发。

论治法则：补养心气，振奋胸阳。

首选方：保元汤合甘麦大枣汤加减。方中人参、黄芪大补元气，以扶心气；甘草炙用甘温益气，通经脉，利血气而治心悸；肉桂辛热补阳，散寒而治心痛，又能纳气归肾，而缓短气、喘息之症，或可以桂枝易肉桂，因桂枝有通阳、行瘀之功。生姜可以除去不用，加丹参或当归，养血行瘀；甘麦大枣汤益心气，宁心神，甘润缓急。

备用方：四君子汤加附子、肉桂。方中四君子汤甘温益气，健脾养胃；附子、肉桂温经散寒，使脾阳健运，心阳亦升，心气充足，因而气返血生，即所谓"肝旺则能生血"。

针灸配穴：心俞、厥阴俞、内关、通里、足三里等。

②心阴不足。

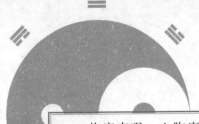

　　临床表现：心胸疼痛时作，或灼痛，或兼胸闷，心悸，怔忡，心烦不寐，头晕，盗汗口干，大便不爽，或有面红升火之象，舌红少津，苔薄或剥，脉细数，或结代。

　　辨证分析：素体阴虚，或思虑劳心过度，耗伤营阴，或火热、痰火灼伤心阴，以致心阴亏虚，心失所养，虚火内炽，营阴涸涩，心脉不畅，而心胸灼痛，心悸怔忡，脉细数，或结代。阴不敛阳，心神不宁，故心烦不寐，或有面红升火之象。心火灼津，则口干，大便不爽，舌红而剥。汗为心之液，阴虚火劫，逼液外泄而盗汗。虚火上扰，则为眩晕。

　　论治法则：滋阴养心，活血清热。

　　首选方：天王补心丹。方中生地、玄参、天冬、麦冬滋水养阴而泻虚火；人参、炙甘草、茯苓益心气，也寓有从阳引阴之意；柏子仁、枣仁、远志、五味子养心安神，化阴敛汗；丹参、当归养心活血而通心脉；桔梗、辰砂为引使之品，全方使心阴复，虚火平，血脉利而使心胸灼痛得解。

　　备用方：百合固金汤。方中百合、二地滋润肺肾之阴，肾阴足则能交通心肾为主药，麦冬助百合以润肺止嗽；玄参助二地以滋肾清热为辅药；当归、白芍养血和阴；贝母、桔梗清肺化痰为佐药；甘草协调诸药。上诸药合而用之，阴液充足，使心阴得养。

　　针灸配穴：郄门、神门、心俞、巨阙、三阴交等。

　　③心阳亏虚。

　　临床表现：心悸动而痛，胸闷，神倦怯寒，遇冷则心痛加剧，气短，动则更甚，四肢欠温，自汗，苔白或腻，舌质淡胖，脉虚细迟或结代。

　　辨证分析：素体阳气不足，或心气不足发展而为阳气亏虚，或寒湿饮邪损伤心阳，均可罹致本证。心阳亏虚，失于温振鼓动，故心悸动而胸闷，神倦气短，脉虚细迟或结代。阳虚则生内寒，寒凝心脉，不通则痛，故见心痛，遇冷加剧。阳气不达于四肢，不充于肌表，故四肢欠温而畏寒。舌淡胖，苔白或腻，为阴虚寒盛之象。

论治法则：补益阳气，温振信阳。

首选方：人参汤。方中用人参、甘草、干姜、白术补其阳而逐其寒，使正气旺而邪气自消。另可加桂枝、茯苓，温阳化气，助逐阴寒之力，振奋心阳。

备用方：赤石脂丸。方中乌头、附子、川椒、干姜均为大辛大热之品，用之驱寒止疼，并用赤石脂温涩调中，收敛阳气，使寒去而正不伤。

针灸配穴：心俞、厥阴俞、内关、通里、气海等。

单方验方：①生韭菜300g，用冷开水洗净，捣烂榨取汁灌服。②取生姜500g捣烂如泥，放锅内炒至大热，用布包热熨痛处，凉后炒热再熨。但要注意局部皮肤被烫伤起泡。③鲜薤白60g、葱白5根、粳米100g。将薤白、葱白洗净切碎，与粳米一起加清水煮粥，趁热服食。

（十二）胃痛

胃痛，又称胃脘痛，是指上腹近心窝处胃脘部经常发生疼痛为主要表现的病证。本症在《素问》中称"胃脘当心而痛"，《景岳全书》称为"心腹痛"，《寿世保元》则称"心胃痛"。古代文献中所说的心痛、心下痛，亦多包括胃脘疼痛，但真心痛则不属本章所讨论范围。胃脘痛是临床上常见的一种病证，西医中的胃及十二指肠溃疡、急慢性胃炎、十二指肠炎、胃痉挛、胃下垂、胃癌、胃神经官能症及部分胰腺炎等以上腹部疼痛为主症者，均可参考本篇进行辨证论治。

1.概述

本病的记载，始见于《内经》如《素问·至真要大论》曰："厥阴司天，风淫所胜……民病胃脘当心而痛。"说明胃痛与木气偏胜、肝胃失和有关。《素问·举痛论》云："寒气客于肠胃之间，膜原之下，血

病证的学术思想及临床经验的研究

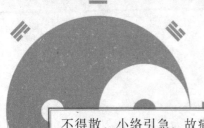

不得散，小络引急、故痛。""寒气客于肠胃，厥逆上出，故痛而呕也。"阐发了寒邪入侵，寒凝气滞，致气血壅滞不通而作痛的机理。唐代孙思邈《千金要方》有虫心痛、注心痛、风心痛、悸心痛、食心痛、饮心痛、冷心痛、热心痛、去来心痛等9种心痛之说。《济生方》认为，九种心痛"名虽不同，而其所致皆因外感六淫，内沮七情，或饮啖生冷果实之类，使邪气搏于正气，邪正交击，气道闭塞，郁于中焦，遂成心痛。"《丹溪心法》则认为与寒、热、气、湿、痰积、死血、虚、虫等8种因素有关。《景岳全书》提出胃脘痛"惟食滞、寒滞、气滞者最多，其有因虫、因火、因痰、因血者，皆能作痛，大多暴痛者多有前三证，渐痛者多由后四证。"《临床指南医案》称"痛则不通"，"胃痛久而屡发，必有凝痰聚瘀"。并提出"久痛入络"之说。

凡情志失和，肝气犯胃，或肝脾气结，或寒、湿、热、滞停积胃中，或脾胃虚弱，阳虚不运，阴虚失养，均可致气机阻滞，不通则痛。

2.诊断与鉴别诊断

凡以胃脘部疼痛为主要表现的病症，即可诊为胃痛。其疼痛有胀痛、刺痛、隐痛、剧痛等程度的不同。有时连及胁背部，伴嗳气、脘腹胀满，或有泛酸、恶心呕吐、纳差、大便性状改变等表现。

鉴别应注意以下两种情况：

真心痛：真心痛的部位在胸中，多见于中年以上，突然发病，左前胸部或心窝部位闷痛或绞急如割，痛彻胸背，伴心慌、心跳，甚则汗出肢冷，唇甲紫绀，脉结代等，病人常有濒死的感觉。真心痛一般病情较重，其疼痛持续不已者，每每有"夕发旦死，旦发夕死"之危险。

腹痛：主要区别部位之异。腹痛包括胁腹、大腹、少腹等部位的疼痛，而胃痛是指胃脘部位的疼痛。胃脘部位包括上脘（贲门部）、中脘(上下脘之间)、下脘（幽门部）。

3.临床分型

（1）寒邪客胃。

临床表现：胃痛暴作，恶寒喜暖，脘腹得温则痛减，遇寒则痛增，口和不渴，喜热饮，苔薄白，脉弦紧。

辨证分析：寒主收引，寒邪内客于胃，则阳气被寒邪所遏而不得舒展，致气机阻滞，故胃痛暴作。寒邪得阳则散，遇阴则凝，所以得温则痛减，遇寒则痛增。胃无热邪，故口和不渴。热能胜寒，故喜热饮。苔薄白属寒，脉弦主痛，紧主寒。在辨证时，既要询问过去是否有胃痛史，又要了解近日是否有感寒或偶食生冷史。辨证以胃痛暴作，恶寒喜温为特点。

论治法则：散寒止痛。

首选方：良附丸加味。方中高良姜、香附既温中散寒，又理气止痛，寒甚者可加吴茱萸、陈皮等以加强散寒理气之力。如兼见形寒、身热等风寒表证者，可加香苏散（香附、紫苏茎叶、陈皮、甘草）以疏散风寒。

备用方：扶阳助胃汤（《卫生宝鉴》）。方中附子、干姜、官桂、吴茱萸、草豆蔻、益智仁为辛热之品，用以扶阳；邪之所凑，其气必虚，故用人参、白术、甘草甘温之品以助胃；用芍药取其味酸，能补土中之木；陈皮取其辛香，能利腹中之气。

针灸配穴：中脘、足三里、内关、公孙、行间等。

（2）饮食停滞。

临床表现：胃痛，脘腹胀满，嗳腐吞酸，或吐不消化食物，吐食或矢气后痛减，或大便不爽，苔厚腻，脉滑。

辨证分析：暴食多饮、饮停食滞，致胃中气机阻塞，故胃痛脘腹胀满。健运失司，腐熟无权，谷浊之气不得下行而上逆，所以嗳腐吞酸，吐不消化食物。吐则宿食上越，矢气则腐浊下排，故吐食或矢气痛减。胃中饮食停滞，导致肠道传导受阻，故大便不爽。苔厚腻为食滞之象，脉滑为宿食之征。本型多数患者有暴

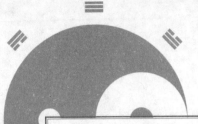

饮暴食史。辨证以脘胀腹满不食，嗳腐吞酸或吐食等为要点。

论治法则：消食导滞。

首选方：保和丸加减。方中山楂、神曲、莱菔子消导食积；半夏、陈皮、茯苓和胃化湿；连翘散结清热。诸药合用，共奏消积和胃之效。若脘腹气多胀甚者，可加枳实、砂仁、槟榔等以行气消滞。

备用方：香砂枳术丸加半夏曲。方中白术甘温健脾强胃；枳实行气导滞，泻胃中痞满，化胃中所积；木香、砂仁理气和胃而能止痛；加半夏曲和胃降逆且能除陈腐之食积。

针灸配穴：中脘、足三里、内关、日月、脾俞、胃俞等。

(3) 肝气犯胃。

临床表现：胃脘胀闷，攻撑作痛，脘痛连胁，嗳气频繁，大便不畅，每因情志因素而痛作，苔多薄白，脉沉弦。

辨证分析：肝主疏泄而喜条达，若情志不舒，则肝气郁结不得疏泄，横逆犯胃而作痛。胁乃肝之分野，而气多走窜游移，故疼痛攻撑连胁。气机不利，肝胃气逆，故脘胀嗳气。气滞肠道传导失常，故大便不畅。如情志不和，则肝郁更甚，气结复加，故每因情志而痛作。病在气分而湿浊不甚，故苔多薄白。病在里而属肝主痛，故见脉沉弦。要详细询问是否有情志不遂，或精神刺激病史。辨证以胃痛胀闷，攻撑连胁为特点。

论治法则：疏肝理气。

首选方：柴胡疏肝散。方中以柴胡、芍药、川芎、香附疏肝解郁；陈皮、枳壳、甘草理气和中，共奏理气止痛之功。可选加郁金、青皮、木香等以加强理气解郁之效。若疼痛较甚者，可加川楝子、元胡以加强理气止痛。元胡能活血祛瘀，孕妇须慎用。嗳气较频者，可加沉香、旋覆花以顺气降逆。

备用方：沉香降气散。方中沉香顺气降逆而止痛；香附疏肝理气，砂仁和胃理气。二者配合，适用于气滞胃痛，元胡、川楝子活血理气止痛；甘草甘缓，调诸药而和中。气滞疼痛较重者，用此方较佳。

针灸配穴：中脘、期门、足三里、内关、太冲、行间、阳陵泉等。

(4) 肝胃郁热。

临床表现：胃脘灼痛，痛势急迫，烦躁易怒，泛酸嘈杂，口干口苦，舌红苔黄，脉弦或数。

辨证分析：肝气郁结，日久化热，邪热犯胃，故胃脘灼痛，痛势急迫。肝胃郁热，逆而上冲，故烦躁易怒，泛酸嘈杂。肝胆互为表里，肝热夹胆火上乘，故口苦口干，舌红苔黄为里热之象，脉见弦数，乃肝胃郁热之征，辨证以胃脘灼痛势急，烦怒，口干苦为特点。

论治法则：疏肝泄热和胃。

首选方：化肝煎。方中陈皮、青皮理气；芍药敛肝；丹皮、山栀清肝泄热。可加左金丸（黄连、吴茱萸）辛开苦降，重用黄连苦以清火，稍佐吴茱萸辛以散郁，郁散则火随之得泄。内热最易伤阴，此时投药慎用香燥，可选加香橼、佛手、绿萼梅等理气而不伤阴的解郁止痛药。

备用方：清中汤（《医学统旨》）。方中黄连清中焦之胃热，栀子清三焦之郁热；半夏、茯苓化痰利湿，和中降逆；陈皮、蔻仁芳香化湿，和胃止痛；甘草和中益胃，并退虚热。

针灸配穴：参考"肝气犯胃"型。

(5) 瘀血停滞。

临床表现：胃脘疼痛，痛有定处而拒按，或痛如针刺，食后痛甚，或见吐血便黑，舌质紫暗，脉涩。

辨证分析：气为血帅，血随气行，气滞日久，则导致血瘀内停，由于瘀血有形，故痛有定处而拒按。瘀停之处，脉络壅而不通，故痛如针刺。进食则触动其瘀，故食后痛甚。若瘀停于胃，

病证的学术思想及临床经验的研究

则多见呕血。瘀停于肠，则多见便黑。瘀停于胃肠者，则呕血与便黑同时并见。血瘀则舌少滋养，故舌色紫暗。血瘀则血行不通，故脉来艰滞而涩，辨证以痛有定处，或有针刺感为其特点。

论治法则：活血化瘀。

首选方：失笑散合丹参饮加大黄、甘草多用于实证。方中失笑散由蒲黄、五灵脂组成，行血散瘀止痛；丹参饮由丹参、檀香、砂仁组成，理气和胃止痛；加入大黄逐瘀通腑；甘草缓急和中。

备用方：调营敛肝饮加减（《医醇剩义》）。多用于虚证。方中当归、川芎、阿胶养血止血，枸杞子、五味子、枣仁、茯神柔肝敛肝。如血出不止，可加三七、白芨以化瘀止血。

针灸配穴：中脘、足三里、内关、梁丘、胃俞等。

（6）胃阴亏虚。

临床表现：胃痛隐隐，口燥咽干，大便干结，舌红少津，脉细数。

辨证分析：胃痛日久，郁热伤阴，胃失濡养，故见胃痛隐隐。阴虚津少，无以上承，则口燥咽干，阴虚液耗，无以下溉，则肠道失润而大便干结。舌红少津，为阴虚液耗之象。脉象细数，乃阴虚内热之证。辨证以胃痛隐隐，口燥咽干，舌红为特点。

论治法则：养阴益胃。

首选方：一贯煎合芍药甘草汤。前方用沙参、麦冬，和养胃阴；生地、枸杞子滋养肝阴胃液；当归养肝活血，且有流通之性；川楝子疏肝理气。后方芍药、甘草和营缓急止痛。另再选加香橼、佛手、绿萼梅等药。若见胃脘灼痛，嘈杂泛酸者，仍可斟酌配用左金丸。

备用方：益胃汤合竹叶石膏汤。方中沙参、麦冬、玉竹、生地甘润养阴益胃；竹叶、石膏甘寒清胃泄热；半夏降逆；甘草、大枣和中。

针灸配穴：脾俞、胃俞、中脘、章门、足三里、内关、三阴交等。

（7）脾胃虚寒。

临床表现：胃痛隐隐，喜温喜按，空腹痛甚，得食痛减，泛吐清水，纳差，神疲乏力，甚则手足不温，大便溏薄，舌淡苔白，脉虚弱或迟缓。

辨证分析：脾胃虚寒，病属正虚，故胃痛隐隐。寒得温而散，气得按则行，所以喜温喜按。脾虚中寒，水不运化而上逆，故泛吐清水。脾胃虚寒，则受纳运化失常，故食纳较差。胃虚得食，则产热助正以抗邪，所以进食痛止。脾主肌肉而健运四旁，中阳不振，则健运无权。肌肉筋脉皆失其温养，所以神疲乏力，手足不温。脾虚生湿下渗肠间，故大便溏薄。舌淡脉虚弱或迟缓，皆为脾胃虚寒，中气不足之象，辨证以胃痛隐隐，喜温喜按为其特点。

论治法则：温中健脾。

首选方：黄芪建中汤。方中黄芪益气补中；小建中汤（桂枝、芍药、甘草、生姜、大枣、饴糖）温胃散寒，缓急止痛。若泛酸者，可加吴茱萸暖肝温胃以制酸，另可再加瓦楞子。泛吐清水较多者，可加干姜、陈皮、半夏、茯苓等以温胃化饮。

备用方：香砂六君子汤。方中人参甘温大补元气，健脾养胃；白术苦温，健脾燥湿；茯苓甘淡，渗湿健脾；炙甘草温和；陈皮、半夏理气化痰除湿；木香、砂仁理气和胃，温中散寒。

针灸配穴：参考"胃阴亏虚"型。

单方验方：①荜澄茄、白豆蔻各等分研末，每服 1.5～3g。或薏仁 30g，制附子 15g 研末贮存，每服 1.5g。或川乌、草乌各9g，白芷、白芨各 12g，研末和面少许，调和成饼，外敷于剑突下胃脘部，一昼夜后除去(以上三方适应用于"寒邪客胃"型)。②莱菔子 15g 水煎，送服木香面 4.5g。或鸡内金 10g，香橼皮10g，共研细末，每服 1～2g。或槟榔小消丸每次 6g，痛作时服

（以上三方适应用于"饮食停滞"型）。③姜黄 18g，炒香附 15g，研细末，每服 2~3g。或黑香附 12g，砂仁 3g，甘草 3g，共为细末，每服 2~3g(以上两方适应用于"肝气犯胃"型)。④桃仁、五灵脂各 15g，微炒为末，米醋为丸如小豆粒大，每服 15~20粒，开水送下，孕妇忌服。或五灵脂 9g，枯矾 4.5g，共研细粉，分两次开水送服（以上两方适应于"瘀血停滞"型）。⑤百合 30g，丹参 20g，水煎空腹服。该方适应于"胃阴亏虚"型。⑥暖脐膏：由沉香、小茴香、乳香、肉桂、麝香等组成，每次 1 张，微火化开，贴脐腹。该方适应用于"脾胃虚寒"型。

(十三)胁痛

胁痛是以一侧或两侧胁肋疼痛为主要表现的病证，也是临床比较多见的一种自觉症状。现代医学诊断的各种肝病、胆道感染、胆道蛔虫、胆结石、干性胸膜炎、肋间神经痛、胸胁部外伤等以胁痛为主者，均可按本篇辨证论治。

1.概述

本证早在《内经》已有记载，并明确地指出胁痛的发生主要是由于肝胆病变。如《灵枢·五邪》篇说："邪在肝，则两胁中痛。"《素问·藏气法时论篇》说："肝病者，两胁下痛引少腹。关于胁痛的病因，《内经》认为有寒、热、瘀等方面。其后，历代医学家对胁痛的病因在《内经》的基础上，逐步有了发展。《景岳全书·胁痛》从临床实际出发，将病因分为外感与内伤两大类，并提出以内伤者为多见。如"胁痛有内伤外感之辨，……有寒热表证者方是外感，如无表证悉属内伤"。但内伤胁痛者十居八九，外感胁痛则间有之耳。同时又对内伤胁痛发病原因进行归纳，认为郁结伤肝，肝火内郁，痰饮停伏，外伤血瘀以及肝肾亏损等。《证治汇补·胁痛》对胁痛的病因亦提出："因暴怒伤触，悲哀气结，饮食过度，风冷外侵，跌仆伤形……或痰积流注，或瘀血相搏，皆能为痛。至于湿热郁火，劳役房色而病者，间亦有之。这样就使胁痛的病因认识更趋完善。

2.诊断与鉴别诊断

凡以一侧或两侧胁肋疼痛为主要临床表现者，即可诊为胁痛。胁痛之辨证，当以气血为主。大抵胀痛多属气郁，且疼痛游走不定；刺痛多属血瘀，而痛有定所；隐痛多属阴虚，其痛绵绵。《景岳全书·胁痛》篇说："但察其有形无形，可知之矣。盖血积有形而不移，或坚硬而拒按，气痛流行而无迹，或倏聚而倏散"。即明确指出了从痛的不同情况来分辨属气属血。至于湿热之胁痛，多以疼痛剧烈，且伴有口苦苔黄。

3.临床分证

（1）肝气郁结。

临床表现：胁痛以胀痛为主，走窜不定，疼痛每因情志变化而增减，胸闷气短，饮食减少，嗳气频作，苔薄，脉弦。

辨证分析：肝气失于条达，阻于胁络，气属无形，时聚时散，聚散无常，故疼痛走窜不定。情志变化与气之郁结关系密切，故疼痛随情志变化而有所增减。肝经气机不畅，故胸闷气短。肝气横逆，易犯脾胃，故食少嗳气。脉弦为肝郁之象。

论治法则：疏肝理气。

首选方：柴胡疏肝散加减。方中柴胡疏肝，配香附、枳壳、陈皮以理气，川芎活血；芍药、甘草缓急止痛。胁痛重者，酌加青皮、川楝子、郁金以增强理气止痛的作用。

备用方：枳壳煮散（《金匮翼》）。方中枳壳通畅三焦气机，使气机畅则经脉行，肝郁解而胁痛止；细辛、川芎、桔梗之辛以散，且有行气活血，开泄散郁之功；甘草之甘之缓急，又有调和诸药之意；其用防风、葛根者乃因情志悲哀则气机收敛，借风药伸张之，使气机舒畅则胁痛证减轻。

针灸配穴：中庭、肝俞、期门、侠溪。

（2）瘀血停着。

临床表现：胁肋刺痛，痛有定处，入夜更甚，胁肋下或见症

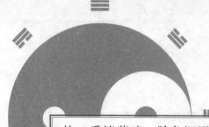

块，舌淡紫暗，脉象沉涩。

辨证分析：肝郁日久，气滞血郁，或跌仆损伤，致瘀血停着，痹阻经络，故胁痛如刺，痛处不移，入夜更甚。瘀结停滞，积久不散，则渐成症块。舌质紫暗，脉象沉涩，均属瘀血内停之征。

论治法则：祛瘀通络。

首选方：旋覆花汤加减。方用新绛(或用茜草代替)活血通络；旋覆花理气止痛。方中亦可酌加郁金、桃仁、玄胡、归尾等以增强理气活血之功。

备用方：复元活血汤。方用柴胡疏肝理气止痛；当归养血活血、桃仁、红花活血祛瘀、穿山甲破瘀通络、大黄既能祛除瘀血、又能清除郁热；天花粉既清热消肿，又能去除跌仆瘀血；甘草缓急止痛、调和诸药。诸药合用，使瘀血去，新血生，气机畅，血运行，则瘀血胁痛自消。

针灸配方：大包、京门、行间、膈俞、三阴交。

(3) 肝胆湿热。

临床表现：胁痛口苦，胸闷纳呆，恶心呕吐，目赤或目黄，身黄，小便黄赤，舌苔黄腻，脉弦滑数。

辨证分析：湿热蕴结于肝胆，肝络失和，胆不疏泄，故胁痛口苦。湿热中阻，升降失常，故胸闷纳呆，恶心呕吐。肝开窍于目，肝火上炎，则目赤。湿热交蒸，胆汁不循常道而外溢，可出现目黄，身黄，小便黄亦。舌苔黄腻，脉弦滑数均是肝胆湿热之征。

论治法则：清热利湿。

首选方：龙胆泻肝汤加减。方中以龙胆草泻肝胆湿热；栀子、黄芩清热泻火；木通、泽泻、车前子清热利湿。可酌加川楝子、青皮、郁金、半夏等以疏肝和胃，理气止痛。若发热黄疸明显者，可加茵陈、黄柏以清热利湿除黄。

备用方：大柴胡汤合茵陈蒿汤。方中大柴胡汤和小柴胡及小承气汤化裁而成。既外解少阳，又内泻积热。方用柴胡解肝经之

126

邪，又和解退热，黄芩清里热，半夏散逆止呕，生姜大枣调和营卫，小承气汤中大黄乃攻结散热，荡除腑滞；枳实破气结，除痞满，去厚朴，加芍药为缓肝急，止肝痛。茵陈蒿汤中茵陈乃清肝胆之热，解肝胆之邪，配栀子泻火除烦，泄热利湿而使温、热从小便出；配大黄荡腑泻热从大便出，二方合用使热去湿清，经脉畅而诸证消。

针灸配方：期门、日月、支沟、阳陵泉、太冲。

（4）肝阴不足。

临床表现：胁肋隐痛，悠悠不休、遇劳加重，口干咽燥，心中炽热，头晕目眩，舌红少苔，脉细弦而数。

辨证分析：肝郁日久化热，耗伤肝阴，或久病体虚，精血亏损，不能濡养肝络，故胁肋隐痛，悠悠不休，遇劳加剧。阴虚而生内热，故口干咽燥，心中烦热，精血亏虚，不能上荣，故头晕目眩。舌红少苔，脉细弦而数，均为阴虚内热之征象。

论治法则：养阴柔肝。

首选方：一贯煎。方用生地、枸杞子滋养肝肾；沙参、麦冬、当归养阴柔肝；川楝子疏肝理气止痛。心中烦热可加炒栀子、酸枣仁以清热安神；头晕目眩可加黄精，女贞子、菊花以益肾清肝。

备用方：补肝汤。方中地黄滋阴补血，益精润燥，白芍补血敛阴，平肝止痛；当归补血润燥，活血止痛，最宜于肝血虚，气机郁、肝脉痹之胁肋疼痛；川芎行气活血止痛，陈皮理气健脾，气机畅则血运行；甘草益气和中。诸药合用，共奏滋补肝阴，活血润燥，行气止痛之效。

针灸配方：阴郄、心俞、血海，三阴交。

单方验方：①苏木适量，熬汤饮。②青皮 6g、延胡索 9g，共为细末，每服 1g，早晚空腹，白开水送下。忌生冷、辛辣、黏硬之食品。③姜黄、郁金各 15g，水煎加黄酒少许服。④枳

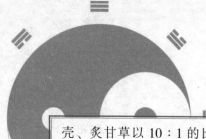

壳、炙甘草以 10∶1 的比例配制，共为细末，每服 6g，浓煮葱白汤送服有效。⑤瓜蒌 1 个、没药 3g、甘草 6g，水煎服。⑥吴茱萸 9g，研末，醋调敷患处。⑦炒枳壳 15g，小茴香 30g，共为细末，每服 6g，淡盐汤或黄酒送下。

（十四）腹痛

腹痛是指胃脘以下，耻骨毛际以上，腹部疼痛的病证，包括大腹、少腹、小腹的疼痛。《症因脉治》(卷四)云："痛在胃之下，脐之四旁，毛际之上，名曰腹痛"。俗称"肚子痛"。如现代医学诊断之胃肠功能紊乱、肠炎、肠痉挛，肠粘连、胰腺炎、局部性腹膜炎、肠系膜淋巴结炎等都可参考本篇辨证论治。至于外科、妇科疾病所致之腹痛不属本篇范围，本篇不再赘述。

1.概论

腹痛一名最早见于《黄帝内经》的记载，如《素问·气交变大论》云："岁土太过,雨湿流引,肾水受邪,民病腹痛"。《灵枢·五邪篇》亦云："邪在脾胃，……阳气不足，阴气有余，则寒中肠鸣腹痛"。《诸病源候论·腹痛病诸候》："腹痛者，由腑脏虚，寒冷之气客于肠胃、募原之间，结聚不散，正气与邪气交争相击、故痛。"仲景论腹痛多以寒为主。《伤寒论》三阴证中均有腹痛，治之以温。《金匮要略》以按之痛与不痛，辨腹痛之虚实。腹痛部位，《医学入门》按腹之大腹、小腹、脐下等部位之不同，分论其因之异。《景岳全书》在论心腹痛中，将由胃脘至下腹间，按上中下三焦之别而论之。上焦是胃脘痛；中焦是中脘，脾胃间病，下焦是脐下，肝、肾、大小肠、膀胱之病。《证治汇补》谓腹痛有三部。大腹痛属太阴脾；当脐痛者属少阴肾，小腹痛属厥阴肝及冲脉、大小肠。总之，腹痛一证，论述较多，由于腹居胃下，与胃脘相连，故多有心腹痛之称。辨证腹痛，可按致痛之因，病发之急、缓，部位上下，以及泄闭之不同，而辨其虚实寒热，或气、血、痰、食、虫等。

2.诊断及鉴别诊断

胃脘以下，耻骨毛际以上部位的疼痛为主者，即可诊为腹痛。

腹痛一证，牵涉范围较广，如痢疾、霍乱、积聚、肠痈、疝气、蛔虫以及妇科等疾病，均能出现腹痛。但痢疾之腹痛是与里急后重，下痢红白黏液同时出现；而霍乱之腹痛是与上吐下泻交作；积聚之腹痛是与腹中包块并见；肠痈之腹痛集中于右下腹部，拒按明显，转侧不便，右足喜屈而畏伸；疝气之腹痛是少腹痛引睾丸；蛔虫之腹痛多伴嘈杂吐涎，发作有时，或鼻痒等一系列的蛔虫特征；妇科之腹痛，多见于胎产，经带的异常。上述各种疾病中所出现之腹痛，与本篇所讨论之单纯腹痛，是有明显的区别，不难分辨的。

胃处腹中，因此腹痛与胃痛，是有密切联系的。但就部位而言，是有区别的，以上腹部胃脘近心窝处疼痛者为胃痛；以胃脘以下，耻骨毛际以上的部位疼痛者为腹痛。而胃痛多出现脘腹胀闷，纳差，或得食痛减，或食后痛增，或吐苦泛酸，或呕逆嗳气等证。在腹痛是少见的，两者亦不难鉴别。

一般而论，实痛拒按，虚痛喜按；饱则痛为实，饥则痛为虚；得热痛减为寒，得寒痛减为热，气滞腹部胀痛，痛无定处；血瘀腹部刺痛，固定不移。从部位辨证，少腹疼痛，掣及两胁，多属肝胆病，小腹痛及脐周多属脾胃、小肠、肾、膀胱的病。

3.临床分型

（1）寒邪内阻。

临床表现：腹痛急暴，得温痛减，遇冷更甚，口和不渴，小便清利，大便自可或溏薄，舌苔白腻，脉象沉紧。

辨证分析：寒为阴邪，其性收引，寒邪入侵，阳气不运，气血被阻，故腹痛暴急，得温则寒散痛减，遇冷则寒凝而痛甚。如中阳未伤运化正常，则大便自可；若中阳不足，运化不健，则大

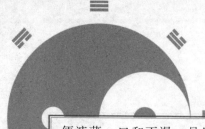

便溏薄。口和不渴，是里无热之象。小便清利，舌苔白，脉沉紧，为里寒之征。本证以遇寒痛甚，得温痛减作为辨证特点。

论治法则：温中散寒。

首选方：良附丸合正气天香散。方用高良姜、干姜、紫苏温中散寒，乌药、香附、陈皮理气止痛。

备用方：香砂理中汤。方用干姜味辛大热，温中散寒；得党参、白术之助，则温中有补，可振奋中州阳气，驱逐寒邪。甘草甘温缓急，且助参术健脾补气，木香、砂仁芳香理气，使被寒遏之气得以畅行而痛止。诸药相合，功能温中散寒，行气止痛。

针灸配穴：中脘、足三里、大横、公孙、合谷。

（2）湿热壅滞

临床表现：腹痛拒按，胸闷不舒，大便秘结或溏滞不爽，烦渴引饮，自汗，小便短赤，舌苔黄腻，脉象濡数。

辨证分析：湿热内结，气机蕴滞，腑气不通，不通则痛，故腹痛拒按，胀满不舒。湿热之邪耗伤津液，胃肠传导功能失常，故大便秘结，或溏滞不爽，烦渴引饮。热迫津液外泄，故自汗。尿赤，苔黄，脉数均为实热之象。本证以腹痛拒按，胸闷不舒，大便异常为辨证特点。

论治法则：泄热通腑。

首选方：大承气汤加减。方用大黄苦寒泄热，攻下燥屎，芒硝咸寒润燥，软坚破结，佐以厚朴，枳实破气导滞，如燥结不甚而湿热重者，可去芒硝加黄芩、山栀等，如腹痛引及两胁者，可加柴胡、郁金。

备用方：木香槟榔丸。方用黄连、黄柏苦寒清热，大黄泻热通便；木香、香附行气止痛；青皮、陈皮解郁和胃；枳壳宽胸下气；槟榔、牵牛下气行滞；莪术破血中气滞。诸药合用，有行滞止痛，泻热通便之功。

针灸配方：下脘、梁门、天枢、曲池。

（3）中虚脏寒。

临床表现：腹痛绵绵，时作时止，喜热恶寒，痛时喜按，饥饿劳累后更甚，得食或休息后稍减，大便溏薄，兼有神疲、气短、怯寒等证，舌淡苔白，脉象沉细。

辨证分析：正气虚弱，内失温养，故腹痛绵绵。病属正虚，而非邪实，故时作时止，遇热得食或休息，则助正以胜邪，故腹痛稍减。遇冷逢饥或劳累，则伤正而助邪，故腹痛更甚。脾阳不振、运化无权，故见大便溏薄。中阳不足，卫阳不固，故有神疲气短、怯寒等症。舌淡苔白，脉象沉细，皆为虚寒之象。本证以腹痛喜按，便溏，怯寒，得食痛减作为辨证特点。

论治法则：温中补虚、和里缓急。

首选方：小建中汤。方用桂枝配饴糖，生姜配大枣，温中补虚。芍药配甘草，和里缓急。如见神疲少气，或大便虽软而艰难者，为气虚无力，可加黄芪以补气。

备用方：千金吴茱萸汤。方用人参（党参），甘草甘温补中益气；桂心、生姜辛温，温中祛寒；吴茱萸、半夏辛温散寒降逆；当归、小麦甘温，和营血以止痛。腹冷痛而见寒逆呕恶者宜用本方。

针灸配穴：脾俞、肾俞、章门、关元。

（4）饮食积滞。

临床表现：脘腹胀满疼痛，拒按，恶食，嗳腐，吞酸，或痛而欲泻，泻后痛减，或大便秘结，舌苔腻，脉滑实。

辨证分析：宿食停滞肠胃，邪属有形，故脘腹满痛而拒按。宿食不化、浊气上逆，故恶食而嗳腐吞酸、食滞中阻，升降失司，运化无权，故腹痛而泻。泻则积食减邪消，故泻后痛减，宿食燥结，腑气不行，故大便秘结，舌苔腻，脉滑实，均属食积之证。本证以恶食嗳腐吞酸，作为辨证要点，并宜详问是否有伤食史。

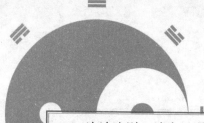

论治法则：消食导滞。

首选方：保和丸。方用山楂，神曲、莱菔子消导食积；半夏、陈皮、茯苓和胃化湿，连翘散结清热。诸药合用，共奏消积和胃之功。

备用方：枳实导滞丸。方用大黄、枳实、神曲消食导滞；黄芩、黄连、泽泻以清热化湿，白术、茯苓以健运脾胃。

针灸配穴：中脘、天枢、气海、足三里、内庭。

（5）气滞血瘀。

临床表现：以气滞为主者，证见脘腹胀痛，攻窜不定，痛引少腹，得嗳气或矢气后则痛减。遇恼怒则加剧，脉弦，苔薄。以血瘀为主者，则痛势较剧，痛处不移，舌质青紫，脉弦或涩。

辨证分析：气机郁滞不畅，故脘腹胀痛，气属无形，走窜游移，故疼痛攻窜而无定处。嗳气或矢气后，则气机稍得疏通，故胀痛酌减。遇恼怒则气郁更甚，故胀痛加剧。肝气不舒，故见弦脉。如日久由气滞而导致血瘀者，以血属有形，则痛处固定不移。舌紫，脉涩，均为瘀血之象。气滞以胀痛为主，攻窜不定，血瘀以刺痛为主，痛处不移，作为辨证要点。

论治法则：以气滞为主者，宜疏肝理气，以血瘀为主者，宜活血化瘀。

首选方：柴胡疏肝散加减，用于以气滞为主者。方中柴胡、香附、陈皮、枳壳疏肝解郁以止痛；芍药、甘草和里缓急以止痛；川芎行气活血以止痛。

备用方：少腹逐瘀汤加减，用于以血瘀为主者。方中用当归、川芎、赤芍以养营活血；生蒲黄、五灵脂、没药、延胡索以化瘀止痛；肉桂、干姜、小茴香温经止痛。如属腹部手术后作痛，可加泽兰、红花以散瘀破血，如属跌仆创伤后作痛，可加落得打、王不留行或另吞三七粉、云南白药等以行血破瘀。

针灸配方：膻中、太冲、内关、阳陵泉、血海。

单方验方：①艾叶捣烂加醋炒热，敷神阙或阿是穴。②寒性腹痛：生姜 100g 洗净，切成细丝，浸在 250ml 醋中，密闭贮存备用。每日空腹服用 10ml。或生姜和大蒜各 100g，醋 500ml，生姜洗净切片和大蒜整颗浸醋，密封贮存 1 月以上。饮用醋液 10ml、嚼食蒜、姜适量。③蛔虫症腹痛：饮热醋 1 杯，可望缓解。④虫积腹痛：胡萝卜子 5～12g，调半匙醋，吞服。⑤苦楝根皮 10g，胡椒 6g，葱白 30g 捣烂后，调鸡蛋清，敷脐上。⑥花椒 15g 研末，少许花生油烧沸，打入鸡蛋 2 个，花椒末调入鸡蛋中，炒熟食之。每日 3 次。

(十五)月经痛

月经痛，又称痛经或经行腹痛。是指妇女在行经前后，或正值行经期间，小腹及腰部疼痛，甚至剧痛难忍，常可伴有面色苍白，头面冷汗淋漓，手足厥冷，泛恶呕吐等证，并随着月经周期发作的病证。

1.概述

痛经首见于《金匮要略》"带下,经水不利少腹满痛……"隋朝巢元方《诸病源候论》认为："妇人月水来腹痛者,由劳伤血气,以致体虚,受风冷邪气客于胞络,损冲任之脉。"《格致余论》则认为："将行而痛者,气之滞也;来后作痛者,气血俱虚也。"明确指出了痛经的病因有气滞和气血俱虚的不同。在《丹溪心法》中,更进一步提出痛经是由血实、郁滞、瘀血所致。《景岳全书》则认为："经行腹痛,有虚有实。实者或因寒滞,或因血滞,或因气滞,或因热滞,虚者有因血虚,有因气虚。"《宋代女科秘书》提出了血瘀气滞及气血虚均可致痛经。《傅青主女科》则认为,肝郁、寒湿、肾虚是痛经的病因。可见历代医家对痛经的病因病理已早有认识和精湛的论述。

2.诊断和鉴别诊断

(1) 诊断。

①每随月经周期而发作。

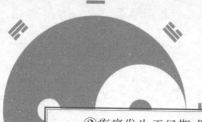

②疼痛发生于经期或月经前后，剧烈疼痛常可历时半小时至2h，继而为阵发性中等度疼痛，12～24h逐渐消失，偶有延至2～3d，或经净后发痛。

③疼痛可波及全腹或腰骶部或股内前侧，痛剧至面色苍白，出冷汗，手足发冷，恶心呕吐，甚则昏厥气脱。

④疼痛常能自行缓解，或经净后消失。

（2）鉴别诊断。

痛经主要与其他原因引起的腹痛相鉴别，如腹痛亦可发生于经期，但不具周期性发作，经期过后疼痛不缓解，而痛经在经血排出流畅时疼痛常可缓解。

3.临床分型

（1）气滞血瘀。

临床表现：经前或经期小腹胀痛，行经量少，淋漓不畅，血色紫黯有血块，或呈腐肉片样物，块下则疼痛减轻，胸胁乳房作胀，舌质紫黯，舌边或有瘀点，脉沉弦。

辨证分析：气滞则小腹、胸胁、乳房胀痛，月经量少而淋漓不畅。由滞而瘀，则经色紫黯有块，块下则瘀滞稍通，故疼痛暂减。舌紫黯，脉沉弦，均为气滞血瘀之象。

论治法则：理气活血，逐瘀止痛。

首选方：膈下逐瘀汤。方中枳壳、乌药、香附理气止痛。当归、川芎、赤芍、桃仁、红花、丹皮活血行瘀。延胡索、五灵脂化瘀止痛。甘草和中缓急，调和诸药。

备用方：清热调血汤。方中生地、黄连、丹皮清热凉血；当归、川芎、桃仁、红花、莪术、延胡活血行瘀止痛；香附理气行滞；白芍和营敛阴。热消气行，则痛自止。

针灸配穴：气海、太冲、三阴交。

（2）寒湿凝滞。

临床表现：经前或经行小腹冷痛，甚则牵连腰脊疼痛，得热则舒，经行量少，色黯有血块，畏寒便溏，苔白腻，脉沉紧。

辨证分析：寒湿之邪伤于下焦，客于胞中，血被寒凝，行而不畅，故经水量少，色暗有块，小腹冷痛。因胞脉系肾，故痛甚则连及腰脊。血得热则行，故得热则舒。寒湿停滞，困阻脾阳，脾阳失运，故畏寒便溏。苔白腻，脉沉紧，均为寒湿内阻，气血瘀滞之象。

论治法则：温经化瘀，散寒利湿。

首选方：温经汤。方中人参益气；当归养血；川芎行血中之气；桂心温经散寒；莪术、丹皮、牛膝活血行滞；白芍、甘草缓急止痛。如腹痛拒按，血块较多者，则加蒲黄、五灵脂以增强化瘀止痛之力。

备用方：少腹逐瘀汤加苍术、茯苓。方中当归、川芎、赤芍活血行瘀；延胡索、蒲黄、五灵脂、没药化瘀止痛；官桂、小茴、干姜温经散寒；苍术、茯苓利湿化浊。

针灸配穴：中极、水道、地机。

(3) 气血虚弱。

临床表现：经期或经净后，小腹绵绵作痛，按之痛减，经色淡，质清稀，面色苍白，精神倦怠，舌淡苔薄，脉虚细。

辨证分析：气血不足，血海空虚，胞脉失养，故小腹绵绵作痛，喜揉按。气血虚弱，血失温煦，故经水量少，色淡质清。血虚不能上荣，则面色苍白。气虚阳气不振，故精神倦怠。舌淡苔薄，脉虚细，均为气血两亏之象。

论治法则：益气养血。

首选方：圣愈汤。方中党参、黄芪补益中气；当归、川芎活血调经；熟地养血；白芍、甘草缓急止痛。

备用方：十全大补汤。方中参、术、苓、草补脾益气；归、芍、地滋养心肝；加入川芎入血分而理气；再入黄芪增加益气之力；肉桂长于温里止痛，入下焦而补肾阳，归命门。全方共奏温

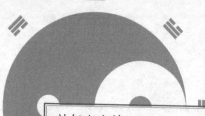

补气血之效。

针灸配穴：关元、中极、血海、三阴交。

（4）肝肾亏损。

临床表现：经后小腹隐痛，经来色淡量少，腰膝酸楚，头晕耳鸣，舌质淡红，苔薄，脉沉细。

辨证分析：肝肾亏损，精血不足，冲任俱虚，故经来量少色淡。经行后血海空虚，胞膜失养，故小腹隐痛。肾虚则头晕耳鸣，腰膝酸痛。舌质淡红，苔薄，脉沉细，均为肝肾亏损之候。

论治法则：调补肝肾。

首选方：调肝方。方中山药、阿胶滋阴补肾；当归、白芍养血柔肝；山茱萸补肝肾，益精气；巴戟温肾益冲任。

备用方：六味地黄丸。

针灸配穴：肝俞、肾俞、关元、足三里、照海等。

单方验方：①五灵脂10g，酒制香附15g。水煎至300ml，分早晚二次服。②红糖30g，香附子24g（干者减半）。将香附子洗净，加开水少许共捣至极烂，榨取汁液，兑红糖一次服完。每日1剂，连服7d。③山楂（干）200g，米酒500g。将山楂放米酒中浸泡7d后可用。每次20-30ml，每日2～3次，连服数天。④鸡蛋1枚，黑豆100g，米酒20ml。取黑豆熬取浓汁，打入鸡蛋煮熟，油、盐、生葱各少许调味，冲入米酒，饮汤吃蛋，1次服完。每日1剂，连服3～5剂。⑤酒炒元胡10g，醋炒香附6g，共研细末。一次黄酒送服。⑥大黄500g，醋500ml，待大黄炒焦时撒醋，焙松研粉。月经来前10d服。每日3次，每次10g。⑦当归12g，元胡20g、红花10g、胡椒6g、蚕砂6g，用醋炒热敷痛处。

（十六）尿痛

尿痛，指人排尿时尿道发生刺痛、灼痛、涩痛、绞痛等症，同时伴有小便频数短涩、淋漓不畅、欲出未尽、小腹拘急，或痛引腰腹等表现。中医古代文献多称为"淋证"。清代顾松园《顾氏医镜》曰："淋者，欲尿而不能出，胀急痛甚，不欲尿而点滴淋沥。"本病多见于现代医学的某些泌尿系统疾病中，如肾盂肾炎、膀胱炎、尿道炎、尿路结石、结核、肿瘤、乳糜尿及前列腺疾病等。凡以尿痛、尿频、尿急为主要表现者，均可以参考本篇内容进行辨证论治。

1.概述

淋之名称，始见于《内经》，《素问·六元正纪大论篇》称"淋闷"；即《金匮要略·五脏风寒积聚病》的"淋秘"《金匮要略·消渴小便不利淋病》篇对本病的症状作了描述："淋之为病，小便如粟状，小腹弦急，痛引脐中。"说明淋病是以小便不爽，尿道刺痛为主证。淋证的分类，《中藏经》已有冷、热、气、劳、膏、砂、虚、实8种，为淋证临床分类的雏形。《诸病源候论》把淋证分为石、劳、气、血、膏、寒、热7种，而以"诸淋"统之。《备急千金要方》提出"五淋"之名，《外台秘要》具体指明五淋的内容："集验论五淋者，石淋、气淋、膏淋、劳淋、热淋也"。现代临床仍沿用五淋之名。但有以气淋、血淋、膏淋、石淋、劳淋为五淋者，亦有以热淋、石淋、血淋、膏淋、劳淋为五淋者，按之临床实际，热淋、气淋均属常见，故本篇分为气淋、血淋、热淋、膏淋、石淋、劳淋6种。

2.诊断与鉴别诊断

凡以小便疼痛为主要症状者，即可诊为尿痛。此症多伴见小便频数短涩，滴沥刺痛，欲出未尽，小腹拘急，或痛引腰腹。

鉴别应注意以下几点：

（1）癃闭：癃闭以排尿困难、小便量少甚至点滴全无为特征，其小便量少，排尿困难与淋证相似，但淋证尿频而疼痛，且每日排尿总量多为正常，癃闭则无尿痛，每日排出尿量低于正常。严重时小便闭塞，无尿排出。

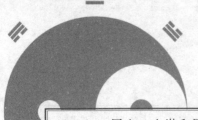

（2）尿血：血淋和尿血都以小便出血、尿色红赤，甚至溺出纯血为共有的症状，其鉴别的要点是尿痛的有无，尿血多无疼痛之感，虽亦间有轻微的胀痛或热痛，但终不若血淋的小便滴沥而疼痛难忍。故一般以痛者为血淋，不痛者为尿血。

（3）尿浊：淋证的小便浑浊需与尿浊鉴别，尿浊虽然小便浑浊，白如泔浆，与膏淋相似。但排尿时无疼痛滞涩感，与淋证不同。

（4）各类淋证之间的鉴别：小便频数短涩，滴沥刺痛，欲出未尽，小腹拘急，或痛引腰腹，为诸淋所共用。但各种淋证，又有其特殊的症状，便成为不同淋证的鉴别要点，兹列述如下。

石淋：以小便排出砂石为主证。

膏淋：淋证而见小便浑浊如米泔水或滑腻如脂膏。

血淋：溺血而痛。

气淋：少腹胀满较为明显，小便艰涩疼痛，尿有余沥，

热淋：小便灼热刺痛。

劳淋；小便淋沥不已，遇劳即发。

3.临床分型

（1）热淋型尿痛。

临床表现：小便短数，灼热刺痛，溺色黄赤，少腹拘急胀痛，或有寒热、口苦、呕恶，或有腰痛拒按，或有大便秘结，苔黄腻，脉濡数。

辨证分析：湿热蕴结下焦，膀胱气化失司，是热淋的主要病机，故见小便短数，灼热刺痛，溺色黄赤；腰为肾之府，若湿热之邪侵犯于肾，则腰痛拒按；若湿热内蕴，邪正相争，可见寒热起伏、口苦、呕恶；热甚波及大肠，则大便秘结，苔黄腻，脉濡数，均系湿热之象。

论治法则：清热利湿通淋。

首选方：八正散。方中萹蓄、瞿麦、木通、车前子、滑石以

通淋利湿；大黄、山栀、甘草梢以清热泄火。若伴见寒热、口苦呕恶者，可合小柴胡汤以和解少阳。若大便秘结、腹胀者，可重用生大黄，并加用枳实，以通腑泄热。若湿热伤阴者，去大黄，加生地、知母、白茅根以养阴清热。

备用方：导赤散。方中生地凉血滋阴以制心火，木通上清心经之热，下则清利小肠，利水通淋。生甘草清热解毒、调和诸药，用"梢"，古有"直达"茎中止淋痛之说。竹叶清心除烦。四药配伍，为清心与养阴两顾，利水并导热下行，共收清心养阴，利水通淋之效。

针灸配穴：膀胱俞、中极、阴陵泉、行间、太溪、合谷、外关。

（2）石淋型尿痛。

临床表现：尿中时挟砂石，小便艰涩，或排尿时突然中断，尿道窘迫疼痛，少腹拘急，或腰腹绞痛难忍，尿中带血，舌红，苔薄黄，脉弦或带数。

辨证分析：湿热下注，煎熬尿液，结为砂石，故为石淋砂石不能随尿排出，则小便艰涩，尿时疼痛，如砂粒较大，阻塞尿路，则尿时突然中断，并因阻塞不通而致疼痛难忍，结石损伤脉络，则见尿中带血。湿热偏盛，故舌质红，苔薄黄，脉弦或带数。

论治法则：清热利湿，通淋排石。

首选方：石苇散加味。方中石苇散由石苇、冬葵子、瞿麦、滑石、车前子组成，共有清热利湿，通淋排石的功效。并可加金钱草、海金砂、鸡内金等以加强排石消坚的作用。腰腹绞痛者，可加芍药、甘草以缓急止痛。如尿中带血，可加小蓟草、生地、藕节以凉血止血。

备用方：五淋散。方中赤茯苓甘淡微寒，甘能和中，淡能渗泄，寒能清热，故长于分利湿热，用为本方主药。辅以山栀，泄热利湿，使湿热从小便外出。佐以当归、赤芍活血止血，治小便涩痛，或夹有血。使以甘草，清热解毒，调和诸药，代之以生甘草梢尤为相宜。合奏清热利湿，止血通淋，用于石淋水道不通，淋沥不已，脐腹急痛，尿中夹血者。

针灸配穴：膀胱俞、中极、阴陵泉、行间、太溪、委阳、然谷。

（3）气淋型尿痛。

临床表现：实证：小便涩滞，淋沥不宣，少腹满痛，苔薄白，脉多沉弦。虚证：少腹坠胀，尿中余沥，面色㿠白，舌质淡，脉虚细无力。

辨证分析：少腹乃足厥阴肝经循行之处，情志抑郁，肝失条达，气机郁结，膀胱气化不利，故见小便涩滞，淋漓不宣，少腹满痛。脉沉弦为肝郁之征。此属气淋之实证。如病久不愈，或过用苦寒疏利之品，耗伤中气，气虚下陷，故见少腹坠胀，气虚不能摄纳，故尿有余沥。面色㿠白，舌淡，脉虚细，均为气血亏虚之征。此属气淋之虚证。

论治法则：实证宜利气疏导；虚证宜补中益气。

首选方：沉香散加味，用于实证。方中沉香、橘皮利气；当归、白芍柔肝；甘草清热；石苇、滑石、冬葵子、王不留行利水通淋。胸闷胁胀者，可加青皮、乌药、小茴香以疏通肝气；日久气滞血瘀者，可加红花、赤芍、川牛膝以活血行瘀。

备用方：补中益气汤，用于虚证。方中黄芪、当归，合为当归补血汤，益气补血；人参、白术、甘草，皆为补益中气之品。三药合用，以配芪、归，则益气之力更宏；陈皮利气行水，升麻、柴胡升举清阳。共奏补中益气，升陷举虚之效。

针灸配穴：膀胱俞、中极、阴陵泉、行间、太溪、气海、水道。

（4）血淋型尿痛。

临床表现：实证：小便热涩刺痛，尿色深红，或挟有血块小

吕人奎学术思想及临床经验

腹拘急，胀满疼痛，或见心烦，苔黄，脉滑数。虚证：尿色淡红，尿痛涩滞不显著，腰酸膝软，神疲乏力，舌淡红，脉细数。

辨证分析：湿热下注膀胱，热盛伤络，迫血妄行，以致小便涩痛有血；血块阻塞尿路，故小腹拘急，胀满疼痛。如心火亢盛，则可见心烦，苔黄，脉数，为实热之象。病延日久，肾阴不足，虚火灼络，络伤血溢，则可见尿色淡红，涩痛不明显，腰膝酸软，为血淋之虚证。

论治法则：实证宜清热通淋，凉血止血，虚证宜滋阴清热，补虚止血。

首选方：小蓟饮子合导赤散，用于实证。方中小蓟草、生地、蒲黄、藕节凉血止血，小蓟草可重用至 30g，生地以鲜者为宜；木通、竹叶降心火、利小便；栀子清泄三焦之火；滑石利水通淋；当归引血归经；生甘草梢泻火而能走达茎中以止痛；若血多痛甚者，可另吞参三七、琥珀泊粉，以化瘀通淋止痛。

备用方：知柏地黄汤加味，用于虚证。方中熟地、山萸肉、山药、丹皮、茯苓、泽泻为六味地黄汤以滋补肾阴知母、黄柏清其虚热。加入旱莲草、阿胶、小蓟草等以补虚止血。

针灸配穴：膀胱俞、中极、阴陵泉、行间、太溪、血海、三阴交。

(5) 膏淋型尿痛。

临床表现：实证：小便混浊如米泔水，置之沉淀如絮状，上有浮油如脂，或夹有凝块，或混有血液，尿道热涩疼痛，舌红，苔黄腻，脉濡数。虚证：病久不已，反复发作，淋出如脂，涩痛反见减轻，但形体日渐消瘦，头昏无力，腰酸膝软，舌淡，苔腻，脉细弱无力。

辨证分析：湿热下注，气化不利，脂液失于约束，故见小便混浊如米泔水，尿道热涩疼痛等实证。如日久反复不愈，肾虚下元不固，不能制约脂液，脂液下泄，故见淋出如脂，形瘦、头昏

乏力、腰酸膝软等虚证。

论治法则：实证宜清热利湿，分清泄浊；虚证宜补虚固涩。

首选方：程氏萆薢分清饮加减，用于实证。方中萆薢、菖蒲清利湿浊；黄柏、车前子清热利湿；白术、茯苓健脾除湿，莲子芯、丹参以清心活血通络，使清浊分，湿热去，络脉通，脂液重归其道。若少腹胀，尿涩不畅者，加乌药、青皮；小便挟血者，加小蓟草、藕节、茅根。

备用方：膏淋汤，用于虚证。方中党参、山药补脾；地黄、芡实滋肾；龙骨、牡蛎、白芍固涩脂液。若脾肾两虚，中气下陷，肾失固涩者，可用补中益气汤合七味都气丸，益气升陷，滋肾固涩。

针灸配穴：膀胱俞、中极、阴陵泉、行间、太溪、气海、百会。

（6）劳淋型尿痛。

临床表现：小便不甚赤涩，但淋沥不已，时作时止，遇劳即发，腰膝酸软，神疲乏力，舌质淡，脉虚弱。

辨证分析：诸淋日久，或过服寒凉，或久病体虚，或劳伤过度，以致脾肾两虚。湿浊留恋不去，故小便不甚赤涩，但淋沥不已，遇劳即发。气血不足，故舌淡脉弱。

论治法则：健脾益肾。

首选方：无比山药丸加减。方中山药、茯苓、泽泻以健脾利湿；熟地、山茱萸、巴戟天、菟丝子、杜仲、牛膝、五味子、肉苁蓉以益肾固涩。

备用方：右归丸，用于肾阳虚衰者。方中用熟地、山药、山萸肉、枸杞子，培补肾精，是为阴中求阳之用；杜仲强腰益精；菟丝子补益肝肾；当归补血行血。诸药合用，共奏温肾壮腰之功。

针灸配穴：膀胱俞、肾俞、中极、太溪、百会、气海。

单方验方：①川牛膝、刘寄奴各 50g，水煎服。②凤尾草 9g、灯芯草 7 条、车前子 6g，水煎服。③尿血痛不可忍：木通、滑石各 30g，黑丑 15g，共研末，每服 6g，灯心葱白汤空腹服下。

（十七）睾丸痛

睾丸痛，又称子痛，指男性睾丸肿胀疼痛。中医之"子痛"、"子痰"、"囊痈"、"疝气"等皆可引起睾丸痛。现代医学之急性睾丸炎、副睾结核、副睾郁积症、精索静脉曲张、腹股沟斜疝等以睾丸疼痛为主症者，均可供参考进行辨证论治。

1.概述

历代医家对"子痛""子痰""囊痈""疝气"等都有论述。《素问·骨空论》说："任脉为病，男子内结七疝，女子带下瘕聚。"马莳注说："七疝，乃五脏疝及狐疝、㿉疝也"。隋·《诸病源候论·疝病诸候》中分厥、症、寒、气、盘、胕、狼七疝，与石、血、阴、妒、气五疝。清·《外科证治全生集·子痛》中马培之注说："子痛则睾丸硬痛，睾丸不肿而囊肿者为囊痈"《外科证治全书》中载："肾子作痛，下坠不能升上，外现红色者子痛也。或左或右，故俗名偏坠，迟则溃烂莫治。"清·《外科大成·囊痈》中载："夫囊痈者，阴囊红肿热痛也。"并且提出囊痈与疝气相类的鉴别诊断，说："但痈则阴囊红肿热痛、内热口干，小便赤涩。若疝，则腹痛牵及肾子，少热多寒，好饮热汤为异耳。"《外科启玄·阴囊破裂漏疮》中对"子痰"有"外囊破裂，漏水腥臭，久治不痊"的描述。

2.诊断与鉴别诊断

凡以睾丸肿胀疼痛为主要表现的病证，即可诊为睾丸痛。

鉴别时注意以下几种：

子痈：发生于睾丸的化脓性疾病，发病急骤，以阴囊肿胀，剧烈疼痛，红肿灼热，皮肤紧张光亮，睾丸肿大，质地坚硬，压痛等为主要表现。

子痰：早期肿块不易区别，阴囊失去弹性，皱纹减少，睾丸

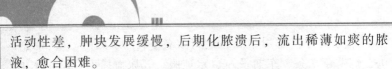

活动性差，肿块发展缓慢，后期化脓溃后，流出稀薄如痰的脓液，愈合困难。

囊痈：急性发作，阴囊红肿热痛，同时伴有恶寒发热等全身症状。

水疝：阴囊一侧肿大，不红不热，透光试验阳性，或阴囊全部肿大，状如水晶，掀热胀而不痛。

卵子瘟：为痄腮的并发症，常见于痄腮后期 5～7d，睾丸肿痛，阴囊皮色发红，但一般在 7～14d 内多能消退，不会化脓。

3.临床分型

（1）寒湿凝滞。

临床表现：睾丸疼痛，牵引少腹，遇寒加重，得暖减轻，畏寒肢冷。或见阴囊冰冷发硬，肢倦乏力，舌淡苔白，脉沉缓。

辨证分析：肾开窍于二阴，肾藏精，睾丸属肾；肝脉络阴器，阴囊子系（精索）属肝。故睾丸痛与肝肾两经关系密切。肝肾虚损，寒邪、湿邪易乘虚而入。寒湿之邪，流注肾经，滞于肝脉，寒性凝滞，阻碍气血运行，不通则痛，故睾丸疼痛，甚则牵引少腹。寒湿之邪属阴，易伤阳气，若遇寒冷，睾丸收引腹中，而疼痛加重。得温暖时，则睾丸复入阴囊中而疼痛减轻，所谓"热则弛纵、寒则收引"。阴囊冰冷发硬，肢倦乏力，舌淡苔白，脉沉缓，为阴寒偏盛之象。

论治法则：散寒活络止痛。

首选方：暖肝煎加减。方中小茴香、肉桂温阳暖肝，散寒止痛；乌药、沉香温肾散寒，行气止痛；枸杞子、当归滋补肝肾、扶正祛邪；茯苓健脾补中。诸药配伍，可达补益肝肾，温经散寒，行气止痛之功。

备用方：乌头桂枝汤合当归四逆汤。方中乌头祛寒止痛；桂枝汤中之桂枝、白芍、生姜、大枣、甘草调和营卫以散表寒；当归苦辛甘温，补血和血，细辛与桂枝相合除内外之寒，再加通草通经脉，使阴血充，客寒除，经脉通，而寒湿凝滞之疝痛可止。

针灸配穴：期门、大敦、气海、足三里。

（2）湿热内蕴。

临床表现：睾丸肿胀疼痛，阴囊湿痒或出水，大便秘结，小便黄赤，口苦咽干，舌红苔黄腻，脉弦数。

辨证分析：由于暴怒伤肝，肝经郁热；或膏粱厚味，嗜饮醇酒，湿热内蕴，复因外感寒湿，遂致湿热壅遏肝经，下注而为睾丸肿胀疼痛。因湿热壅郁肝经，故必兼肝经湿热的表现，症见阴囊湿热或出水，大便秘结，小便黄赤。热邪伤津，津不上承，则见口苦咽干。舌红苔黄腻，脉弦数，为湿热内蕴之外候。

论治法则：清肝泄热，利湿止痛。

首选方：龙胆泻肝汤加川楝子、元胡、橘核。方中龙胆草泻肝胆实火，除下焦湿热；黄芩、生栀子泻火清热；木通、车前子、泽泻清热利湿，使热从小便出；当归、生地养血益阴以和肝，使泻火之药不致苦寒伤阴；柴胡疏泄肝胆之气；甘草调和诸药，缓急和中；川楝子、元胡、橘核行气治子痛。诸药合用有清泄肝经湿热，行气止痛之功效。

备用方：枸橘汤（《外科证治全生集》）。方中枸橘、川楝子、陈皮疏肝理气治子痛；秦艽、防风、泽泻化湿清热；赤芍凉血活血，通络止痛；甘草调和。

针灸配穴：大敦、照海、阴陵泉。

（3）毒火炽盛。

临床表现：睾丸红肿发热疼痛、发硬、疼痛剧烈，或阴囊水肿，多发于一侧睾丸，并见状热恶寒头疼，口渴咽痛，小便黄赤，舌红苔黄，脉滑数有力。

辨证分析：外感风热失治化火，火毒壅结于睾丸，必见毒火炽盛之症。临床症见睾丸红肿发热，疼痛发硬，疼痛剧烈等。全身症状见状热恶寒、头疼、口渴、咽痛、小便黄赤，舌红苔黄，

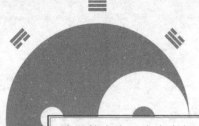

脉滑数有力，为火毒炽盛之外候。

论治法则：清热解毒止痛。

首选方：普济消毒饮。方中黄连、黄芩苦寒清热；牛蒡子、连翘、薄荷、僵蚕清热解毒；玄参、马勃、板蓝根有加强清热解毒之功能；配甘草、桔梗、玄参清利咽喉，玄参并有防止伤阴的作用；陈皮理气以散邪热郁结；升麻、柴胡疏散风热，用以"火郁发之"之意。

备用方：清瘟败毒饮加减。方中黄连、黄芩、栀子、连翘清热解毒；犀角、石膏、知母清热泻火；生地、玄参、丹皮、赤芍凉血解毒，养阴清热。再加二花、黄柏以加强清热解毒之力。若壮热渐退，上方去石膏、知母、犀角、黄连、黄芩、栀子等或减量，以防苦寒伐胃。

针灸配穴：大敦、照海、阴陵泉、曲池、大椎。

（4）肝郁气滞。

临床表现：一侧睾丸偏坠胀痛，痛引少腹或两胁，随情绪变化而痛作，或伴胸闷腹胀，口干口苦，舌苔薄白或微黄，脉弦细。

辨证分析：因七情所伤，或暴怒、或郁怒，气滞肝脉；经气不舒，证见一侧睾丸偏坠胀痛，同时兼有肝气郁滞的症状，如痛引少腹或两胁，随情绪变化而痛作，或伴胸闷腹胀，口干口苦。苔薄白，脉弦细，为肝郁气滞之征。

论治法则：舒肝解郁，行气止痛。

首选方：橘核丸去海藻、昆布、海带。方中橘核、木香、枳实、厚朴、川楝子疏肝行气；桃仁、元胡活血行血；肉桂温经散寒；木通利湿。若畏寒肢冷者，去木通，加炒小茴香；若口干，小便黄，脉弦数者，去肉桂，加生栀子、黄芩等。

备用方：天台乌药散。方中乌药、木香行气导滞；茴香、良姜暖下散寒；青皮疏肝理气；槟榔导滞下行；川楝子行气止痛。

针灸配穴：归来、关元、足三里、中脘、期门、大敦、气海。

单方验方：①茴香、橘核等量，碾成粗末，炒热后装于口袋内，热熨阴囊。②小茴香和大粒食盐炒热，装入布袋内，外敷阴囊、睾丸。每日 1～2 次，每次 2h。③生香附 100g，食盐 100g，炒热后加酒醋适量，布包频熨患处。④老生姜、用水洗净，切成约 0.2cm 厚的片状，每次用 6～10 片外敷于患侧阴囊，并盖上纱布，兜起阴囊，每日或隔日更换一次，直到痊愈为止(以上四方适应于"寒湿凝滞"型)。⑤贯仲 60g，去毛洗净，加水约 700ml，煎至 500ml。每日早晚各服 250ml，或分次当茶饮服（此方适应于"毒火炽盛"型)。⑥鲜地骨皮、生姜、百部各 30g，捣烂如泥样，以绢包于阴囊。⑦马鞭草 60g，水煎服。⑧鲜荔枝根 60g，水煎后调红糖饭前服。

(十八)肛门痛

肛门痛，又称肛痛，指人的肛门发生疼痛而言。此证可伴有肛管的皮肤破裂，久不愈合，或肛周肿溃疮疡等表现。肛门痛多见于肛裂，肛周脓肿，肛瘘等疾病。在中医文献中统称为痔、痔瘘。

1.概述

我国有关痔的记载已有 3000 年的历史。痔的病名始见于《庄子》在"列御寇篇"中记载有秦惠王有病召医，定出的赏格是，破痈溃痤者，得车一乘，能治痔者得车五乘。说明当时已有治痔的方法和医者，痔的治疗已为当时所重视。可见痔的记载在春秋时(周秦时代)(约公元前 770 年～公元前 403 年)就已有了。

1973 年长沙马王堆三号汉墓出土大量文物中，有古医帛书和竹简医书，其中就有痔瘘的描述，对肛门痔疾有较详细的描述。例如将痔分成：牡痔、脉痔、血痔、胸痔、巢塞脂者和人州出等。记载了对各类痔的原始古朴的治疗方法。如对属于"牡

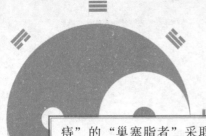

痔"的"巢塞脂者"采取了巧妙的割治法："杀狗，取其脬，以穿籥，入脂者，吹之，引出，徐以刀割去其巢，治黄芩而屡傅之"。即把狗的膀胱套在竹管上，插入肛门吹胀，将直肠下端患部引出，然后手术切除之。又如对"牡痔"的治法有"絜（捆束也）以小绳，剖以刀"，指用线绳结扎后，再用手术刀割治的操作方法，这也许是最早的结扎切除疗法吧。

成书于战国时期的《黄帝内经》中论述了肛肠的解剖、生理。如《灵枢·平人绝谷篇》和《灵枢·肠胃篇》记载了回肠（小肠）、广肠（大肠）的长度，大小和走向。《素问·灵兰秘典论篇》中说："大肠者，传道之官，变化出焉"，《素问·五脏别论篇》又说："魄门亦为五脏使，水谷不得久藏。"书中还论述了痔瘘便血，泄泻，肠澼，锐疽、赤施，肠道肿瘤、息肉等肛肠疾病的原因，病理和临床表现。如《素问·生气通天论篇》中说："因而饱食，筋脉横解，肠澼为痔。"提出痔是由于筋膜和血管弛缓，血液淤滞澼积的见解。

汉代对肛肠病的认识有了新的发展。西汉《神农本草经》提出了痔瘘、五痔、疽瘘、瘘痔、脱肛、息肉等病名，载有治痔药物 21 种。东汉张机对肛肠病的病因病理和辨证施治作了进一步的论述。如在《金匮要略·五脏风寒积聚病脉证治第十一》中说："小肠有寒者，其人下重便血，有热者，必痔"，在"惊悸吐衄下血胸满瘀血篇"中又说："先便后血，此远血也，黄土汤主之"，"先血后便，此近血也，赤小豆当归散主之"，在《伤寒论》中还介绍了肛门栓剂和灌肠术，具体论述了对肠痈，下利等病的辨证施治。

隋、唐医家不仅总结了秦汉对痔疾的认识，还初步提出了痔瘘的五种临床分类以及导引、熏洗、熨灸等辅助治疗。宋代增加了用砒剂的枯痔疗法。金、元时期提出了以风燥湿热为主因的辨证治疗原则。

明、清时期完善了枯痔，结扎、挂线、割治等外治方法，并且确立了以外治为主，内治为辅的治疗原则。

综上所述，祖国医学关于肛肠的解剖、生理、病理、辨证，治疗有着丰富的内容，形成了一个完整的体系，对肛肠病学的发展有着重大的意义和影响。

2.诊断与鉴别诊断

凡以肛门疼痛为主要表现的病证，即可诊为肛门痛。

鉴别诊断应注意以下几种：

脱肛：指肛门脱出。有经常脱出者，有因大便、或咳、或用力而脱出者。一般无疼痛感，如出现红肿疼痛，可按肛门痛辨证论治。

肛痔：指直肠末端与肛门处血脉瘀结，形成小肉突起，伴有出血、疼痛、脱出等症状。如以疼痛为主要表现者，亦可按肛门痛治疗。

肛痒：肛门搔痒，指肛门周围皮肤形成顽固性搔痒，经久不愈的症状，多因风热，风湿或血虚所致。

3.临床分型

（1）燥火内结。

临床表现：便时肛门剧痛，便后稍有减轻，继则持续疼痛数小时，甚则数日，大便秘结，口苦咽干，心烦失眠，舌红少津，苔黄燥，脉弦数。

辨证分析：感受风火燥热之邪，或嗜食辛甘厚味，以致燥火结于肠胃，灼津伤阴，粪便坚硬干结，难于排出，强努损伤肛门，则便时肛门剧痛，便后稍有减轻，继则持续疼痛数小时，甚至整日，燥火内结必见口苦咽干，心烦失眠等全身症状。舌红少津，苔黄燥，脉弦数为燥火内结之外候。

论治法则：清热泻火，润肠通便。

首选方：栀子金花丸（《宣明论方》），方中山栀清利三焦实

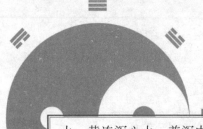

火；黄连泻心火，兼泻中焦之火；黄芩清肺热，泻上焦之火；黄柏泻下焦之火；大黄通腑泻热；银花清热解毒；知母、天花粉清肺胃之热，共收泻火清热解毒之功。燥火得清，肛门剧痛等证即可除去。

备用方：仙方活命饮加减。方中银花清热解毒；防风、白芷疏散外邪；归尾、赤芍、乳香、没药活血散瘀；贝母、花粉清热散结；陈皮理气；甘草化毒、和中。原方中山甲、皂刺可以删去，若热重还可加入公英、槐花、槐角等清热解毒之品。

针灸配穴：长强、会阳、次髎、曲池、大椎。

（2）湿热蕴结。

临床表现：肛门坠胀，便时疼痛，鲜血点滴而下，或肛裂，裂口内有少量脓汁，发热恶寒，食欲不振，大便困难，身重肢倦，舌苔黄腻，脉濡数或滑数。

辨证分析：多由感受湿热，醇酒肥甘，以致湿热蕴结于胃肠，下注肛门而成，故见肛门坠胀，便时疼痛，鲜血点滴而下，或肛裂，裂口内有少量脓汁。并伴发热恶寒，食欲不振，大便困难，身重肢倦等湿热蕴结之全身症状，湿热蕴结则见舌苔黄腻，脉濡数或滑数。

论治法则：清热祛湿，润肠通便。

首选方：内疏黄连汤加味。方中黄连，黄芩性味苦寒，清利湿热，大黄泻热通腑，山栀清三焦之热；连翘、茵陈清热解毒；利湿；当归、白芍益血活血，并可益阴润肠通便，木香、槟榔利气。

备用方：凉血地黄汤（《外科大成》），方中生地、当归、赤芍清热凉血；黄芩、黄连清利湿热；地榆、槐角、荆芥清肠风止便血，枳壳理气，天花粉清热生津，升麻益胃升气，甘草和诸药。

针灸配穴：次髎、长强、会阳、承山、二白。

（3）血虚津亏。

临床表现：便时疼痛、流血，便后痛缓，伴心烦失眠，大便干结，口干舌燥，或午后潮热，舌红少苔，脉细数。

辨证分析：多由老人病久阴虚，产后血少，或恚怒伤肝，气郁化火，血虚生燥，以致津枯肠燥，肛门皮肤失于濡养，便秘燥结，擦破肛管为因，故见便时疼痛、流血，大便干结，便后痛缓。兼伴心烦失眠，口干舌燥，或午后潮热等血虚阴亏之全身症状。血虚津亏，津不上承，血不濡脉，故见舌红少苔，脉细数。

论治法则：滋阴养血，润肠通便。

首选方：滋阴地黄丸（《外科大成》）。方中熟地、山药、山萸肉、五味子、麦冬，均为补益肝肾之阴和益血之品，肉苁蓉、巴戟天温补肾阳，使阴得阳助，当归养血益阴，又能润肠通便，菊花、杞子滋肾养肝，全方共奏滋阴养血润肠通便之效，能使血虚津亏之肛门痛得以缓解。

备用方：麻仁丸。方中火麻仁润肠通便，大黄通便，泄热，杏仁降气润肠，白芍养阴和里，枳壳、厚朴下气破结，加强降泄通便之力，蜂蜜能润燥滑肠，诸药合而为丸，具有润肠泄热、行气通便之功。

针灸配穴：次髎、长强、承山、三阴交、足三里。

（4）中气下陷。

临床表现：肛门坠痛，便时有物脱出，或咳时脱出，便后需手送还，肛门生瘘，出血时出时止，大便排出无力，伴有气短倦怠，食少懒言，面色㿠白，舌淡苔白，脉虚弱。

辨证分析：多见于老年元气不足，或妇女分娩过多，产后元气大伤，不能收摄，或久泻久痢脾胃两衰，大肠之气不固，或久咳伤及肺气，元气不能下约魄门，或小儿元气未充，易于嚎哭，耗伤正气等，均可令脾肺气虚，元气下陷，不能摄纳，致肛门无力收摄而下脱，而见肛门脱出，便后需手送还，或肛门生痔，出血时出时止。便时争努，或咳嗽用力，元气再伤，故易于脱出，中气不足则大便排出无力，日久气亏血弱，则伴见气短倦怠，食

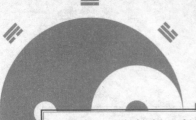

少懒言，面色㿠白，舌淡脉虚。

论治法则：益气养血，升提固摄。

首选方：补中益气汤。方中黄芪益气，人参、白术、炙草健脾益气，配陈皮理气，当归补血，升麻、柴胡升提下陷清阳。全方使中气得补，下陷阳气得升，脾胃和调，水谷精气生化有源，中气不虚，升举有力，则肛门坠痛，有物脱出诸证可以得复。

备用方：黄土汤。方中灶心土（伏龙肝）温中散寒；白术、附子温脾阳而补中气；恐术、附之辛温易伤血动血，耗伤阴血，故佐以生地、阿胶滋阴养血；配苦寒之黄芩与甘寒滋润之生地、阿胶共同制约术、附过于温燥之性；甘草调和诸药。

针灸配穴：百会、长强、大肠俞、承山、气海、脾俞、足三里。

单方验方：①食盐30g，芒硝30g，花椒3g，加开水冲泡熏洗。②外敷生肌玉红膏。③苦参60g，煎取浓汁，加鸡蛋2只和红糖60g，煮熟后食蛋喝汤，每日1剂，连服5~10d。用于因痔疮引起的肛门痛。④痔疮出血引起的肛门痛用白鸡冠花15~30g，加清水2碗煎至1碗，去渣，鸡蛋去壳加入煮熟服食，每日1次，连服3~4次。

（十九）腰痛

腰痛，是指人的腰部一侧或两侧疼痛为主要表现的病证。因腰为肾之府，故腰痛与肾的关系最为密切。现代医学的肾脏疾病、风湿病、类风湿病、腰部肌肉骨骼的劳损及外伤等，以腰痛为主时，可参考本篇进行辨证论治。

1.概述

腰痛一证，外感内伤均有，古代文献早有论述。《素问·脉要精微论篇》指出："腰者肾之府，转摇不能，肾将惫矣。"说明了肾虚腰痛的特点。《素问·刺腰痛篇》根据经络阐述了足三阴、足三阳以及奇经八脉为病所出现的腰痛病证，并介绍了相应的针灸疗法。

《金匮·五脏风寒积聚病》载有"肾著"之病，"其人身体重，腰中冷，如坐水中……腰以下冷痛，腹重如带五千钱"，是为寒湿内侵所致，《诸病源候论》和《圣济总录》认为腰痛原因和少阴阳虚，风寒着于腰部，劳役伤肾，坠堕伤腰及寝卧湿地五种情况有关，《丹溪心法·腰痛》篇指出"腰痛主湿热，肾虚，瘀血，挫闪，有痰积"，《七松岩集·腰痛》篇指出："然痛有虚实之分，所谓虚者，是两肾之精神气血虚也，凡言虚证，皆两肾自病耳。所谓实者，非肾家自实，是两腰经脉血络之中，为风湿寒之所侵，闪肭锉气之所碍，腰内空腔之中，为湿痰瘀血凝滞不通而为痛，当依据脉证辨析而分治之"，对腰痛常见的病因和分型作了概括。至于治疗，《证治汇补·腰痛》篇指出："治惟补肾为先，而后随邪之所见者以施治，标急则治标，本急则治本，初痛宜疏邪滞，理经隧，久痛宜补真元，养血气。"这种分清标本先后缓急的治疗原则，对临床很有指导意义。

2.诊断与鉴别诊断

凡以腰部一侧或两侧疼痛为主的病证，均可诊为腰痛。

鉴别时应注意以下几种情况：

腰软：多见于婴幼儿，以腰部软弱无力为主要症状，一般无腰痛感，属虚证居多。

腰重：指腰部有沉重感的症状，主要表现有形瘦腹大，脐肿，溺痛，阴湿等。

肾着：指腰中冷，腰以下痛，腹重，身重为主要表现。

3.临床分型

（1）寒湿腰痛。

临床表现：腰部冷痛重着，转侧不利，逐渐加重。静卧痛不减，遇阴雨天则加重,苔白腻，脉沉而迟缓。

辨证分析：当寒湿之邪侵袭腰部，痹阻经络时，因寒性收引，湿性凝滞，故腰部冷痛重着，转侧不利。湿为阴邪，得阳运

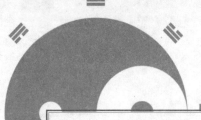

始化，静卧则更易凝滞，故虽卧疼痛不减，阴雨寒冷天气则寒湿更甚，故疼痛加剧。苔白腻，脉沉而迟缓，均为寒湿停聚之象。

论治法则：散寒利湿，温经通络。

首选方：甘姜苓术汤加味。方中干姜、甘草散寒暖中，茯苓、白术，健脾渗湿。脾主肌肉，脾阳不振，则寒湿留着腰部肌肉，故用暖土胜湿法，使寒去湿化，则诸证自解，临证应用，可加桂枝、牛膝以温经通络，或加杜仲、桑寄生、续断，以兼补肾壮腰，若寒邪偏胜，则冷痛为主，拘急不舒，可加附片，以温肾祛寒。若湿邪偏胜，则痛而沉着为著，舌苔厚腻，可加苍术，以燥湿散邪。

备用方：渗湿汤。本方乃由甘姜苓术汤加苍术、丁香、橘红组成，以苍术辛苦之烈，散多于补而燥湿健脾，而白术苦甘性缓。补多于散而补脾益气，白术与苍术同用则健脾运化力强，湿浊自除。橘红其性燥烈，利气燥湿力为胜，气机通畅，则湿浊自化。丁香辛温入肺、脾、肾经，乃温肾助阳，下气止痛，故能温煦运化，而使经脉畅达，则疼痛自止。

针灸配方：肾俞、委中、阳陵泉、阿是穴、三阴交、太溪、命门。

（2）湿热腰痛。

临床表现：腰部弛痛，痛处伴有热感，热天或雨天疼痛加重，而活动后或可减轻，小便短赤，脉濡数或弦数，苔黄腻。

辨证分析：湿热蕴于腰部，筋脉弛缓，经气不通，故腰部弛痛而伴有热感。热天或雨天热重湿增，故疼痛加重，活动后气机稍有舒展湿滞得减，故痛或可减轻，湿热下注膀胱，故小便短赤，苔黄腻，脉濡数，均为湿热之象。

论治法则：清热利湿，舒筋止痛。

首选方：四妙丸加减。方中苍术苦温燥湿，黄柏苦寒清下焦之热，配薏苡仁清利湿热，再以牛膝通利筋脉，引药下行兼能强壮腰膝；四药合用，则湿热下清，而强壮腰筋，疼痛可愈。临证应用可酌加木瓜、络石藤，以加强舒筋通络止痛之功。若舌质红、口渴、小便短赤，脉弦数则热象偏重，可加栀子、泽泻、木通以助清利湿热。

备用方：宣痹汤去杏仁、连翘、半夏、赤小豆、加萆薢。方中晚蚕砂甘辛性温，可燥湿化浊，祛风定痛，薏苡仁甘淡利湿，防己苦寒泄降，善清下焦血分之湿热；滑石功能利水渗湿，栀子苦寒清降，泻火除烦，泄热利湿，诸药合用共奏清热利湿之功。湿热除，腰络畅而痛止。

针灸配穴：肾俞、委中、阳陵泉、腰阳关、命门、大钟。

(3) 瘀血腰痛。

临床表现：腰痛如刺，痛有定处，日轻夜重，证轻者俯仰不便，重则不能转侧，痛处拒按，舌质暗或紫有，瘀斑，脉涩。

辨证分析：瘀血阻滞经脉，以致气血不能通畅，故腰痛如刺，而痛有定处，按之则痛甚，舌质紫暗，或有瘀斑，脉涩，日轻夜重，均为瘀血内停征象。

论治法则：活血化瘀，理气止痛。

首选方：身痛逐瘀汤加减，方中用当归、川芎、桃仁、红花、地龙，活血祛瘀，没药、五灵脂消肿定痛并增强祛瘀之力，香附行气以活血，牛膝引瘀血下行并能强壮腰膝。临证应用时，可加地鳖虫与配方中地龙起祛瘀通络作用，因无周身之痹痛，故去羌活、秦艽。若兼有风湿者，宜加独活、金毛狗脊，以祛风胜湿，而狗脊配方中牛膝，更能强壮腰膝，若兼有肾虚者，宜加杜仲、续断、熟地黄以补肾壮筋骨。

备用方：泽兰汤加乳香、没药、香附、牛膝。方中泽兰苦辛气香，活血祛瘀，舒郁散结，通络止痛；赤芍、乳香、没药活血祛瘀，通络止痛；当归活血行血；香附行气通络止痛；牛膝引药下行，直达病所；甘草调和诸药。上药配伍合奏活血化瘀，通络

止痛之效。

针灸配方：委中、命门、阿是穴、水溪、大钟、阳陵泉。

（4）肾虚腰痛。

临床表现：腰痛以酸软为主，喜按喜揉，腿膝无力，遇劳更甚，卧则减轻，常反复发作。偏阳虚者，则少腹拘急，面色潮红，手足不温，少气乏力，舌淡，脉沉细。偏阴虚者则心烦失眠，口燥咽干，面部潮红，手足心热，舌红少苔，脉弦细数。

辨证分析：腰为肾府，肾主骨髓，肾之精气亏虚，则腰脊失养，故酸软无力，其痛绵绵，喜按喜揉，是为虚证所见。劳则气耗，故遇劳更甚，卧则减轻，阳虚不得煦筋，则少腹拘急，四肢不得温养，故手足不温，面色㿠白，舌淡脉沉细皆为阳虚有寒之象。阴虚则津液不足，虚火上炎，故心烦失眠，口燥咽干，手足心热，舌质红少苔，脉弦细数，均为阴虚有热之征。

论治法则：偏阳虚者，宜温补肾阳，偏阴虚者，宜滋补肾阴。

首选方：偏阳虚者以右归丸为主温养命门之火，方用熟地、山药、山萸肉、枸杞子，培补肾精，是为阴中求阳之用；杜仲强腰益精，菟丝子补益肝肾，当归补血行血，诸药合用，共奏温肾壮腰之功。偏阴虚者以左归丸为主方，方中用地黄、枸杞、山萸肉、龟板胶以填补肾阴，配菟丝子、鹿角胶、牛膝以温肾壮腰，肾得滋养则虚痛可除，若虚火甚者，可酌加大补阴丸送服。如腰痛日久不愈，元明显阴阳偏胜者，可服用青娥丸补肾以治腰痛。

备用方：偏阳虚者用右归饮。方中：熟地、山药、山茱萸、枸杞子培补肾阴；肉桂、附子温养肾阳；杜仲补益肝肾、强壮益精，炙草补中益气，调和诸药。作用似右归丸，但补力稍逊。偏阴虚者，用左归饮，方中熟地、枸杞子、山茱萸滋补肝肾之阴，茯苓、山药、炙草滋养脾胃之阴；本方去除泽泻之泻力，丹皮之凉性，而以补脾、肝、肾之精血，主治同左归丸相似，但补力稍逊。

针灸配穴：阳陵泉、水泉、命门、肾俞、三阴交。

单方验方：①肾虚腰痛：鲜韭菜 100g 和鸡蛋 2 只加生油、盐同炒熟，佐餐。或用棉花子 10g，鸡蛋 2 只，清水 2 碗同煎，蛋熟取壳再煮片刻，加白糖适量，喝汤食蛋。②威灵仙 9g，水煎服。又方威灵仙、杜仲各 9g，水煎服。③泽兰叶 6～9g，水煎服，或用黄酒炖服。④续断、杜仲各 15g，水煎，酌加黄酒服。最好在临睡之前服。⑤黑附子 5g，肉苁蓉 6g，甘草 3g，水煎服。⑥补骨脂 30g，桂枝尖 15g，白酒半斤。白酒浸泡，隔日煮，去渣随量饮，1 日 2 次，不宜过量。⑦苏木 9g、白酒 30g。水或白酒炖服。⑧炙黄芪、当归、川牛膝各 30g，防风 15g，水煎分两次服。

(二十)足痛

踝关节以下发生的疼痛称为足痛，包括足心痛、足跟痛、足趾痛等。现代医学的类风湿性关节炎，风湿性关节炎，结缔组织病，痛风等，凡以足部疼痛为主要表现者，均可参考本篇进行辨证治疗。

1.概述

对于足痛，《素问·举痛论》中就有"寒气入经而稽迟，泣而不行，客于脉外则血少，客于脉中则气不通，故卒然而痛。"《素问·太阴阳明论》也有"伤于湿者，下先受之"的记载。《古今医鉴·脚气》篇云："凡足疼痛，皮不肿赤，筋不拘急，遇夜痛甚，凡此气虚而血不荣也。"《罗氏会约医镜·论湿证》中对《内经》的理论又有发挥，说："经曰，诸湿肿满，皆属脾土。又曰，伤于湿者，下先受之。以足居下，而多受湿，湿郁成热，湿热相搏，其痛作矣。"认为足痛与湿邪有关。

2.诊断与鉴别诊断

凡踝关节以下的疼痛，均可诊为足痛。

鉴别时应注意：

足颤：是指一足或双足震颤动摇，属于震颤病，多由肝肾阴

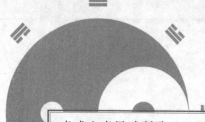

虚或血虚风动所致。

3.临床分型

（1）风湿痹阻。

临床表现：足部疼痛，遇阴雨寒冷加重，常兼四肢关节疼痛，肿胀，屈伸不利，下肢困重，舌苔薄白，脉浮缓或濡缓。

辨证分析：风与湿合，浸淫肌肤，留滞经络而成痹证，故常伴有全身关节疼痛，或肿胀变形，屈伸不利。湿邪重坠，故见下肢困重。表现在足则足部疼痛。若遇阴雨寒冷，风湿之邪再侵，必见疼痛加重。舌苔薄白，脉浮缓或濡缓是风湿外侵之外候。

论治法则：祛风化湿，蠲痹通络。

首选方：麻杏苡甘汤。方中麻黄祛风通阳；杏仁与麻黄相配一宣一降，有疏通经络之用；薏仁健脾除湿；甘草调和诸药。方中还可加防风以祛风，加防己、苍术等以加强利湿之力。

备用方：蠲痹汤。方中羌活、独活、桂枝、秦艽、海风藤、桑枝，既祛风湿又兼通络之长；当归、川芎活血；木香、乳香调气；甘草调和诸药。

针灸配穴：申脉、照海、昆仑、丘墟、足三里、脾俞等。

（2）寒湿凝滞。

临床表现：足痛多发于足趾，走路时下肢沉重无力，痛甚则跛行，小腿酸胀重着，肌肤冷而苍白，渐次变为紫暗，患肢怕冷，麻木刺痛，入夜尤甚，日久不愈可成脱疽。舌淡苔白，脉濡缓。

辨证分析：多由汗出冷水洗足，或久立寒湿之地，寒湿入侵所致。湿与寒结，气血凝滞，脉络闭阻不通，不通则痛，其症每于夜间加重，患足冷痛甚则跛行。舌淡苔白，脉濡缓为寒湿凝滞之征。

论治法则：温经散寒，祛湿为主，佐以活血通络。

首选方：当归四逆汤加附子。方中当归苦辛甘温。补血和血，与诸药合而补血虚。桂枝辛甘而温，温经散寒，与细辛合除内外之寒。甘草、大枣之甘，益气健脾，既助归、桂补血，又助

吕人奎学术思想及临床经验

桂、辛通阳。方中再加附子，加强其温经散寒之力。

备用方：黄芪桂枝五物汤。即桂枝汤去甘草，倍生姜，加黄芪而成。方中黄芪合桂枝，以益气通阳，芍药养血和营，姜枣调和营卫。方中还可加入附子、肉桂等温阳之品，加入薏苡仁、茯苓、防己等利湿之药，加入当归、鸡血藤等活血通络之味，以增强其散寒，祛湿，通络之功。

针灸配穴：参考"风湿痹阻"型。

（3）肝肾亏损。

临床表现：一侧或两侧足跟痛，或足心痛，局部不红不肿，不耐久立，行走。伴头晕耳鸣，腰膝酸软，两眼昏花，舌淡或红，脉沉细无力或弦细数。

辨证分析：多因先天禀赋不足，或强力劳动损及筋骨，或纵欲无度，肝肾不足。肝藏血，主筋；肾藏精，主骨，肝肾亏虚，骨髓失养，故有疼痛。头晕耳鸣，腰膝酸软，两眼昏花，为肝肾亏虚之全身症状。舌淡或红，脉沉细无力或弦细数为肝肾亏虚之外候。

论治法则：滋补肝肾。

首选方：偏肾阳虚者，可用右归丸加味；偏肾阴虚者，可用左归丸化裁(参考"腰痛"篇"肾虚腰痛"型)。

备用方：偏肾阳虚者，可用右归饮加味；偏肾阴虚者，可用左归饮化裁(参考"腰痛"篇"肾虚腰痛"型)。

针灸配穴：申脉、照海、昆仑、丘墟、肝俞、肾俞、足三里等。

（4）气虚血亏。

临床表现：足跟疼痛，皮不红肿，日间活动痛缓，入夜疼痛加重，神疲肢倦，面色苍白，畏风自汗，舌质淡胖，边有齿痕，脉细弱或细涩。

辨证分析：多因久病或大病之后，或失血过多，气虚血亏，血虚不荣所致。《古今医鉴·脚气》篇云："凡足疼痛，皮不肿赤，筋不拘急，遇夜痛甚，凡此气虚而血不荣也。"而神疲肢倦，面

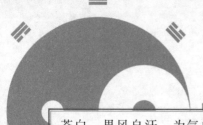

苍白，畏风自汗，为气虚血亏之全身症状，舌质淡胖，边有齿痕，脉细弱或细涩为气虚血亏的外候。

论治法则：益气养血。

首选方：十全大补汤。方中有党参、白术、茯苓、甘草补脾益气；当归、白芍、熟地滋养心肝，益血和血；黄芪甘温补气；肉桂温补肾阳。

备用方：补中益气汤。方中黄芪益气、人参、白术、炙草健脾益气；陈皮理气，当归补血；升麻、柴胡升举清阳。方以补气为主，但由于有形之血生于无形之气，而用该方补其脾肺之气，必益于生血之源，且方中就有当归益血之品。

针灸配穴：参考"肝肾亏虚"型。

（二十一）关节痛

凡以关节疼痛为主要表现者，称为关节痛，又称痹证。现代医学之风湿热，风湿性关节炎，类风湿性关节炎，骨质增生性疾病，痛风等，凡以骨关节疼痛，麻木，重着，屈伸不利为主要表现者，均可按本篇论治。但不包括外伤所致的关节疼痛。

1.概述

古代医家很早就对本病作了详细的观察和记载，《素问·痹证论》对本篇的病因，发病原理，证候分类及其演变等内容均有论述，奠定了中医对痹证认识的基础。《金匮·中风历节病》篇的历节，即指痹症一类的疾病，并提出了桂枝芍药知母汤和乌头汤两张治疗方剂。《诸病源候论·风痹候》说："痹者，风湿寒三气杂至，合而成痹，其状肌肉顽厚，或疼痛，由人体虚，腠理开，故受风邪也。"《风湿痹候》说：风湿痹由"血气虚，则受风湿，而成此病。"《备急千金药方》、《外台秘要》等书，收载了较多的治疗痹症的方剂，如至今仍用的独活寄生汤即首载于《备急千金药方·诸风》。《症因脉治·痹症论》不仅对风痹、寒痹、湿痹，而且对热痹的病因、症状、治疗均作了论述。《医宗必读·痹》对痹症的治疗原则

吕人奎学术思想及临床经验

作了很好的概括，提出分清主次，适当采用祛风、除湿、行寒外，行痹应参与补血，痛痹参应以补火，着痹应参以补脾补气。清代的《医学心物》、《类证治载》等医籍，对痹证亦用此治疗原则。

2.诊断与鉴别诊断

凡以骨关节疼痛为主要表现者，即可诊为关节痛，临床上多伴有肢体和关节酸楚，麻木重着，活动障碍等表现。

鉴别：关节痛主要与痿证鉴别。两者同是肢体疾患，但病因病理及临床表现均不同，痿证是五脏精血亏损，无以濡养筋脉肌肉所致，以手足软弱无力，患肢枯萎、消瘦为特征。严重者手不能握物，足不能任地，但肢体关节一般情况下不痛，且多见发生于下肢，关键还在于"痿弱不用"。而四肢痛是邪气阻痹经络、气血运行受阻，以肢体关节疼痛为特征，其发病不仅局限于四肢，还包括肩、背、腰、脊、股等躯体部分，关键在于"痹而不通"。这是痹证和痿证的鉴别之处。

3.临床分型

（1）行痹。

临床表现：肢体关节痛，有酸感，游走不定，关节屈伸不利，或见恶风发热，苔薄白，脉浮。

辨证分析：关节疼痛，屈伸不利为风寒湿痹的共同症状，系由风寒湿邪留滞经络，阻痹气血所引起，行痹以风邪偏盛，风性善行而数变，故行痹以关节游走疼痛，时而走窜上肢，时而流注下肢为其特征。外邪束表，营卫失和见恶寒发热。苔白，脉浮为邪气外侵之象。

论治法则：祛风通络，散寒除湿。

首选方：防风汤加减。方用防风、麻黄祛风散寒；当归、秦艽、肉桂、葛根活血通络解肌止痛，并有治风先治血、血行风自灭之意；茯苓健脾渗湿，姜、枣、草和中调营。

备用方：羌活胜湿汤。方中羌活、独活祛风胜湿，通利关节，

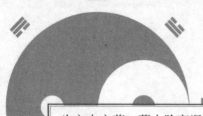

为方中主药，藁本除寒湿，防风捻风湿，佐以川芎升厥阴清气，调血祛风止痛；蔓荆子开散太阳风湿；甘草调和诸药。适用于外感风邪挟湿滞于肌表，风湿相搏，郁于腠理，营卫不畅而致痹痛者。

针灸配穴：肩部：肩髎、肩髃、臑俞。肘部：曲池、合谷、天井、外关、尺泽。腕部：阳池、外关、阳溪、腕骨。脊背：水沟、身柱、腰阳关。髀部：环跳、居髎、悬钟。膝部：犊鼻、梁丘、阳陵泉、膝阳关。

（2）痛痹。

临床表现：肢体关节疼痛加剧，痛有定处，得热痛减，遇寒痛增，关节不可屈伸，局部皮色不红，触及不热，苔薄白，脉浮紧。

辨证分析：风寒湿邪闭阻经络，而以寒邪偏盛，寒为阴邪，其性凝滞，故痛有定处，疼痛较剧，得热则气血较为流畅，故其痛减，遇寒则血益凝涩，故痛更剧。寒属阴邪，故局部不红，触及不热，苔薄白亦属寒，脉弦紧为属痛属寒之征。

论治法则：温经散寒，祛风除湿。

首选方：乌头汤加减。方用乌头、麻黄，除湿止痛；芍药、甘草缓急止痛；黄芪益气固表，并能利血通痹。本证也可以用乌附麻辛桂姜汤加减。方用制川乌、附子、干姜温经散寒止痛，麻黄、细辛、桂枝散寒祛风除湿，甘草调和诸药。

备用方：乌头威灵汤。方中以乌头汤加黑豆、红花、威灵仙组成。黑豆养血祛风胜湿，能解乌头之毒，红花活血化瘀，威灵仙除风通络止痛，三药配伍，具除寒胜湿，活血化瘀之力，可用于寒邪偏胜之痛痹日久，瘀阻络道，临床以剧痛、刺痛为主要表现者。

针灸配穴：参考"行痹"处方。

（3）着痹。

临床表现：肢体关节重着，酸痛，或有肿胀，痛有定处，手足沉重，活动不便，肌肤麻木不仁，苔白腻，脉濡数。

辨证分析：感受风寒湿邪而以湿邪偏胜，因湿性重浊黏滞，故见痛有定处，麻木重着，肿胀等证，湿留肌肉，阻滞关节，故致手足沉重，活动不便，苔白腻，脉濡缓为湿邪偏盛之象。

论治法则：除湿通络，祛风散寒。

首选：薏苡仁汤加减。方用薏苡仁，苍术健脾除湿；羌活、独活、防风祛风胜湿；川乌、麻黄、桂枝温经散寒除湿；当归、川芎养血、活血；生姜、甘草健脾和中。关节肿胀者，可加萆薢、木通、姜黄利水通络，肌肤不仁者，如海桐皮、豨莶草祛风通络。

备用方：肾着汤。方中干姜温脾散寒；白术健脾燥湿；茯苓、甘草甘平和中；四药合用，使寒去湿化，适用于寒湿痹痛。

针灸配穴：参考"行痹"处方。

(4) 风湿热痹。

临床表现：关节疼痛，局部灼热红肿，得冷稍舒，痛不可触，可病及一个或多个关节，多兼有发热、恶风、口渴、烦闷不安等全身症状，苔黄燥，脉滑数。

辨证分析：邪热蕴于经络关节，气血郁滞不通，以致局部红肿灼热，关节疼痛不能屈伸。热盛伤津，故致发热、恶风、口渴、烦闷不安，苔黄燥，脉滑数均为热盛之象。

论治法则：清热通络、祛风除湿。

首选方：白虎桂枝汤加味，方中以白虎汤清热除烦，养胃生津，桂枝疏风通络。可加银花藤、连翘、黄柏，清热解毒；加海桐皮、姜黄、威灵仙、防己、桑枝活血通络，祛风除湿；皮肤有红斑者，酌加丹皮、生地、地肤子、赤芍等凉血散风。

备用方：加减木防己汤。方中防己清热化湿通络，薏苡仁微寒清热、甘淡利湿；石膏清阳明气分实热，生津止渴；滑石、通草清利湿热，通调水道，引湿热下行；桂枝通用除湿通络，本方清热之中，佐以利湿通络，使热得以清，湿得以利，痹痛得以止，适用于热痹兼湿者。

针灸配六：参考"行痹"处方。

（5）气血两虚。

临床表现：肢体关节酸痛，肌肤麻木不仁，入夜静时尤显，活动后疼痛减轻，兼有气短神疲，面色㿠白，心悸，易惊，自汗凑凑，舌淡苔少，脉细无力。

辨证分析：本证多由劳伤过度，或久病失养，或先天不足，后天不调，致元气亏耗，气血不足，复感风寒湿邪为痹。或因久痹不去，气血耗损，瘀血不去，新血不生，寒湿困阻，阳气复伤，以上诸因，皆可致气血两亏，故经络筋脉失养，而致肢体麻木不仁。入夜安静之时，气血运行相对较慢，故筋脉失荣症状尤为突出：痛势加剧。而当活动之时，气血运行相对加速，故疼痛减轻。此为气血两虚所致痹痛之主要特点。而气短，易惊，自汗凑，舌淡，脉象无力，为气虚之征。心悸易惊为血不养心，脉细为血不充脉之象。

论治法则：益气温经，活血通痹。

首选方：黄芪桂枝五物汤。方用黄芪益气固卫，白芍养阴血，桂枝温经通阳，助芪、芍达表而运行气血，使筋脉通利，倍用生姜，宣发阳气，配以大枣兼调营卫。合为补气血，调营卫，通经脉，疗痛痹之方。

备用方：蠲痹汤。方中黄芪、甘草补中益气；防风、羌活疏风除湿；当归补血；赤芍养营，姜黄利血，共同配伍，气血双补，营卫兼顾，对气血两虚之痹证用之颇宜。

针灸处方：参考"行痹"处方。

（6）肝肾两亏。

临床表现：肢节疼痛久延不愈，腰膝冷痛，四肢关节屈伸不利，或手足筋骨拘急，兼见头晕耳鸣，心悸不宁，舌淡红少苔，脉沉细或细弱。

辨证分析：本证多由风寒湿痹久延不愈，邪入肝肾，肝主藏血，肾主骨，邪入肝肾多有骨变筋缩之特点，腰为肾之府，膝为筋之府，肝肾不足则腰膝冷痛，筋骨挛急，屈伸不利，头晕，心悸，舌淡，脉细为肝血不足之征。耳鸣，舌淡红，脉沉弱为肾阳不足之象。

论治法则：补益肝肾为主，佐以通络利痹。

首选方：独活寄生汤。方中熟地、杜仲、牛膝、寄生补益肝肾，强壮筋骨；当归、白芍、川芎和营养血；党参、白术、茯苓、甘草扶脾益气，取其无形之气生有形之血，配以肉桂温通血脉，鼓舞气血运行，以上为扶正的一面，另独活、细辛入肾经搜风蠲痹，驱邪外出，秦艽、防风祛风邪，行肌表，且能胜湿，为祛驱外邪的一面。与上药相配，实为标本兼顾，共成扶正祛邪之剂，适用于肝肾两亏，气血两虚之体，风寒湿邪伏于筋骨之痹证。

备用方：三痹汤。本方为独活寄生汤去桑寄生加黄芪、川断、生姜组成。方中当归、白芍、川芎补肝血；参、芪、苓、草、枣、桂心益气通阳；熟地、川断、牛膝、杜仲补益肝肾；细辛、羌活、独活祛风寒湿，全方作用与独活寄生汤相似，然本方增加黄芪、生姜则补虚散寒力更大。

针灸配穴：参考"行痹"处方。

单方验方：①豨莶草、臭梧桐各 15g，水煎服。②络石藤、秦艽、伸筋草、路路通各 12g，水煎服。③豨莶草 15g，白术、苡仁各 12g，水煎服。④海风藤、老鹤草、五加皮、常春藤、桑枝、任选 1~3 种，各 9～12g，水煎服。⑤骨碎补 60g，狗肉适量，炖服。⑥桑枝尖 30g，淮牛膝 10g，汉防己 10g，丝瓜络 30g，水煎服。⑦青风藤 15g，汉防己 10g，水煎服。⑧五加皮 10g，忍冬藤 30g，水煎服。⑨葛根 60g，银花藤 45g，丝瓜络 15g，路路通 12g，水煎分 3 次服，一日 1 剂。⑩艾叶 200g，煎汤热浴，忌风。

病证的学术思想及临床经验的研究

附：痛证常用成药分类简表

分类	名称	主要药物	功能	适应症	用法
解表止痛类	川芎茶调散	川芎 白芷 羌活 细辛 防风 荆芥	疏风散寒止痛	风寒引起的头痛	3~6g/次 3次/日
	九味羌活丸	羌活 苍术 川芎 细辛 防风 白芷	疏风解肌透表	风寒引起的头痛、身痛	3g/次 3次/日
	荆防败毒散	荆芥 防风 羌活 独活 柴胡 川芎	疏风散寒透表止痛	风寒引起的头痛、目痛、身痛	3g/次 3次/日
	银翘解毒丸	银花 连翘 荆芥 桔梗 薄荷	疏风清热透表止痛	风热引起的头痛、目痛、咽痛、身痛	1丸/次 2次/日
	防风通圣散	防风 荆芥 麻黄 薄荷 栀子 大黄 黄芩 连翘 川芎 桔梗	解表通里清热解毒	外寒内热、表里俱实之头痛、咽痛、身痛	6g/次 2次/日
清热止痛类	牛黄解毒丸	牛黄 雄黄 石膏 冰片 大黄 黄芩 桔梗 甘草	清热解毒散风止痛	热毒引起的头痛、目痛、牙痛、咽痛	1g/次 3次/日
	六神丸	麝香 牛黄 冰片 珍珠 明雄黄 蟾酥	清热解毒	热毒所致的咽、喉、肿痛	5g/次 3次/日
	喉症丸	蟾酥 元明粉 牛黄 冰片 雄黄 板蓝根 青黛 硼砂	清热解毒	热毒所致的咽、喉肿痛	5~10丸/次 2次/日
	上清丸	菊花 薄荷 川芎 白芷 荆芥 防风 桔梗 连翘 栀子 黄芩 黄柏 大黄	疏风清热解毒通便	风热壅盛上焦引起的头目、齿咽痛	6g/次 2次/日
	香连丸	黄连 木香	清热燥湿行气止痛	湿热内滞胃肠之腹痛	6g/次 2次/日
	龙胆泻肝丸	龙胆草 柴胡 黄芩 栀子 泽泻 木通 生地 当归 车前子 甘草	清泻肝火清热利湿	肝火引起的头、目、耳、胁痛、尿痛、睾丸痛	6g/次 3次/日
	泻青丸	栀子 大黄 防风 川芎 当归 羌活 龙胆草	清肝泻火祛风通便	肝经郁热引起的头、目、耳、齿、胁痛及睾丸痛	6g/次 3次/日
和解止痛类	舒肝丸（舒肝理气丸）	厚朴 川芎 香附 元胡 枳实 沉香 柴胡 木香 陈皮 砂仁 白芍 姜黄	疏肝解郁理气止痛	肝气郁结引起的胁痛、胸痛、胃脘痛、睾丸痛、痛经	1g/次 2次/日
	四逆散	柴胡 白芍 甘草 枳壳	疏肝理脾理气止痛	肝郁犯脾引起的胁痛、胃脘痛、腹、经痛、乳痛	9g/次 2~3次/日
	柴胡疏肝丸	茯苓 枳壳 豆蔻 白芍 甘草 香附 陈皮 桔梗 厚朴 防风 山楂 柴胡 黄芩 木香 苏梗 陈皮 乌药 大黄 槟榔 莪术	疏肝理气消胀止痛	肝气不舒之胸痛、胁痛、胃脘痛、经痛、乳痛	1丸/次 2次/日
	乌芍散	乌贼骨 白芍 甘草	制酸止痛	胃脘痛	3g/次 3次/日
	乌贝散	乌贼骨 贝母	制酸收敛	胃脘痛	3g/次 3次/日

分类	名称	主要药物	功能	适应症	用法
和解止痛类	归芍六君丸	党参 白术 陈皮 白芍 半夏 茯苓 当归	健脾各胃养血理气	脾胃不和之胃脘痛	6g/次 2次/日
	健胃散	海螵蛸 川贝母 甘草 砂仁 肉桂 丁香 木香	健脾理气止通	脾胃不和之胁痛、胃脘痛	6g/次 2次/日
祛风止痛类	头风痛丸	白芷 川芎 绿茶	祛风止痛	偏头痛、鼻痛	9g/次 2次/日
	立止头痛散	大黄 全蝎 朱砂 冰片 麝香	清热通窍止痛	风热头痛、鼻痛	9g/次 2次/日
	都梁丸	白芷 川芎	祛风散寒止痛	风热头痛、鼻痛	1 丸/次 2次/日
	辛芙散	辛芙 川芎 防风 木通 细辛 藁本 升麻 白芷 甘草 苍耳子	散风止痛	风寒头痛、鼻痛、牙痛	5g/次 2次/日
	马钱子散	马钱子 地龙	祛风散寒通络止痛	风湿及寒湿身痛、臂痛、腰痛	1/3 包/次 1～2次/日
	大活络丹	蕲蛇肉 乌梢蛇肉等 50余味药物组成（略）	祛风散寒舒筋通络	中风、风湿引起的骨关节痛、腰腿痛	1 丸/次 2～3次/日
	小活络丹	川乌 草乌 南星 地龙 乳香 没药	祛风通络除湿止痛	风寒湿所致之身痛、骨关节痛	1 丸/次 2～3次/日
	天麻丸	天麻 羌活 独活 杜肿 附子 当归 地生 玄参	舒筋通络活血止痛	寒湿、痰湿所致之身痛、骨痛	6g/次 2次/日
	冯了性药酒	羌活 防风 白芷 桂枝 独活等十四味药	疏风通络散寒止痛	风寒湿所致之身痛、骨关节痛	15ml/次 2次/日
	虎骨酒	虎骨 白芷 川芎 草乌 当归等十二味药	祛风除湿	风寒湿所致之身痛、骨关节痛	15ml/次 2次/日
祛湿止痛类	藿香正气丸	藿香 白芷 苏叶 白术 陈皮 川朴 法夏 桔梗 甘草	解表散寒化湿和中	风寒或寒湿头痛、鼻痛、胃脘痛、腹痛	1 丸/次 3次/日
	平胃散	苍术 橘皮 厚朴 甘草	燥湿运脾	寒湿困脾之胃脘胀痛	9g/次 3次/日
	枳术丸	枳实 白术	健脾消食行气化湿	脾虚食滞之胃脘痛	6g/次 2次/日
	十滴水	丁香 大黄 辣椒 樟脑 薄荷水 鲜姜	祛暑散寒	寒湿所致胃脘痛与腹痛	10 滴/次 2~3次/日
	甘和茶	紫苏 苍术 厚朴 藿香 柴胡等25味药	疏风散寒清热解暑	风寒及暑湿所致的头痛、腹痛	6g/次 2次/日
	香砂六君子丸	党参 白术 茯苓 法夏 陈皮 砂仁 木香 甘草	益气健脾祛湿化痰	脾虚湿滞之胃脘痛、腹痛	6g/次 2次/日
	清暑益气丸	黄芪 黄柏 麦冬 苍术 党参 五味子 神曲 白术 葛根等	清暑祛湿益气生津	暑湿所致头痛、身痛、腹痛	1～2丸/次 2次/日

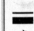

病证的学术思想及临床经验的研究

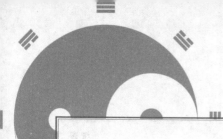

分类	名称	主要药物	功能	适应症	用法
祛湿止痛类	八正散	木通 车前子 扁蓄 瞿麦 滑石 栀子 大黄 甘草	清热利湿通淋	湿热下注之尿痛	9g/次 3次/日
	六一散	滑石 甘草	清热解暑利湿	湿热下注之尿痛	9g/次 2次/日
	二妙散	黄柏 苍术	清热燥湿	湿热下注之尿痛、关节痛	6g/次 2次/日
	石淋通片	金钱草	清热化湿化石	石淋引起的尿痛	5片/次 3次/日
清导止痛类	保和丸	山楂 神曲 法夏 茯苓 橘皮 连翘 莱菔子	消食导滞	食滞引起的胃脘痛、腹痛	6g/次 3次/日
	三仙散	焦山楂 焦麦芽 焦六曲	消食导滞	食滞引起的胃痛、腹痛	6g/次 3次/日
	枳实导滞	枳实 大黄 黄连 黄芩 六曲 白术 茯苓 泽泻	清解湿热消积导滞	湿热积滞胃肠之腹痛	6g/次 2次/日
泻下止痛类	凉膈散	连翘 栀子 大黄 芒硝 薄荷 甘草	清热通便	胸膈热盛之舌痛、牙痛、咽痛	15g/次 1~2次/日
	备急丸	大黄 干姜 巴豆霜	散寒通便	寒积腹痛	15g/次 1~2次/日
	十枣丸	甘遂 芫花 红大戟 黑枣肉	攻逐水饮	水饮停聚之头痛、胁痛、胸背掣痛	1~2g/次 1~2次/日
化痰止痛类	指迷茯苓	风化硝 茯苓 法夏 枳壳 生姜	化痰通络止痛	痰湿流注之身痛臂痛、肢节麻木	18g/次 2次/日
	二母丸	川贝母 知母 大黄 黄芩 花粉 桔梗 杏仁	清热化痰润肺止咳	肺热所致舌痛、咽喉痛	1丸/次 2次/日
	消瘿七海丸	海带 海藻 海螵蛸 昆布 木香 川贝母 海蛤粉	软坚消肿破瘀	痰凝所致瘿瘤疼、乳痛	9g/次 3次/日
	雄黄解毒丸	明雄黄 广郁金 巴豆霜	清热化痰消肿解毒	痰热所致的咽喉肿痛	3g/次 1~3次/日
温里止痛类	理中丸	党参 白术 干姜 甘草	温中散寒	脾胃虚寒腹痛	1~2丸/次 2次/日
	附桂理中丸	党参 白术 干姜 甘草 附子 肉桂	温中散寒	脾胃阳虚之胃脘痛、腹痛	1丸/次 2次/日
	良附丸	香附 高良姜	温中散寒	寒性胃痛	6g/次 2次/日
	五积散	麻黄 苍术 白芷 白芍 当归 川芎 枳壳 桔梗 肉桂 半夏 川朴 茯苓 干姜 人参 甘草 橘皮	温中解表	外感寒湿、内伤生冷所致的头痛、身痛、胃痛腹痛	15g/次 1~2次/日

分类	名称	主要药物	功能	适应症	用法
理气止痛丸	温经丸	党参 白术 茯苓 黄芪 干姜 附子 郁金 川朴 肉桂 吴茱萸 沉香	温经散寒养血止痛	气虚血寒之下腹痛痛经	1丸/次 2次/日
	逍遥丸	柴胡 当归 白芍 茯苓 白术 甘草 薄荷	舒肝解郁理气止痛	肝郁气滞引起的头痛、耳痛、胁痛、乳痛、胃脘痛、腹痛、经痛睾丸痛	9g/次 2次/日
	越鞠丸	香附 栀子 川芎 神曲 苍术	疏肝理气	肝郁气滞所致的脘腹腹痛	6g/次 2次/日
	十香丸	木香 小茴香 香附 丁香 沉香 牙皂 橘皮 乌药 泽泻 荔枝核	理气散结止痛	寒凝气滞之腹痛疝气胀痛	1丸/次 1~2次/日
	木香顺气丸	木香 枳壳 橘皮 香附 槟榔 苍术 砂仁 厚朴 青皮 甘草	顺气开胸和胃消食	气滞所致的胸胁脘胀痛	9g/次 1~2次/日
	疝气丸	川楝子 木香 回香 吴茱萸 神曲	理气散寒止痛	寒疝、疝气痛	9g/次 1~2次/日
理血止痛类	云南白药	略	止血活血消肿止痛	各种瘀痛、如头、咽、胸、胁、胃、腹、尿痛及痛经等	0.3g/次 2~3次/日
	大黄䗪虫丸	大黄 土鳖虫 水蛭 虻虫 干漆 黄芩 地黄 桃仁 杏仁 白芍 等	破血通瘀	血瘀腹痛、痛经	3g/次 1~2次/日
	毛鸡药酒	干毛鸡 当归 川芎 白芷 红花 赤药 桃仁 茯苓	湿经祛风活血化瘀	产后腹痛、痛经	15m/次 3次/日
	血府逐瘀丸	当归 地黄 桃仁 红花 枳壳 赤芍 柴胡 桔梗 牛膝	活血去瘀	瘀血所致的头、胸、胁、腹痛及痛经	1丸/次 2次/日
	失笑散	蒲黄 五灵脂	活血祛瘀	瘀血所致的头、胸、胁、腹痛及痛经	9g/次 2次/日
	补血调经丸	熟地 白芍 当归 川芎 益母草	补血调经	经期腹痛、产后腹痛	9丸/次 2次/日
	冠心片	赤芍 红花 丹参 川芎 降香	活血化瘀	心绞痛	6~8片/次 3次/日
补益止痛类	补中益气丸	黄芪 党参 升麻 柴胡 甘草 白术 陈皮 当归	补中益气	肺脾气虚之头通、耳痛、鼻痛、胃脘痛	1丸/次 2次/日
	生脉注射液	人参 麦冬 王味子	益气养阴强心升压	气阴两虚之心绞痛	2~4ml/次 1~2次/日 肌注
	金匮肾气丸	附子 肉桂 丹皮 茯苓 泽泻 山药 熟地 山萸肉	湿补肾阳	肾阳虚、腹痛、腰痛、腿痛	1丸/次 2次/日
	右归丸	熟地 附子 肉桂 山药 鹿角胶 杞子 当归 杜仲 菟丝子 山萸肉	补阳益精	命门火衰之身痛、腰痛、腿痛	1丸/次 2次/日
	龟龄集	鹿茸 地黄 海马 锁阳 淫羊藿等 30味药	补肾壮阳	阳虚阴寒腹痛、腰痛、茎痛、痛经	15g/次 1~2次/日

病证的学术思想及临床经验的研究

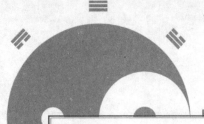

续表

分类	名称	主要药物	功能	适应症	用法
补益止痛类	十全大补丸	党参 熟地 黄芪 白术 当归 白芍 肉桂 川芎 茯苓 甘草	培补气血	气血两虚之头痛、腹痛、痛经	1 丸/次 2 次/日
	归脾丸	人参 黄芪 白术 木香 茯苓 远志 当归 元肉 枣仁 甘草	益气养血健脾养心	心脾两虚之心痛、腹痛、身痛	1 丸/次 2 次/日
	乌鸡白凤丸	乌鸡 鹿角胶 人参 黄芪 熟地 等 20 味药	补气养血调经	气血两虚之腹痛、痛经、腰腿痛	1 丸/次 2 次/日
	六味地黄丸	熟地 丹皮 泽泻 山萸肉 山药 茯苓	滋补肝肾	肝肾阴虚之头痛、胁痛、腰痛	1 丸/次 2 次/日
	左归丸	熟地 杞子 菟丝子 山药 牛膝 鹿角胶 龟板胶 山萸肉	滋补肝肾	肝肾阴虚之胁痛、腰痛	1 丸/次 2 次/日
	壮腰补肾丸	熟地 山药 菟丝子 当归 川断等 20 味	益气养血壮腰补肾	肾虚腰痛腿痛	1 丸/次 2 次/日
开窍止痛类	安宫牛黄丸	牛黄 郁金 犀角 黄连 朱砂 麝香 珍珠 山栀 雄黄 金箔 黄芩 冰片等。	清热解毒开窍安神	热入心包之头痛、心痛	1 丸/次 1~3 次/日
	苏合香丸	白术 青木香 香附 朱砂 诃黎勒 白檀香、安息香 沉香 麝香 荜茇 龙脑 苏合香等	芳香开窍行气止痛	心痛	1 丸/次 1~2 次/日
	冠心苏合丸	苏合香 乳香 檀香 青木香 冰片等五味中药	芳香开窍行气止痛	心绞痛	1 丸/次 1~3 次/日
外用止痛类	马应龙眼药	甘石粉 麝香 珍珠 熊胆 生硇砂 冰片 硼砂 琥珀。	清热明目消肿止痛	暴发火眼之止目赤肿痛	点眼 3 次/日
	碧云散	鹅不食草 川芎 细辛 辛夷 青黛	疏风清热	风热上攻之头痛、眼痛、鼻痛	吹鼻用 1~3 次/日
	冰硼散	冰片 硼砂(煅) 朱砂 玄明粉。	清热解毒消炎止痛	舌痛、牙痛、咽痛	吹敷患处
	青黛散	青黛 甘草 硼砂(煅) 冰片 薄荷 黄连 儿茶 人中白(煅)	清热解毒	舌痛牙痛、咽痛	吹敷患处
	锡类散	牛黄 珠粉 青黛	祛腐解毒	舌痛、牙痛、咽痛	吹敷患处
	牙痛药	略	散风止痛	牙痛	吹敷患处
	喉风散	牛黄 珍珠 冰片 黄连 山豆根 青黛 人中白 (煅) 寒水石 甘草	消肿止痛	咽喉肿痛	吹敷患处
	伤湿止痛膏	略	祛风活血	关节、肌肉痛、扭伤	外敷患处
	虎骨膏	略	祛风散寒活血止痛	关节、肌肉痛	外敷患处

（王玉珠　石瑞荣　彭瑞嘉）

生殖系统疾病的
学术思想及临床经验

一、泌尿生殖系统脏腑经络的中医学论述

（一）与生殖相关的脏腑

1.肾

肾和人体的泌尿、生殖功能密切相关。为促进人体生长发育和生殖功能的成熟、旺盛，以及维持人体水液代谢平衡的重要脏器。位于腰部，左右各一。藏有真阴、真阳，为人体生命的根本，所以中国古代医学家把肾称为"先天之本"、"生命之根"。肾与泌尿、生殖有关的生理功能是：

（1）肾藏精、主人体的发育和生殖功能。"精"是人体最重要、最宝贵的东西，是构成人体的基本物质，也是人体各种机能活动的物质基础。肾脏所藏的精，包括"先天之精"和"后天之精"两部分。

先天之精，即男女交媾之精，是生殖繁育的根本，来源于父母，是形成生命的原始物质，具有促进生长发育和生殖的功能，后天之精，来源于饮食物所化生的营养物质，具有营养脏腑及组织器官，并有维持人体生命活动，促进生长发育的功能。先天之精与后天之精是相互依赖、相互为用，二者相辅相成，共同发挥作用。

肾精所化之气，称为"肾气"。肾的精气盛衰，与人体的生长、发育和生殖功能密切相关。人从幼年开始，由于肾的精气逐渐充盛，身体的发育和成长就有了更换乳齿的变化；由于肾的精

气的进一步充盛，人体的发育进入青春期，体内就会产生一种叫"天癸"的物质，于是男子就能产生精子，女子就开始月经来潮，性机能也就逐渐成熟，而有了生殖能力；由于肾的精气衰减，形体也就逐渐衰老，性机能和生殖能力也随之减退，进而丧失。人在性交时所耗损的就是肾精，故性交过度，泄精过多，不仅会使生殖机能减弱，而且也易使人衰老。可见肾藏精的功能失常，则人体生长发育和生殖能力必然要受到影响，如某些不孕症、脱发齿松、性机能低下以及小儿发育迟缓，筋骨痿软等症，都是肾气不足的表现。

肾气属于肾阳，肾精属于肾阴。肾阴供给人体五脏六腑的阴，肾阳温养人体五脏六腑的阳，实际上肾阴和肾阳概括了肾脏生理功能的两个方面。肾阴和肾阳在人体内是相互制约、相互依存、共同维持人体生理上的动态平衡。这一平衡状态，一旦遭到破坏，即形成肾的阴阳失调的病理变化，临床上就会出现肾阴虚、肾阳虚或阴阳两虚的症候。肾阴虚即可出现腰膝酸软无力，头目眩晕，健忘失眠等肾阴不足的症候，也可出现阴虚阳亢的潮热盗汗、头晕耳鸣以及男子遗精、女子梦交等虚火妄动的表现；肾阳虚既可出现精神疲惫、腰膝冷痛、形寒肢冷、小便频数等肾阳不足的症候，也可出现男子阳痿早泄，女子宫寒不孕等生殖功能衰退的表现。

肾阴虚和肾阳虚在病变过程中常可互相影响，肾阴虚到一定程度时，可以累及肾阳，肾阳虚到一定程度时也可伤及肾阴，形成阴损及阳或阳损及阴的肾阴阳两虚证。

(2) 肾主水：肾主水是指肾有主持和调节人体水液代谢的功能。人体的水液潴留、分布与排泄，主要是靠肾阳的气化作用来实现的。正常情况下，水液通过胃的受纳、脾的传输、肺的敷布，通过三焦，清者运行于脏腑，浊者化为汗与尿排出体外，使体内水液代谢维持着相对平衡。在水液代谢过程中，肾阳的气化作用是贯彻始终的。所以，肾在维持人体水液代谢方面起着主导作用。如果肾阳不足，气化失常，就会引起水液代谢的障碍而发生疾病，水肿一证，正是如此。

2.膀胱

膀胱又名脬，俗称尿脬。位于下腹，主要有贮尿和排尿的作用，是人体主持水液代谢的脏器之一。在人体水液代谢过程中，水液通过肺、脾、肾诸脏器的作用，布散周身，被机体利用后将其浊者（废物）下达膀胱贮存，通过膀胱的气化而排出体外。若膀胱气化不利，即可见到小便不利或癃闭，若膀胱失其约束，又可见到尿频、小便失禁等症。

3.女子胞与月经

女子胞即胞宫，是排出月经和孕育胎儿的器官，故又名子宫。位于带脉之下，小腹正中。胞宫的络脉与肾相系，冲脉、任脉皆起于胞宫。所以胞宫与肾及冲、任二脉，均有着相互影响的关系。女子一般在十四岁前后，肾气渐盛，子宫发育成熟，则"天癸至，任脉通，太冲脉盛"，就有月经来潮，就能有生育的能力。若肾气与冲任衰弱，则月经闭止，而生育能力也就随之丧失了。

健康妇女一般在13～15岁月经开始来潮，称为"初潮"。在初潮后的一两年内，由于肾气尚未达到充盛平均，所以月经的周期往往不稳定，以后逐渐形成有规律的每月来潮一次。月经惯常两月一至的称为"并月"，三月一至的称为"居经"或"季经"，一年一行的称为"避年"；终身不行月经而能孕育者称为"暗经"。这些都是生理上的个别现象，不属病态。

月经的产生，因肾气的充盛、天癸物质的出现、冲任二脉的通盛等相互的作用，才能使月经按期来潮。月经的主要成分是血，而血的生成、运行和统摄有赖气的生化调节，气又要血来滋养，故有"气为血帅，血为气母"之说。气血来源于脏腑，在脏腑中，心主血、脾统血、肝藏血、肾藏精、精化血、肺主气、气

生殖系统疾病的学术思想及临床经验

帅血，脾胃又为气血生化之源。所以五脏安和，气血通畅，则血海满盈，月经如期来潮。

（二）与生殖系统疾病相关的经络

1.冲、任、督、带经脉

经络是运行气血、联络脏腑、沟通上下、调节机体各部分的通络。月经的产生和调节，除与脏腑有重要的关系外，和冲、任、督、带经脉也有密切的关系。

（1）冲脉起于胞中，并肾经之脉经过下腹部而上行。有"冲为血海"和"十二经之海"之称，是气血运行的要冲。因妇女以血为本，故太冲脉盛，则月经按时而行，太冲脉衰少，则月经断绝。

（2）任脉与冲脉同起胞中，出于会阴部，上至前阴，沿腹部正中线上行。在循行过程中，与各阴经相联系。为妊养胞胎的主要经脉。主一身之阴，凡气、血、精、液等阴液，都由任脉总司，为人体妊养之本。由于任脉有输注人体阴液的作用，又与胞宫相连，因而任脉的精气充盛和流通，为孕育胎儿创造了有利条件。

（3）督脉亦起于胞中。与冲脉、任脉一源而三歧，与任脉同出会阴，循腰背正中上行，在循行过程中，与脊髓、脑诸阳经相联系，是阳经脉的总纲，能总督一身之阳经，故又称"阳脉之海"。督脉和任脉分别循行于人体背部和腹部的正中线，督脉主一身之阳，任脉主一身之阴，二者维持人体脉气阴阳相对的平衡，以调摄气血，从而保持宫胞的正常功能。

（4）带脉围腰一周，有如束带，能约束诸脉，所以有"诸脉皆属于带"的说法。它的主要作用是约束冲任督三脉，加强经脉间的相互联系，并与胞宫、胞脉有关。

前人把冲、任、督、带的关系说成是三脉（冲、任、督）同起而异行，皆络于带脉。可见他们四者之间在生理上密切联系，在病理上互相影响，是对妇女生理功能有机联结的经络系统，在妇科疾病中占有重要的位置。

吕人奎学术思想及临床经验

二、生殖疾病的病因与病机

（一）病因

1.内伤

（1）精神因素：人的精神情志的变化可以影响脏腑气血的功能活动，反复或过度的精神刺激，就会引起机体阴阳失调、气血不和、脏腑功能失调而发病。对男性及女性的生殖和性机能疾病，尤其如此。如郁怒伤肝，肝气郁结而致血行不畅，可引起男子阳痿，妇女月经不调、痛经及行经期乳房胀痛等症；思虑过度，可导致男子遗精、滑精、阳痿，甚或早泄，女子则可导致闭经、月经不调等；惊恐过度，可导致男子阳痿，妇女闭经、流产等。

（2）饮食失节：饮食是维持人体健康的营养物质，但暴饮暴食或食恣肥腻炙煿，反会致病。如过食辛辣助阳之品，致使脾胃积热，热扰冲任，迫血妄行，可致月经过多、月经先期、经行吐衄、胎漏等；过食生冷寒凉的食物，易使脾阳受损，寒自内生，血为寒凝，可出现妇女痛经、闭经、带下、男子阴冷、阳痿等症。又如妊娠期由于饮食偏嗜，致身体缺少某些必需物质，可影响胎儿正常发育。

（3）多产房劳：男子房事不节，妇女产育过多、过频，最易耗伤气血，冲任亏损，损伤肾气，常是阳痿、遗精、早泄，以及月经病、带下病、流产、早产原因之一。特别是早婚多产，不仅影响体质，而且影响到下一代的健康成长。因此，提倡晚婚和计划生育，是预防生殖和性机能疾患的重要措施之一。

（4）劳逸失常：妇女由于有月经、妊娠、产育等生理特点，所以在此期间，必须注意劳逸结合，避免过重的体力劳动。但过于安逸，就可导致气血运行不畅，疾病丛生。如月经期过重的体力劳动，容易损伤冲、任二脉，而致血崩、漏下。健康妇女在妊

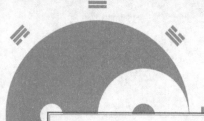

娠期，应参加一定的劳动，否则气血运行不畅，反而影响分娩。

2.外感

（1）寒：寒为阴邪，易伤阳气，而致气血运行不畅。感寒的原因，多由过食生冷，感受寒凉，或冒雨涉水。血为寒凝，妇女可出现月经后期、痛经、闭经等；男子则可出现阴冷，阳痿。若机体阳气不足，寒从内生就可导致脏腑功能失常，而见带下、恶阻。

（2）热：热为阳邪，易耗气伤津。可由过食辛热助阳之品或气郁化火，导致脏腑功能失调。感受热邪，耗伤阴血，阴分不足，阳气偏胜，阳盛则热，扰动血海，迫血妄行，临床上可见月经先期、月经过多、经行吐衄、崩漏、胎漏、产后发热等，男子则热邪扰动精室而致血精。

（3）湿：湿为阴邪，重浊黏腻，易阻气机。湿蕴日久，可化为湿热。湿与寒并，则为寒湿。湿聚成痰，则为痰湿。湿病多由感受水湿或因脾阳不足，运化失司所致。临床上可出现男子遗精、阴囊作痒；女子带下、阴痒、妊娠水肿等症。

（二）病机

1.脏腑功能失调

（1）肾：因肾藏精，胞脉系于肾。若肾气不足，肾阴亏损或肾阳衰微，命门火衰，以致肾阴肾阳失调，冲、任二脉必将受损，男子可见阴冷、阳痿、遗精，妇女则可出现月经不调、闭经、不孕、胎漏流产。如因房事不节，恣情纵欲，产育过多或经期不禁房事，可造成肾气虚弱、气血两亏。

（2）肝：主藏血，性疏泄，喜条达。如郁怒伤肝，肝气郁结，气机不能畅达，就可引起月经后期、痛经、闭经、阴痿及月经前后诸证等；肝血不足，肝阳偏亢，易发子痫等。

（3）脾：胃主受纳，脾主运化，为后天之本，司气血生化之源。若脾胃虚弱，化源不充，可发生血枯、血虚、月经过少、闭经、胎漏流产等。脾主统血，脾气虚弱，不能统摄血液，以致血不循经，可见月经先期、月经过多，甚或崩漏。脾湿下注，男子则遗精，女子则带下。脾气下陷，可致子宫脱垂。

2.气血失调

气血失调是妇科疾病中重要发病因素。因月经、胎孕、产育都是以血为本，均易耗血，以致机体容易出于血分不足、气分有余的状态。

气和血是相互依存、相互资生、相互影响的。因为"气为血帅，血为气母"，"气行则血行，气滞则血凝"。故血分受伤，往往会影响及气;气分有病，也能影响到血。在病理变化上，有以血为主或以气为主的分别。病在血分为主的，有血虚、血瘀、血热、血寒等病机。病在气分为主的，有气虚、气郁等病机。

3.冲、任、督、带损伤

冲、任、督、带与妇科各种病变，都有较为密切的关系。这四条经脉，与五脏六腑和十二经脉都有联系。因此，脏腑气血失调，往往影响到冲、任、督、带而发生疾病。其中，冲、任二脉与肝、肾的关系更为密切。因肝主藏血，冲为血海，血海的蓄溢正常与否，主要由肝来调节；肾为冲、任之本，人体必须肾气盛，才能任脉通，冲任盛，月事方可以时而下。治疗之时，常以理肝肾来调冲任。任、督二脉分别总领全身之阴经与阳经，临床上常以调补肾阴肾阳来达到调补任脉和督脉的目的。

气血失调、脏腑功能失常，冲、任、督、带损伤，三者是互相联系，互相影响的。临证之时，要找出病机的关键所在，才能对疾病做出正确的诊断。

三、常见生殖疾病的治疗

(一) 淋证

凡小便时尿道涩痛，欲便又不出，不便又自来，淋沥不断，

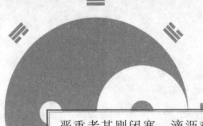

严重者甚则闭塞、滴沥难出者，统称为淋病。淋病由于表现不同，又有石淋、气淋、血淋、膏淋、劳淋等五种情况。

关于五淋的发生原因，《内经》认为是脾湿郁热形成，《金匮》认为是热在下焦所致，《诸病源候论》则认为是肾虚膀胱湿热所致。后世各家，尚有心移热于小肠，气化不得州都，肾虚不能约制脂液等说。总的讲，五淋有它共同的特性，但也有它各自不同的特征。因此，其病因病理，也非一概而论。

现代医学也有淋证一名，乃系淋菌所致之传染性的疾病，其名称虽然相同，而义则完全相异。我们讲的淋证包括了泌尿系感染、结石、结核、前列腺炎等病。

1.病因病机

(1) 湿热郁结：膀胱为腑主藏津液，若水液因气化不利，蕴而化热，则湿热积于膀胱而成病。临证多见过食肥甘酒热之品，湿热蕴积下焦，尿液受其煎熬，日积月累尿中杂质结为砂石，其后在肾或在膀胱、尿道，有时能排出但又往往继发以致形成石淋。如果湿热聚于膀胱，或心火移于膀胱，热邪则盛，继之形成热伤血络，迫血妄行，致小便涩痛兼有尿血而成血淋。肾藏精，湿热若伤肾气，则肾的气化不利。由于肾虚不能制约脂液，致使热迫液溢形成小便如脂如膏而成膏淋。另外，阴虚火旺扰动精室，脂液不能制约而成膏淋。

(2) 怒气伤肝：七情郁怒伤肝致肝郁化火，另气滞不宜气火郁于下焦，都可影响膀胱气化而小便涩疼、余沥不尽，成为气淋的实证。若病久致肝木侮脾，形成脾虚无能运化精微，而形成气淋之虚证。

(3) 肾气虚弱：房劳过度、精神过用，均可造成肾虚不固或脾虚气陷，以致出现小便艰涩疼痛，尤其遇劳即发，是劳淋之成因。

肾虚火动可熬煎水液，以致水液混浊如膏，故肾虚也可形成膏淋。阴虚火旺，扰动阴血，故又可形成血淋。

2.辨证论治

（1）石淋（或砂淋）。

主证：尿中带有砂石，排尿困难，且尿道疼痛难忍，甚至可以阻塞小便而发生尿中断，但排出结石后又往往可以缓解疼痛。尿色一般黄赤混浊，并常伴有腰及脐腹隐痛，有时尿中也可带血。舌质如常，脉沉或滑数。

治法：清石利尿。

方药：二神散加金钱草、车前草，或用八正散、石苇散加金钱草、海金沙等。前方对沙淋有效，后方重用金钱草可排出砂石。

二神散加减：海金沙、滑石、麦冬、车前草、金钱草。

八正散合石苇散加减：木通、车前子、萹蓄、瞿麦、滑石、大黄、栀子、石苇、冬葵子、金钱草、海金沙、甘草。

（2）气淋。

主证：少腹满而痛，小便涩滞，余沥不尽，也可伴有胸胁胀痛不适。舌苔薄白，脉多沉弦。

治法：理气行滞。

方药：沉香散加青皮、乌药等，或瞿麦汤加减。前方可理气通淋，后方对气滞不通效好。

注：①沉香散加减：沉香、石苇、滑石、当归、陈皮、白芍、冬葵子、王不留行、乌药、甘草。②瞿麦汤加减：瞿麦、木通、大黄、黄连、桔梗、当归、元胡、枳壳、羌活、射干、腹皮、牵牛、肉桂、生姜。

（3）血淋。

主证：尿紫红色之血，血常如丝如条状，尿道灼痛并兼有胀满感，小便淋漓不尽。舌质红，舌苔薄黄，脉数有力。

治法：清热凉血。

方药：小蓟饮子或滑珀四物汤加减，二方均可起清热凉血之作用。若属久病虚热，或阴虚火旺，可用黄连阿胶汤或知柏地黄丸加侧柏叶、仙鹤草等，以滋阴清热。

小蓟饮子加减：小蓟、炒蒲黄、藕节、滑石、木通、生地、栀子、竹叶、当归、甘草。

滑珀四物汤加减：滑石、琥珀、白茅根、生地、当归、赤芍、侧柏叶。

黄连阿胶汤加减：黄连、黄芩、生地、侧柏叶、阿胶、仙鹤草。

（4）膏淋。

主证：小便混浊如米泔，或小便时尿出滑腻之物，排尿时茎中常痛并小便欲出而又不能。舌质红苔腻，脉细数。病久不愈，又可伤及肾阴，而见手足心热，形体日渐消瘦，心烦失眠，腰膝酸痛。舌苔多转成薄黄苔，或苔干舌质红。

治法：分利湿热，或补肾固摄。

方药：萆薢饮或加味地黄丸。前方为利湿热之，后方为补肾固摄之用。

注：①萆薢饮加减：萆薢、文蛤粉、石苇、车前子、茯苓、灯心、莲子肉、石菖蒲、黄柏。②加味地黄丸：山药、山萸、茯苓、泽泻、丹皮、生地、莲须、龙骨、菟丝子、牡蛎、五味子、芡实。

（5）劳淋。

主证：身体虚弱，小便如水淋漓而不断，时作时止，遇劳即发，临证常见有脾劳、肾劳之分。舌淡，脉虚弱。

治法：补益脾肾。

方药：补中益气汤加龙骨、牡蛎等，或六味地黄丸加麦冬、五味子等。前方适用劳于脾者，后方适用劳于肾者。

补中益气汤加减：黄芪、白术、陈皮、升麻、柴胡、党参、当归、龙骨、牡蛎。

六味地黄丸加减：山药、山萸、茯苓、丹皮、麦冬、五味子。

对淋病的治法，古有忌汗、忌补之说。但淋病兼有外感者，也并非不可应用汗法，只是应当慎重以免伤阴。同样淋病日久不愈，当虚象出现时补法也是要用的。五淋散一方可以通治五淋，但应加减使用，如气淋加香附、麦芽；血淋加牛膝、桃仁、红花、生地；石淋加滑石、海金沙；膏淋加萆薢分清饮；劳淋加补中益气汤等。

3.针灸治疗

淋症的治疗，一般均用通利泄热之法，故应以针刺为主，并按致病不同原因而分别施治。具体取穴如下。

（1）石淋：委中、膀胱俞、中极（均泻）、复留（补）。

（2）劳淋：太溪、肾俞、膀胱俞、曲骨（均补）。

（3）血淋：心俞、小肠俞、关元（均泻）、膈俞、血海（均补）。

（4）气淋：尺泽、内关、三焦俞、膀胱俞、石门（均泻）。

（5）膏淋：气海、京门、章门（均补）、阴陵泉、三阴交（均泻）。

4.单方验方

（1）车前草一束。捣烂取汁，空腹服下，治血淋。

（2）地骨皮30g，用陈醋半斤再加清水少许，煎服2~3次后血淋可止。

（3）用头发放在瓦上烧灰存性，服时每次一匙，用开水冲服即可治疗血淋。

（4）金钱草50g，水煎分2次服用，可治石淋。

（5）膏淋用地丁30g，水煎服。

（6）尿痛、尿频、尿急者，用糯稻根须250g，每次30g水煎

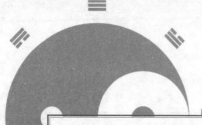

后服之有效。或用银花 60g 加白糖 120g，同蒸后频频饮之也效。

（二）赤白浊

所谓赤白浊，乃指精窍流出一种色白如泔或色如赤红样的秽浊之物。此病一般不痛或仅稍痛，由于浊物如白如赤故称其为赤白浊，也即二浊也。浊病以赤者属血，白者属气；或又以赤者为心虚有热，是由思虑而得，白者为肾虚有寒，常因嗜欲而得等等。并认为，白者乃败精流溢所成；赤者多由虚滑，精化不及，赤未变白之故。

现代医学认为，此症多为大肠杆菌、葡萄球菌、链球菌等，由尿系或体内其他病灶经血行传至生殖器的一种化脓性炎症。其表现为充血、肿胀以至炎性渗出，其病理改变为慢性化脓性炎症，并伴有纤维组织增生。

1.病因病机

本病多系肾虚，膀胱气化失调，脾虚运化水湿无能，以致水湿内停，尤其在外感湿热之邪以致湿热内侵所成。初起其主要表现为湿热下注，久之又成正虚湿热久留之象。因此，又常有肾阳不足、肾阴亏损之证，而湿邪久留，气机运行又常受阻，以致久后又成气滞血瘀之变。

2.辨证论治

（1）赤浊。

主证：溺窍常下秽浊之物，其形如疮之脓样，其状呈淋沥不断，其浊颜色发赤。但此物不与小便混淆，而多有败精瘀浊夹杂，尿浊同时又常间有精滑不固之症。舌淡红，脉细或数。

治法：滋肾清热。

方药：知柏地黄丸加减或加味清心饮。前方可滋肾清热，后方清心降火。

知柏地黄丸加减：知母、黄柏、山药、山萸、茯苓、泽泻、丹皮、藕节炭、土茯苓、公英。

加味清心饮加减：茯苓、石莲、益智仁、麦冬、人参、远志、石菖蒲、白术、泽泻、车前、甘草、灯芯。

（2）白浊。

主证：溺窍常流出白色如脓样的秽浊物，甚至其物又如膏糊状，兼有小便频数不适。舌红苔黄腻，脉滑数。

治法：清热利湿。

方药：萆薢分清饮加黄柏、公英等，或二陈汤加萆薢、土茯苓等。二方均可起清热利湿之功。

萆薢分清饮加减：萆薢、益智仁、台乌、菖蒲、黄柏、公英、山药、土茯苓。

二陈汤加减：半夏、陈皮、萆薢、公英、土茯苓、双花、甘草、茯苓。

3.针灸治疗

（1）若肾气虚者，可取关元、气海、肾俞（补）、阴陵泉、三阴交、足三里（泻）。

（2）若湿热为主者，可取膀胱、关元、中极、心俞、三阴交（泻）。

4.单方验方

（1）黄柏、川椒、甘草各10g，水煎服，对湿热者效佳。

（2）白果数十粒，经炖熟后连汤一齐服用，连续服半月后可效。但白果有毒性，运用时当慎重。

（3）土常山根皮捣烂后取汁，用水冲服。

（4）苦参30g，水煎后一天服完。

（三）遗尿、尿失禁

遗尿、尿失禁，皆为小便不能控制之病。一般遗尿多见于儿童，失禁多见于老人及病后正虚之人。前者多是睡中遗尿，醒后方知，常称睡中遗尿；后者多为肾气虚亏，下元不固，膀胱约束失职。历代医学家多数认为，属热者少，属寒者多。如朱丹溪认

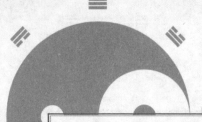

为："小便不禁，有虚寒、虚热之分"。

1.病因病机

（1）肾气虚弱：房劳过度或病后体虚，致肾气虚弱，膀胱失职。肾司二便，膀胱主约束，肾阳不足，不能摄水，或肾阴虚损，虚火妄动，或客热所，肾与膀胱皆虚，则不能制约水道，以致遗尿、失禁。

（2）劳伤肺脾：劳伤忧思过度，则可损伤肺脾。肺主一身之气，脾主中焦之气，肺虚则不能制下，脾虚水则泛滥。故肺脾气虚，均可影响膀胱的制约功能而致遗尿。总之，遗尿与三焦俱有关系。三焦气化不足影响于膀胱，均可导致膀胱不能约藏，遗尿、失禁故而发生。

2.辨证论治

（1）遗尿。

①脾肾两虚。

主证：睡中常不知不觉而遗尿，面色苍黄，形体消瘦、精神萎靡不振，智力迟钝，小便清长。舌淡苔白，脉细弱尤以尺弱。

治法：补肾益脾。

方药：桑螵蛸散合四君子汤加减。党参、白术、茯苓、桑螵蛸、龟板、龙骨、菖蒲、远志、当归。

②肝胆郁热。

主证：睡中遗尿，平时性情急躁或叫扰啼哭，或手足心灼热，梦语，小便色黄且臭。口唇红，舌苔薄黄，脉象弦数。

治法：泻肝清热。

方药：龙胆泻肝汤加减:龙胆草、栀子、黄柏、柴胡、车前草、泽泻、木通、当归、知母、甘草。

（2）尿失禁。

①脾肺气虚。

主证：经常小腹坠胀，尿意频数。但尿时尿量又不多，滴沥不禁，四肢困倦，少气懒言。舌质淡红，脉多虚软无力。

治法：益气培元。

方药：补中益气汤加减：黄芪、白术、陈皮、升麻、柴胡、党参、当归、益智仁、五味子、桑螵蛸、乌梅。

②肾气不固。

主证：小便滴沥不断、神疲怯寒、肢体寒冷，小便清长，形体衰弱，头晕腰酸，两足无力。舌质淡，脉沉迟，尺脉尤弱。

治法：温肾固涩。

方药：菟丝子丸加减：菟丝子、茯苓、山药、沙菀、蒺藜、车前子、远志、牡蛎、覆盆子、益智仁。

3.针灸治疗

一般遗尿，尤以小儿尿床，用针灸治疗可有显著疗效。临床上往往用之，常取穴：关元、气海、中极、三阴交。

4.单方验方

（1）韭菜根15g，捣后取汁，分2次温服；或以韭菜子9g，研细末做在饼内，蒸熟后分2次吃，一般可连服3~5天。

（2）玉竹60g，水煎，饭前服，分2日6次服完。

（3）柿蒂12g，水煎服，一日1次。紫河车1个，焙干为末，面糊为丸，每服3g，一日2次。

（四）尿血

尿血乃指一种前阴出血的疾患，与血淋甚为相似。其主要区别是：痛者为血淋，不痛者为尿血。古代对尿血称溲血、溺血，如《素问·气厥论》说："胞移热于膀胱，则癃溺血。"《四时刺逆从论》说："少阴有余，……涩则病积溲血。"《金匮要略》为最早提出尿血二字者，如《五脏风寒篇》说："热在下焦者则尿血"。

1.病因病机

尿血为火热之邪干扰营血，或气虚而致统摄无权，以致血不循经妄行于下所致。

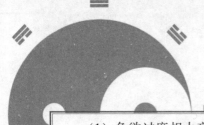

（1）色欲过度相火妄动，以致肾阴亏耗后，阴虚生内热，热邪致使络伤血溢，总而形成血尿。

（2）思虑烦劳过度，耗损心阴，导致心火亢盛，下移小肠，迫血妄行致成尿血。

（3）郁怒伤肝，肝气郁结，气郁化火，热伤血络，血液外溢致成尿血。

（4）劳伤过度，脾胃损伤。脾胃伤则中气不足，进而统血无权，血不循经，溢于脉外。

2.辨证论治

临床上可分为虚实二类，虚者多属久病，尿血之色淡红，尿时无疼痛不适；实者多属暴发，尿血颜色鲜红，尿时多有热涩之感。

（1）虚证（脾肾两虚）。

主证：小便频数量多，尿中带血，血色淡红，其质不稠，并伴有纳食不佳，腰脊酸痛，头晕耳鸣，精神疲倦，面色萎黄。舌质淡，脉虚弱。

治法：健脾补肾。

方药：归脾汤或无比山药丸加减。前方为健脾益气之剂，以资引血归脾，后方以补肾固摄为主。两方均可加入阿胶珠、血余炭之类，疗效尤佳。

归脾汤加减：党参、黄芪、白术、远志、当归炭、元肉、茯神、木香、阿胶珠、地榆。

无比山药丸加减：山药、肉苁蓉、熟地、山萸肉、茯苓、菟丝子、五味子、赤石脂、巴戟、泽泻、杜仲炭、血余炭。

（2）实证（多表现为热证）。

①心火亢盛。

主证：小便热赤，尿血鲜红，心烦失眠，口渴或口舌生疮，面色发红。舌尖红，脉数。

吕人奎学术思想及临床经验

治法：清泻心火。

方药：小蓟饮子加仙鹤草、侧柏叶，或导赤散加琥珀、黄连、栀子等。前方为滋阴清热之药，后方导火下行治心热移于小肠者最当。

小蓟饮子加减：小蓟、蒲黄炭、藕节炭、滑石、木通、生地、当归炭、栀子、竹叶、生草、侧柏炭。

导赤散加减，生地、木通、竹叶、栀子、黄连、侧柏叶。

②阴虚火旺。

主证：小便短赤带血，目眩耳鸣，疲倦乏力，手足心热，腰膝酸软。舌质红，脉细数。

治法：滋阴降火。

方药：大补阴丸去猪脊髓加茜草、女贞子等，或知柏地黄丸加阿胶，旱莲草等。二方均能滋阴降火。

大补阴丸加减，黄柏、知母、生地、龟板、茜草、女贞子。

知柏地黄加减：知母、黄柏、生地、山药、山萸肉、丹皮、阿胶珠、旱莲草。

③肝火内炽。

主证：小便红赤，尿血鲜红，口苦耳聋，烦躁易怒，寒热往来，胁肋胀满，少腹刺痛。舌质红尤以舌两边为甚，脉弦数。

治法：清肝泻火。

方药：丹栀逍遥散加侧柏叶、仙鹤草，或清肝汤加百草霜、龙胆草等。

丹栀逍遥散加减：丹皮、栀子、当归炭、杭芍、柴胡、茯苓、侧柏叶、龙胆草。

清肝汤加减。丹皮、栀子、当归炭、杭芍、柴胡、龙胆草、侧柏叶、地榆。

血尿如系外伤引起，治则当以活血、化瘀、止血为主，常用方药如外科七厘散或云南白药、三七粉等。

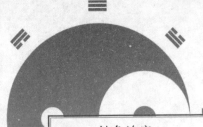

3.针灸治疗

关元、气海、足三里、三阴交、隐白等（针）。

4.单方验方

（1）地骨皮 30g，用好陈醋半斤，加少许清水共煎 3 次后内服。

（2）葡萄根、白糖各 60g，开水炖服。

（3）生地 30g，地榆 10g，水煎服。

（4）大小蓟各 15g，水煎服。

（五）囊痈、子痈

痈，乃为发于肌肉之间，局部红肿热痛，周围界限清楚，未有溃破、未有疮头者均为痈，其病理，乃气血为毒邪壅塞不通。囊痈即肾囊痈，也就是痈生长在阴囊处；予痈乃生于睾丸。二者均属于外痈之例。外痈乃指发生在体表而言，以生在脏腑的内痈所区别。

囊痈、子痈是生长在肾囊部或睾丸的一种急性化脓性疾患，属足厥阴肝经所主。临床上常须与疝证(寒疝、水疝)、肾囊漏鉴别。《外科大成》说："囊痈与疝气相类，但痈则阴囊红肿热痛，内热口干，小便赤涩；若疝则小腹痛，牵引肾子，少热多寒，好饮热汤为异耳；若水疝虽肿而光，虽痛有时不红不热，按之软而即起为异耳……"又说："因患痔漏久而串及囊者，肾囊漏也。"对于子痈，《外科证治全生集》谓："子痈与囊痈有别，子痈则睾丸硬痛，睾丸不肿而囊肿者为囊痈"。

1.病因病机

（1）湿热下注：外感六淫，如坐卧湿地，久着汗湿衣裤或过食膏粱厚味，内郁湿热火毒，湿热流注于下所致。

（2）外来伤害：如感受毒气或外来伤害等，引起邪毒壅聚，致使营卫不和，经络阻塞，气血凝滞，邪热阻于皮肉之间，聚而成形，发为痈肿。

2.辨证施治

（1）囊痈。

主证：初起肾囊红肿疼痛，身发寒热，继之渐渐肿大，或一侧，或两侧，囊皮紧张光亮，形如一瓢。并坠重疼痛，口干饮冷，小便赤涩。如热退疼定，肿胀会消失。如消之不应，身热不退，肿痛更甚，便会成脓。舌红苔黄腻，脉弦数。

治法：初起宜清热利湿，若脓成则透脓解毒，若脓出后则可滋阴除湿。

方药：初起清热利湿可用龙胆泻肝汤，脓成可用透脓散，脓出后滋阴除湿可用滋阴除湿汤。

龙胆泻肝汤加减：龙胆草、栀子、黄芩、柴胡、车前草、泽泻、木通、当归、蒲公英、土茯苓。

透脓散加减：当归、生黄芪、炒山甲、川芎、皂角刺、银花、蒲公英。

滋阴除湿汤加减：当归、川芎、白芍、熟地、柴胡、黄芩、陈皮、知母、贝母、泽泻、地骨皮、苦参、银花、甘草。

（2）子痈。

主证：子痈常可分急性或慢性两种。急性者起病急骤，证见睾丸肿痛，且多见单侧睾丸疼痛，阴囊灼热，外显红色，伴有寒热头痛，口渴口干，小便短赤。舌红苔白或薄黄，脉弦数。慢性者起病较缓，证见睾丸渐肿、痛轻，无寒热，阴囊也不灼热，初起皮色不变，将溃时皮色方褐红，溃后脓水稀薄，或夹有豆腐脑样物质，硬结不消，收口极慢。舌淡苔薄，脉象沉弦。

治法：急性期宜清热利湿，疏肝理气；慢性期宜滋阴除湿，化痰通络。若溃后阴亏者宜补益肝肾，气血俱亏者宜气血双补。

方药：清热利湿，疏肝理气，用枸橘汤加柴胡、黄芩、山栀、龙胆草等。滋阴除湿，化痰通络，用滋阴除湿方药加小金丹；阴亏补肝肾，用六味地黄丸；双补气血，用十全大补汤等。

枸橘汤加减：枸橘、川楝子、秦艽、陈皮、防风、泽泻、赤芍、龙胆草。

小金丹：白胶香、草乌头、五灵脂、地龙、木鳖、乳香、没药、当归、麝香、墨炭。

此病尚可配合外治法，如初期用金黄散、玉露散外敷，清热消肿。当脓成后又可切开排脓。在初溃时，可用二宝丹或九一丹提脓去腐，并用药线引流。在收口期还可用生肌散掺入疮口中，以资生肌收敛之用，同时以生肌玉红膏盖贴之。

3.针灸治疗

身柱，灵台，委中，足三里。

4.单方验方

（1）大黄末 15g，以鸡子清或醋调匀，涂敷患处。

（2）蒲公英 60g，金银花 30g，水煎服。

（3）黄柏 60g 研末，调醋敷患处。

（4）王不留行 30g，加鸡蛋 1 个，炖服。

（六）疝气

疝有两种含义：一指少腹痛引睾丸，一指睾丸肿痛。早在《内经》一书中就有七疝之称，那时主要是以症状命名。《金匮》有寒疝与热疝的分别，《诸病源候论》有七疝的记载。《儒门事亲》所论七疝，又为寒疝、水疝、筋疝、血疝、气疝、狐疝、癫疝。这是继承了前人的理论，又重新总结而成。疝总分为七种，然多属厥阴之病，故张子和说："诸疝皆归肝经"。查现代医学所说附睾、睾丸一类疾患，即属祖国医学疝气之范围。

1.病因病机

（1）久坐寒湿之地，或因寒冬涉水感受寒湿之邪，以致寒湿凝滞，聚于阴分而成疝。寒湿之邪久留不化亦能化热，复加外寒湿热之邪也可成，而寒主收引故又可使筋脉挛急而成疝。

（2）恼怒啼哭，情志不遂，肝气郁滞，循其经脉，注于睾丸而致肿痛，或素体虚弱；复因强力举重，操劳过度伤气，气虚下陷致少腹睾丸下坠疼痛而成疝气。总之，寒、湿、热之邪为疝病的主要原因。其病理与肝经关系密切，乃因肝脉循阴器抵少腹之故。

2.辨证论治

七疝中，筋疝与血疝实属痈肿之类。其余五疝，则病多在气分并有虚实之分。一般虚则气陷，下坠而痛；实则气结，不通则结。故治则常以舒气为主。当然疝也有寒热之别，并以寒者多见。因寒则气滞，气滞则结，寒则收引，收引则痛。如此分型分证虽有所区别，但临证时不宜绝对划分。

(1) 寒疝。

主证：阴囊肿硬冷痛，阴茎不举，喜暖畏寒，形寒足冷。苔白，脉沉弦。

治则：温经散寒。

方药：吴茱萸汤加附子、肉桂、小茴香、橘核等，或暖肝煎加吴茱萸、附片、干姜等，或天台乌药散加吴茱萸、肉桂等。三方均温经散寒，舒肝理气。

吴茱萸汤加减：吴茱萸、党参、附片、肉桂、小茴香、橘核、生姜。

暖肝煎加减：肉桂、小茴香、茯苓、乌药、枸杞、当归、沉香、干姜、附片。

天台乌药散加减：乌药、木香、小茴香、良姜、玉片、青皮、川楝子、肉桂。

(2) 水疝。

主证：阴囊水肿，状如水晶，或痛或痒，或囊湿出水，或少腹按之作水声。苔薄腻，脉弦滑。

治则：逐水行气。

方药：五苓散加萆薢、薏苡仁、橘核、木香等；若病重，则用禹功散加肉桂、橘核等。

五苓散加味：茯苓、猪苓、泽泻、白术、肉桂、萆薢、苡仁、橘核、木香。

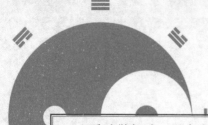

禹功散加减：黑牵牛、茴香、肉桂、橘核、附片。

（3）筋疝。

主证：阴茎肿大，或破溃流脓，或茎中痛，痛极发痒，或挺纵不收，或随小便下白样物。舌苔黄，脉弦数。

治则：清泄湿热。

方药：龙胆泻肝汤或黄连解毒汤加减。也可外敷清泄解毒之药膏。

龙胆泻肝汤加减：龙胆草、山栀、黄柏、柴胡、车前子、泽泻、木通、当归、萆薢、白术。

黄连解毒汤加减：黄连、黄芩、黄柏、栀子、公英、苡仁、萆薢。

（4）血疝。

主证：少腹两旁，腹股沟结成痈肿，形如黄瓜，久则破溃流脓，初起兼见寒热往来。

治法：初期清热解毒，中期活血散结，溃后益气养血。

方药：初期给荆防败毒散，中期给红花散，破溃后可用八珍汤加减。并可配合外用膏药。

荆防败毒散加减：荆芥、防风、土茯苓、枳壳、桔梗、柴胡、前胡、羌活、独活、川芎、公英、甘草。

红花散加减：红花、红藤、丹参、川芎、赤芍、当归。

八珍汤加减：党参、白术、茯苓、当归、川芎、熟地、赤芍、生黄芪、炙草。

（5）气疝。

主证：阴囊肿胀偏痛，少腹结滞不舒，常因恼怒啼哭，烦劳过度而发。舌质淡苔薄、脉弦。

治法：理气止痛，或益气升举。

方药：如属气滞不行，可用天台乌药散加减；如属气虚下陷，则用补中益气汤加减。

天台乌药散加减：乌药、木香、小茴香、良姜、玉片、青皮、川楝子、橘核、元胡。

补中益气汤加减：黄芪、白术、陈皮、升麻、柴胡、党参、当归、炙草。

(6) 狐疝。

主证：阴囊大小不定，且时上时下，似有物状，卧则入腹，立则入囊，胀痛俱作。

治法：疏肝理气。

方药：导气汤为主方。若须暖肝行气，可加乌药、元胡、橘核、青皮等；若久病气虚，可加入人参、黄芪、柴胡、升麻等；若血不足，可加入当归、白芍等；若阴寒内盛，可加入肉桂、附子等。导气汤：川楝子、木香、茴香、吴茱萸。

(7) 癫疝。

主证：阴囊肿硬重坠，麻木不知痛痒。

治法：行气消坚。

方药：济生橘核丸为主方。若瘀结者，可加三棱、莪术等，湿重者，可加苍术、茯苓等，气滞可用荔香散、三层茴香丸等方。

济生橘核丸：橘核、海藻、昆布、川楝子、厚朴、木通、枳实、元胡、桂心、木香。

荔香散：荔核、茴香、吴茱萸。

三层茴香丸：大茴香、川楝、沙参、木香、荜拨、槟榔、茯苓、黑附子。

3.针灸治疗

常用穴为大敦、太冲、三阴交、气海（均泻）。

针对不同的证，还可选用不同穴位：如寒疝，取照海、关元（均灸）；水疝，取曲泉、水道（均灸）；筋疝，取气冲、阳陵泉、太溪（均灸）；血疝，取血海、中枢（均泻）；气疝，取行间、足临泣（均泻）；狐疝，取丰隆、急脉（均灸）；癫疝，取中封、阴

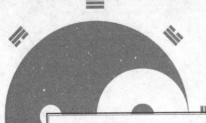

陵泉（均泻）。

4.单方验方

（1）小茴香（炒）、桃仁各 10g，共研细末，用酒冲服。

（2）菊花根不拘量，水煎服。

（3）荔子蒂三个，置炒锅内焙焦为末，用黄酒送下。

（4）荔枝核 15g，焙干为末，空腹白酒调服。

（5）橘皮用开水烫热，乘热时包阴囊数次。

（七）癃闭

癃者多久病也，即小便不通，呈点滴漏出而短少。闭者多暴病，即小便欲解不得解，胀急难通病势较急。总的说，癃闭就是小便排泄困难，甚者闭塞不通。

癃闭的发生，在《内经》就有"膀胱者州都之官，津渡藏焉，气化则能出矣"，"膀胱不利为癃"等理论。可见本病病变在膀胱，关键是膀胱气化不利。然膀胱为藏溺之所，其气化之出，又有赖于三焦，尤其是下焦最为重要。若三焦气化不及州都，则水道不通，于是出现癃闭之证。另外，也有因尿道阻塞瘀血、气滞而引起的。

1.病因病机

本病多为色欲过度，七情损伤，或因久病、外邪以及多种原因结合，致三焦水液运行及气化失常。

具体又分以下几种情况：

（1）上焦肺热壅滞，热燥灼津，热邪壅滞上焦，热伤津液则不足，以致水道之通调受阻。

（2）中焦脾胃湿热不解，下注膀胱：中焦升运无力，湿热之邪下注膀胱影响下焦气化，致小便难以排出。

（3）下焦肾阳不足，命门火衰：肾阳虚时膀胱气化功能障碍，形成癃闭。水液内停溺不能出，或肾移热于膀胱，膀胱气化受阻，亦可成为癃闭。

（4）瘀血败精不去，阻塞尿道，房劳过度，肾气受损，或忍精延欢，败精停留，阻塞尿道，亦可形成癃闭。

（5）跌打损伤，致使脏器受伤，瘀血也常可阻塞经络，以致小便不适而形成癃闭。

2.辨证论治

（1）热证。

①膀胱积热。

主证：小便困难，其量极少，尿道灼不适，甚或尿闭，小腹胀满，口渴不欲饮水，大便不畅。舌质红苔黄，脉数或滑数。

治法：清热坚阴。

方药：滋肾丸加泽泻、滑石等；或知柏地黄丸加牛膝，车前草等。前方以清热坚阴并助气化。若湿热较盛，则可用八正散或导赤散加海金砂、白茅根等，以利小便。

滋肾丸加减：黄柏、知母、肉桂、泽泻、滑石、地骨皮。

八正散加减：木通、车前草、滑石、瞿麦、萹蓄、栀子、山药、土茯苓、白茅根。

②肺热气壅。

主证：小便不通或点滴不爽，咽干烦渴欲饮，呼吸短促，舌红苔薄黄，脉数。

治法：清肺利水。

方药：黄芩清肺饮，或清肺饮加桑白皮、白茅根等，二方均为清热泄肺之方。

黄芩清肺饮加减，黄芩、栀子、桑白皮、桑叶、生甘草。

清肺饮：茯苓、黄芩、桑白皮、麦冬、车前草、山栀、木通。

（2）虚证。

①命门火衰。

主证：小便排出无力，滴沥不爽，面色㿠白，神疲气弱，倦

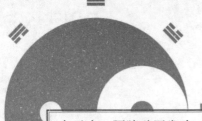

怠无力,腰膝酸困发冷,四肢不温。舌质淡,脉沉细而弱。

治法:温补肾阳。

方药:肾气丸或香茸丸加减。前方可以温补肾阳,化气行水;后方则重于补养精血,助阳通窍,用于老人尤宜。

肾气丸加减:地黄、茯苓、山药、山萸肉、丹皮、泽泻、牛膝、车前子、肉桂、附子、木通。

香茸丸加减:麝香,鹿茸、麋茸、苁蓉、熟地、沉香、五味子、茯苓、龙骨。

②脾气虚弱。

主证:时欲小便,但胀坠而欲解不得,或量少而不爽利,腹重肛坠,似欲大便,神疲气短,体重身倦。舌质淡,脉缓弱。

治法:补中升陷。

方药:补中益气汤加车前草等。若兼见肾阳虚者,还可方中加入肉桂、通草之类,以资兼顾,温行水气。

补中益气汤加减:黄芪、白术、陈皮、升麻、柴胡、党参、当归、炙草、车前草、木通。

③瘀血阻塞。

主证:小便滴沥不畅,或尿如细线,或阻塞不通,小腹胀满隐痛。舌质紫,有暗蓝斑点,脉涩或细数。

治法:散瘀利水。

方药:代抵当丸加减,或一味牛膝膏加桃仁、车前草等。前方为通瘀化结之方,但不宜久服,后方药味虽少,但亦往往奏效。若有气壅于下,尚宜理气化滞,可用六磨汤;若病久伤血,又可用当归补血汤加入前二方中,以养血行瘀。

代抵当丸:大黄、归尾、生地、山甲片、芒硝、桃仁、桂枝。

六磨汤:沉香、木香、玉片、乌药、枳壳、人参。

3.针灸治疗

肾俞、膀胱俞、气海、三阴交。

4.单方验方

（1）白菊花根一撮，打烂后用白酒冲，去渣服。

（2）水蛭 9 个，在新瓦上焙黄研末，用黄酒送下。

（3）菠菜子 15g，水煎服。

（4）青葱半斤，王不留行 30g，皂角子 40 个，煎汤放木桶中熏局部。

（5）葱头 3 寸，白矾 15g，同捣后敷于脐上。

(八) 阳痿

阳痿是男子性机能障碍之一，是指青壮年男子阴茎萎软，不能勃起，或勃起不坚、不久，而影响性生活者。老年人，由于整个生命机能的衰退而产生的阳痿不举，非本节讨论范围，但从治疗角度看也可作为参考。

阳痿在《内经》里，称为"阴痿"。是男子阴茎萎软无力之意。本病多涉及肝、肾二脏及阳明经，与督脉亦有密切关系。因为前阴为肝脉、督脉通过又为宗筋之会，宗筋又为胃所主，宗筋弛缓则阴茎萎软不举。肾主藏精，肾虚亦每至阳痿。

现代医学多认为本病为一种功能性疾病，与大脑皮层机能紊乱和性中枢功能紊乱有密切关系。当然，一些慢性疾患，如慢性前列腺炎，慢性肾盂肾炎，隐睾、睾丸发育不全，阴茎海绵体硬结，脑垂体疾患等均可导致阳痿。

1.病因病机

阳痿一证，多因恣情纵欲，而致精髓耗损，命门火衰，或手淫耗精伤气也是重要原因之一；思虑忧郁，损伤心脾，恐惧不释而致伤肾，这是指精神因素的影响，如重大的精神创伤，或由于男女双方感情不和，或由于女方性欲要求较强，男方不能满足产生恐惧心理，久之成疾；湿热下注，宗筋弛缓，上述诸因均可导致阳痿。

2.辨证论治

本病属虚损之证。张景岳谓"火衰者十居七八"，故治疗的

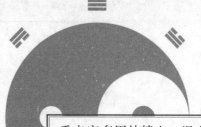

重点宜多用补精血，温血润滑肉之品。但必须对证，补火之中加入补水之剂以护真阴。

（1）肾阳虚损，命门火衰型。

主证：阳痿，面色㿠白，头晕目眩，腰酸腿软，神疲力弱，精薄清冷，少腹发凉，阴冷手足不温，脉细弱。

治则：宜补肾壮阳，用桂附地黄汤加减治之；若偏阴虚火旺，宜滋阴降火，补肾壮阳，用六味地黄汤加减，或五子衍宗丸、景岳赞育丹治之。

桂附地黄汤加减：熟地、山药、山萸肉、天雄、巴戟天、补骨脂、仙灵脾、枸杞、苁蓉、肉桂、女贞子、狗脊、阳起石。水煎分2次服，每日2剂。

六味地黄汤加减：生地、山药、丹皮、茯苓、山萸肉、仙灵脾、巴戟天、菟丝子、天雄、麦冬。水煎分2次服，每日1剂。

五子衍宗丸：枸杞子、覆盆子、菟丝子、五味子、车前子。

景岳赞育丹：熟地、当归、枸杞、杜仲、白术、仙茅、仙灵脾、巴戟天、苁蓉、韭子、蛇床子、附子、肉桂、人参、鹿茸。炼蜜为丸，每丸9g，每服1丸，每日3次。

（2）心脾亏损型。

主证：阴茎痿而不举；或举之无力，面色萎黄不思饮食，精疲体弱，心悸失眠。舌质淡，脉虚弱。

治则：宜补心脾，壮肾阳，益神智，方用归脾汤加减。

方药：黄芪、党参、当归、白术、茯苓、远志、炒枣仁、益智仁、附片、巴戟、仙灵脾、菟丝子、补骨脂。

（3）肝郁气滞型。

主证：精神郁闷不快，心胸不畅，阴茎不举或举而不坚、不久。舌质暗红，脉弦细。

治则：宜疏肝解郁，兼补肾阳，方用达郁汤加味。

方药：升麻、柴胡、川芎、香附、桑皮、白蒺藜、金樱子、菟丝子、巴戟天、仙灵脾、补骨脂。

（4）湿热下注型。

主证：阳痿不举，小便赤涩而痛，排尿淋漓，少腹胀满，腰腿酸困，舌质红、脉沉滑。

治则：宜清热利湿，补肾。方用三妙散合知柏地黄汤加味。

方药：知母、黄柏、山药、山萸肉、生地、茯苓、泽泻、木通、牛膝、苡仁、败酱草、丹皮。水煎2次分服，每日1剂。

3.针灸治疗

肾俞：滋补肾阴，利腰脊。命门：培补肾阳。关元：培元固本。中极：培补肾气，清热利湿。气海：补益元气。各穴可单用。

4.单方验方

（1）复方蜈甘散：蜈蚣15～20条、当归45g、白芍45g、甘草45g。制法：先将当归、白芍、甘草晒干研细过筛，然后将蜈蚣研细，再将两药混合均匀，分为30包，每次服1包，每日2次。15d为1个疗程。

（2）胎盘2个焙干，芝麻500g炒之，早稻束500g微炒。制法：共研细末，炼蜜为丸，每丸重6g，每日早晨服2丸。

（3）羊肾丸：淫羊藿、仙茅、潼蒺藜、枸杞子、生苡仁各30g、羊腰子1对。制法：先将药物晒干，共研细末过筛。将羊腰子用开水烫硬，剥去外皮，焙干研细末。再与上药混匀，炼蜜为丸，蜜丸如豌豆大，每次服9g，早晚各服1次。

（4）狗肾精：狗肾精即狗的生殖器和睾丸，其作用和海狗肾相仿。制法：将狗肾精洗净，焙干研细末。每服0.3～0.9g，每日一次。

（5）蜂房散：蜂房烧存性，研为细末。每服6g，每日3次，开水冲服。

（6）海参汤：海参30g、鹿肾30g。白水炖煮，每日1次。

（7）麻雀肉（蛋）：将麻雀用泥封固，慢火烧熟，每晨1个，连食 1 个月；或雀蛋，每日煮服 3 个，连服 1 个月。

本病患者大多恐惧不释，精神苦闷，特别是因病而产生家庭不和甚至破裂的病人，求医心切。在投药治疗的同时，必须作好解释开导工作，解除顾虑，正确对待疾病，树立信心才能与药物作用相辅相成，收到明显疗效。

(九) 遗精

遗精，是指不因交接而频繁的精液外溢之证。临床分为梦遗和滑精，有梦而遗的叫遗精，无梦而遗的称为滑精。精液，由精子、前列腺液等构成。在体内不断的生成，"精满自溢"，如果每月 1 次甚至 2 次遗精，不能视为病态。有时在性兴奋时出现的尿道分泌液，或是前列腺液，亦不能视为遗精。

遗精一证与心、肝、肾三脏有关，因为精之主宰为心，肾主封藏、肝主疏泄；肾阳不足则精关不固而滑脱，肝之阳盛则肝火内炽而遗泄；心有妄想则心火浮动，心肝之火相炽则精舍失宁，精随之而泄。由此可见，遗精一症与心、肝、肾三脏功能失调特别与肾虚关系明显。

遗精较严重时则精关不固，见色流泄，或小便后、用力排大便时，尿道流出精液，称为"白淫"。《医学入门》上说："或闻淫事，或见美色，或思想无穷所愿不得，或入房太甚，宗筋弛纵发为筋痿而精自出者，谓之白淫"。这种所谓白淫，其主要成分为前列腺液内含少量精虫。现代医学认为，大脑皮质和脊髓的性机能中枢紊乱，生殖系统的炎症，均可引起遗精。

1.病因病机

房劳过度或有手淫恶习，恣情纵欲，均可使肾气虚弱藏精失调，肾阴虚损导致肾阳不调而致遗精；劳心过度、心阴耗损则心火亢盛，水火不济，心肾不交扰动精室而遗；禀赋素弱或久病正虚，心肾气虚，封藏失职，亦可出现遗精；湿热下注扰动精室而致遗精。

2.辨证论治

临床辨证常分下列三型治疗：

（1）心肾不交型。

主证：每多梦中遗精，或心有妄想而遗精，伴头晕、头昏，心悸，精神疲倦，记忆力不足，尿黄，舌质红，脉细数。

治则：宜滋阴降火，交通心肾。

方药：三才封髓丹加减：天冬、生地、党参、黄柏、知母、砂仁、黄连、灯芯、远志、菖蒲、生龙牡、甘草。亦可选用知柏地黄丸、茯神汤、龙胆泻肝汤等。

（2）肾虚不藏型。

①阴虚火旺。

主证：遗精，头晕目眩，耳鸣腰酸，神疲乏力，形体不足，舌红少津，脉弦细数。

治则：壮水制火，固摄肾精。

方药：六味地黄丸加减：生地、丹皮、茯苓、泽泻、山药、山萸肉、金樱子、芡实、知母、麦冬。若遗精频作，可常服金锁固精丸。

②阳虚不固。

主证：频繁遗精，面色㿠白，腰膝酸软，精神萎靡，精气清冷，阴茎寒，舌淡苔白，脉沉弱。

治则：补肾温阳，固涩精关。

方药：秘精丸加减：菟丝子、家韭子、龙骨、五味子、桑螵蛸、白石脂、茯苓、鹿角胶、枸杞子、杜仲、牡蛎。若欲增温补之功，方用斑龙丸加味：熟地、附片、肉桂、茯苓、柏子仁、菟丝子、补骨脂、鹿角胶。

③温热下注型。

主证：遗精，时伴热刺痛，小便赤，排尿后抽痛，口苦或渴，舌红苔黄腻，脉濡数。

治则：宜清利湿热。

方药：萆薢饮加减：萆薢、文蛤粉、石苇、车前子、茯苓、木通、灯心、石菖蒲、莲子、黄柏、冬葵子。本型病人属实者居多，故以清利为主，方药亦可用猪肚丸加减：白术、苦参、牡蛎、猪肚、车前子、泽泻、猪苓、苡仁。

3.针灸治疗

针灸治疗遗精往往可收到满意疗效，临床分为两类；①有梦而遗：心俞、神门，用泻法以清心安神。太溪，用泻法乃泻下焦湿热以资安肾。肾俞、三阴交，用补法乃补肾益阴。关元，用补法乃固摄下焦。②无梦而遗：肾俞、气海、关元，用补法其意同上。百会，补法，可提补中气以使真气上提。

4.单方验方

（1）桑螵蛸30g、赤石脂18g、五味子12g、茯苓24g、菟丝子30g、生牡蛎24g、龙骨24g、韭子15g。共研细末，炼蜜为丸，如梧桐子大，每服9g，每日2次。

（2）芡实60g、连须60g、龙骨60g、牡蛎90g、蒺藜45g、莲子60g。共研细末，打糊为丸，梧桐子大小，每服9g，每日2次。

（3）龙骨、远志、韭子各等份。共研细末，水调为丸，每服5g，日服2次，开水冲服。

（4）葶苈子6g（酒炒），红糖水冲服。

（5）冬瓜子150g，烧灰研末。空腹用开水冲服，每服6g，可连服3剂。

遗精的辨证治疗，前人有"有梦治心，无梦治肾"之说。虽不够全面，但符合遗精一症的发病规律。往往病程先期为见色思情，相火妄动，心火亢盛，病多在心，久之思欲不遂或房事过度，肾元亏损而病在肾。当然临床上病期不能截然分开，但辨证时前者以清心火宁神为主，后者则宜养阴清心益肾固精。但必须针对病情辨证施治。另外，此类病人除药物治疗外，需配合精神调养，排除杂念，适当增加体力锻炼，是治疗本病重要条件。

（十）早泄

早泄，是指入房时过快射精的病症，为男性性机能障碍疾患之一。本症常为阳痿的前驱阶段，因为早期阳痿的病人往往伴有早泄。此类病人常因肾阴不足而相火偏亢、肾关不固，见异性举阳较快，但交媾短暂即泄精。现代医学认为，是由于性中枢机能紊乱，大脑皮质功能不稳定所致。性冲动来势猛，去势亦快。前列腺炎、尿道嵴炎等疾患，常为其主要诱因。

1.病因病机

素体不足，或恣情纵欲、房事不节致肾精耗伤；年少时误犯手淫，损伤肾气，固摄虚弱，肾阴虚亏，相火妄动而干扰精室，使精液不能久藏而致早泄。

2.辨证论治

临床分三个类型：

（1）相火偏旺型。

主证：见色动情，阳物易举，交媾不久则泄精，头昏，性躁，易怒，胸满，腰酸。舌质红苔薄，脉弦。

治则：滋阴降火。

方药：滋水清肝饮加味：生地、山萸肉、茯苓、山药、泽泻、丹皮、柴胡、白芍、当归、栀子、黄芩、大枣。

（2）肾阴虚损型。

主证：阳物举而不坚、早泄，形体虚弱，少寐健忘，腰酸腿软，或有遗精，口干，舌红少苔，脉细。

治则：滋养肾阴。

方药：六味地黄汤加味：生地、丹皮、茯苓、泽泻、山药、山萸肉、锁阳、花龙骨、牡蛎、五味子。

（3）肝肾两虚型。

主证：阳物易举不久即痿，一触即发泄，腰腿酸软，头眩，

耳鸣。舌质红少津，脉弦细数。

治则：养肝，补益肾精。

方药：大补元煎加味：党参、熟地、当归、川芎、山药、山萸肉、杜仲、枸杞子、苁蓉、木瓜、麦冬、甘草。

3.针灸治疗

关元：培肾固本、回阳固脱。复溜：滋肾祛湿。肾俞：益肾固精。命门：培元补肾，固精壮阳。上髎：补益下焦，强健腰膝。气海：补肾虚，益元气，振阳固精。

4.单方验方

（1）五倍子 250g、茯苓 60g、龙骨 30g。共为细末，水糊丸如梧桐子大，每服 6g，每日 2 次。

（2）巴戟肉、补骨脂各 10g，龙骨 30g 各等份，水煎服。

本症常虚实互见，治疗时需详细辨证。盖肾为阴主藏精；肝为阳主疏泄。肾之阴虚，则精不藏；肝之阳强，则气不固，久病气阴皆虚，精不能藏，极易滑泄。故治疗本症时，既要看到肝肾之相火，又需益阴肾固精关，方能取效。

（十一）阳强

阳强和阳痿相反，是阴茎易举，举而不倒之证。此证多见于青春发育期，也是性机能紊乱的表现。祖国医学认为，系相火偏旺或肝经蕴热所致。《灵枢·经筋篇》："伤于热，则纵挺不收。"阴虚病人，在病中易举阳则属阴虚不能制阳，虚火妄动所致。现代医学认为，阳强是因为性中枢兴奋过程的灵活性减弱（惰性增强）。

1.病因病机

本病可因情志不畅，致肝气郁结，内遏化热，其次为木郁乘土，不仅使精气的化生输布受到抑制，同时可生内湿，湿与热合，阻滞经脉，故阳强不泄。

2.辨证论治

临床分二型：

（1）相火偏旺型。

治法：宜清肝泻火。

方药：用龙胆泻肝汤，龙胆草、山栀子、黄芩、生地、当归、车前子、木通、柴胡、甘草、泽泻。

（2）阴虚不能制阳型。

治法：宜滋阴清火。

方药：用大补阴丸：熟地、龟板、黄柏、猪脊髓、知母。炼蜜为丸，每丸重 9g，每服 2 丸，每日 2 次。

（十二）阴汗

阴汗一证，出自《兰室秘藏·阳痿阴汗门》，《景岳全书·杂证谟》称为冷汗。是指外生殖器阴及其周围（包括大腿内侧近腹阴处）一片经常出汗较多，而且汗味多腥臭的病证。

1.病因病机

肾主一身阳气，肾阳衰弱则一身之阳气皆虚，肾阴则偏胜，汗为阴液，阴盛则内寒生湿。又有因肝郁化热导致脾经聚湿，温热互结而流注下焦，以致阴部出汗。

2.辨证施治

临床分为两型：

（1）肾阳衰弱型。

主证：身寒怕冷，腰酸，滑精，阳举而不坚，夜尿频多，阴汗出，脉沉迟，舌体胖淡红，苔薄白。

治则：扶正温阳。

方药：①安肾丸《杂病源流犀烛》方：葫芦巴、补骨脂、川楝肉、茴香、续断、杏仁、桃仁、茯苓、山药。炼蜜为丸、蜜丸重 9g，每服 2 丸，每日 2 次。②人参建中汤：桂枝、赤芍、甘草、饴糖、人参。

（2）肝经湿热型。

主证：前阴冷而喜热臊臭，小便赤阳痿，腰酸腿困，健忘耳鸣。

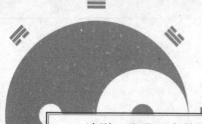

治则：疏泄、清利湿热。

方药：①清震汤《兰室秘藏》方：羌活、黄柏、升麻、柴胡、苍术、黄芩、泽泻、麻黄根、猪苓、防风、炙草、当归、蒿本、红花。②固真汤《东垣十书》方：升麻、羌活、柴胡、炙甘草、泽泻、龙胆草、黄柏、知母。

(十三) 阴冷

阴冷出自《张氏医通》，《金匮要略》称为阴寒。是指阴茎、阴囊冷而不温。多因命门火衰或寒气凝滞于肾所致，也有因肝经湿热所致者。

1.辨证论治

临床分二型：

（1）寒凝下元型。

主证：男子阴冷而阳痿不举，女子阴冷而少腹冷痛，多影响生育。脉沉细，舌质淡，苔薄白。

治则：温肾散寒。

方药：①十补丸：附子、葫芦巴、木香、巴戟肉、肉桂、川楝子、元胡、毕澄茄、小茴香、补骨脂。水煎，分2次内服。②加减内固丸：巴戟、苁蓉、山药、山萸肉、菟丝子、破故纸、石斛、小茴香、附子。

（2）肝经湿热型。

主证：前阴冷而两髀枢阴汗，前阴萎弱，阴囊湿痒臊臭等，脉细数。

治则：清热化湿

方药：柴胡胜湿汤，柴胡、羌活、茯苓、泽泻、升麻、黄柏、龙胆草、当归、麻黄根、汉防己、五味子。

(十四) 阴囊痒

阴囊奇痒，俗称"绣球风"，常与水土不服及缺乏营养素有关。现代医学谓与核黄素缺乏有关，一般投以维生素 B_2，每日

20～30mg，3d 后屡见功效。

1.病因病机

本症主要因血虚生燥、生风，兼有肝经湿热而下注肾囊所致。亦有因风湿流毒下注者而使潮湿作痒，生疮脱皮。

2.辨证论治

临床分两型：

（1）干痒型。

主证：部分或全阴囊皮肤微红、增厚皱褶，搔时有皮屑，抓破出脂水，热痛火燎，坐卧不安。脉浮数，舌质红苔薄黄。

治则：养血祛风。

方药：内服当归饮：生地、当归、白芍、川芎、白蒺藜、防风、荆芥穗、何首乌、黄芪、甘草。外用蛇床子散：蛇床子、川椒、枯矾、苦参、百部、艾叶。上药水煎，局部熏洗。

（2）湿痒型。

主证：阴囊潮湿作痒，或生疮脱皮，时有脂水外溢，亦能流注至足生疮癣。脉浮弦，舌质红，苔白略腻。

治则：清热利湿。

方药：①萆薢渗湿汤加味：萆薢、苡仁、黄柏、赤茯苓、丹皮、泽泻、滑石、通草。②活血驱风散：白蒺藜、当归、川芎、白芷、细辛、桃仁、半夏、白芍、甘草、苍术、五灵脂、杜仲、肉桂、苡仁、天麻、橘红、槟榔、枳壳。③外用方：椒红粉扑之：麻黄根、贯众、蛇床子、川椒、当归、猪苓、斑蝥、轻粉、红花。上药共研细粉外用，每日3次，扑局部。

（十五）月经不调

月经是周期性的子宫出血，古称"月信"、"月事"、"月水"，都是说明像潮水一样有期的意思。《内经》说："女子到了十四岁左右，任脉通，太冲脉的阴血充盛，月经就按时来潮。"说明了女子的发育，已到成熟阶段。到了四十九岁左右，任脉冲脉虚衰，天癸枯竭，月

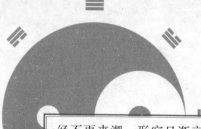

经不再来潮，形容日渐衰老，生育也就停止。这是女子发育和衰老的一般规律。

月经不调，是指周期、血量、血色、经质等任何一个方面超过正常范围所出现的病理性证候。常见的如月经先期，月经后期，月经先后无定期，月经过多，月经过少等证候。至于血色和经质发生病理性改变，多数为月经的先后、血量的多少同时存在，故合并讨论。

月经不调，多为功能性病变。但也可因子宫器质性病变，特别是肿瘤所引起的阴道不规则出血，必须注意鉴别。

1.病因病机

月经不调的原因是多方面的，如内外环境的改变、精神刺激、营养饮食和其他疾病的影响，以及流产或产育过多，经期不注意卫生等。但这些都是外因，它必须通过人体内部的脏腑气血功能偏虚偏实、冲任经脉的受损程度等内因，才会发生月经不调的证候。

月经虽从子宫通过阴道排出，但它与脏腑功能的正常、气血的旺盛、经络的通畅有密切关系。中医学关于月经生理病理的理论，主要有以下三方面：①肾气的盛衰：肾气的盛衰，是月经不调的主要发病机理。临床上由肾虚引起月经不调，分肾阳虚和肾阴虚两类。肾阴虚生内热，热扰冲任经脉，迫血妄行，就可发生月经先期量多，或月经拖延不止肾阳虚，阴寒内盛，引起冲任虚寒，血行迟缓，可致月经后期量少，也有肾阳虚弱，精血不足，因此冲任虚损，不但月经失调，还会影响生育。②脾胃虚弱：月经之血，同样来源于水谷，生化于脾胃。脾胃功能的强弱，关系到月经量的充盛和稀少。因脾有统血、摄血的作用，能使月经量不致过多，持续时间不致过长，故临床上由气虚引起的月经不调，可用健脾益气的治疗法则进行治疗，常可取得显效。③冲任失调：月经的产生和调节与经络有密切的关系，其中主要为冲任二脉，所谓"冲为血海，任主胞胎"。临床上引起月经失调的原因虽有很多种，均以冲任经脉功能的失调、损伤为其根本的病理变化。即使由于脾胃功能失调所发生的月经不调，同样是以冲任经脉的失调为前提。因此，在分析月经不调的病因病理时，常重视奇经发病的重要性。

2.辨证论治

（1）寒客胞宫型。

主证：月经后期，量少，经行不畅，经色暗滞，经质稀少，混有小血块，兼有下腹部疼痛，得温可减，舌苔薄白腻，舌质淡，脉沉紧。

治则：温经散寒。

方药：温经汤加减。吴萸2g、桂枝3g、当归9g、川芎5g、赤芍6g、白芍6g、红花9g、香附9g、台乌9g、生姜3片、炙草4.5g。

（2）血滞胞脉型。

主证：月经先期，量多或少，经行不畅，经色暗紫而有块，少腹发胀有压痛，舌苔微黄腻，脉沉滑。

治则：活血行滞。

方药：延胡当归散加减：当归9g、赤芍6g、白芍6g、川芎炭4.5g、茜草根6g、延胡索9g、制乳香6g。

（3）肝气郁结型。

主证：月经先后无定期，经量少而色黑暗，兼有行经时乳房胀痛，胸胁不舒，少腹二侧引痛，苔黄腻舌淡红，脉弦滑。

治则：疏肝通络。

方药：调肝汤加失笑散：柴胡4.5g、陈皮9g、郁金9g、香附9g、乳香3g、当归9g、赤芍9g、川芎4.5g、蒲黄9g、五灵脂9g。

（4）肝脾积热型。

主证：月经先期量多，经色深红，经质稠黏，兼有神烦、头痛、呕恶、纳呆等症，苔薄腻边红，脉弦滑而数，口干，小便觉热，腹胀便秘。

治则：清热凉血。

方药：清化钦加减，炒栀子9g、黄芩9g、白薇9g、生地12g、侧柏叶12g、地榆12g、赤芍6g、白芍6g、丹皮9g。

（5）肾阴虚型。

主证：月经先期量多，或一月数次，甚至崩涌，经色紫红，经质清稀，腰酸痛，小腹略胀，并可兼有行经鼻出血，舌苔薄黄质红，脉细无力。

治则：滋肾清热。

方药：固经丸加减。龟板12g、旱莲草12g、白芍9g、黄芩9g、黄柏9g、香附9g、椿根皮12g、地榆12g。

（6）肾阳虚型。

主证：月经后期，经量较少，经色暗淡，经质稀薄，兼有腰酸带下、面色暗淡无华，或有畏寒、便溏、少腹清冷等证，脉沉小缓，舌苔淡白。

治则：温肾补血。

方药：五子补肾丸合桃红四物汤加减：菟丝15g、覆盆子15g、枸杞子15g、桃仁4.5g、红花6g、白芍6g、当归6g、川芎4.5g、熟地9g。

（7）脾失统血型。

主证：月经量多，甚或血崩或淋漓不断，色淡红，质稀薄，兼有神疲心悸，面色㿠白，面部及下肢浮肿，舌苔薄白，质胖，脉濡。

治则：补气摄血。

方药：归脾汤加减，党参15g、黄芪15g、当归9g、茯苓9g、木香2g、龙眼肉9g、炮姜炭3g、牡蛎30g、白术9g、甘草6g。

3. 针灸治疗

月经不调，针灸治疗尚好，临床需辨证循经。主穴选气海、中极、阴谷、带脉、肾俞、三阴交等。月经不止，加大敦、太冲。经闭，加中极。血枯血虚，加脾俞、肾俞、中脘、足三里。虚灸实针。

4.单方验方

(1)丹参晒干研末,每服9g,用白开水或红花酒送下,每日1次。

(2)益母草熬成软膏,用2/3的益母草膏,加1/3的红糖,搅匀,放在干净的瓶子里,早晚各服1酒杯。

(3)月季花12朵,泡酒服。如月经淡少,加当归9g;经色紫红、小腹胀痛,加丹皮9g。

(4)红白鸡冠花各9g,水煎,月经前服。

(5)干芹菜30g,水煎温服,适合月经先期。

(6)赤石脂、破故纸各6g,研末,每服3g,开水送服,适用于经水过多。

(7)韭菜汁1杯,开水冲服,适用于倒经。

月经不调，以月经周期和出血量的改变为主，再结合月经的颜色、质地以及全身兼证，从寒、热、虚、实四个方面，进行辨证。一般以月经提前量多，色深红，质浓稠，兼有口舌干燥、舌苔黄、舌质红、脉数等热象的属热证。经期超前，量一般或多，色鲜红质稠，口干、舌质红，脉弦数有力为实热，治宜清热凉血。经期超前，量少，色淡，头晕，耳鸣，腰酸，舌红或光，脉细数无力为虚热，治以养阴清热。月经推后量少，色暗，质稀薄，兼有舌苔白、舌质淡、脉沉缓，或有少腹疼痛感等寒象的属寒证。月经推后，量少，色暗淡，怕冷，腹部喜热按，舌白，脉沉迟无力为虚寒，治宜温阳暖宫。经前落后，量少，经行不畅，经色暗滞，经质稀薄，混有小血块，少腹疼痛，得温则减，舌苔薄白腻，质暗淡，脉沉紧，为寒实，治以温经散寒。不论周期先后，量多或少，凡是经色淡、质稀薄、兼有全身气血不足之证

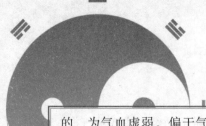

的，为气血虚弱。偏于气虚者，治以补气摄血；偏于血虚者，治以补血益气。周期先后不定，经量少，色暗红，经血中夹有血块，经行不畅利，小腹有压痛者，为气滞血瘀，属实证。偏于气滞，治以理气行血；偏于血瘀，治以活血化瘀。但寒热虚实的辨证，必须与脏腑、经络，气血辨证相结合。否则，辨证不会正确，治疗焉能得当。

(十六) 痛经

月经先后或行经期中，感到小腹轻微胀痛，腰部酸楚，这是行经时胞宫气血充盈，胞膜破裂的生理现象。如果小腹疼痛较重，或兼有呕吐、腹泻、腰酸、乳房胀痛等全身症状，才是所谓痛经病。

原发性痛经，以未婚妇女为多见，多数生殖器官无明显器质性病变。继发性痛经，以已婚妇女为多见，常继发于慢性盆腔炎、子宫肌瘤、卵巢囊肿压迫，以及子宫内膜异位症等疾病。根据病史及体征，痛经的诊断并不困难，必要时结合妇科检查，以助诊断。

1.病因病机

本病以月经周期性的小腹疼痛为主证，故称为"经行腹痛"。由于经血不能畅利地从胞宫排出，因而"不通则痛"。

其原因主要有三：

(1) 行经涉水，久坐湿地，淋雨、游泳，或饮食生冷，寒湿客于胞宫，困阻气机，血行不畅。

(2) 精神刺激，以致肝气郁结，气机壅滞，胞宫和冲任气血运行受阻。

(3) 平素体弱，气血不足，或大病久病后气血两亏，冲任俱虚，无力运行经血。痛经不仅要考虑胞宫和冲任的病理证候，常兼有脏腑经络气血功能失调的其他全身症状。

2.辨证论治

痛经，一般在经前或经行时痛属实；经后绵绵作痛，或经后始痛者属虚。喜按属虚，拒按属实，得热痛减属寒，得热痛甚属热，痛甚于胀属血瘀，胀甚于痛为气滞。如兼有血块多，经色紫暗，或经行不畅，属气滞血瘀，其中，经量多的为气滞偏热，经量少的为气滞偏寒。经色淡、质稀薄，属气血虚弱。其中，量多的为气虚，量少的为血虚。根据辨证采取温、清、补、泻等法，选用相应方药，使气血充盈流通而病愈。

（1）气滞血瘀型。

主证：经前或经行少腹胀痛、压痛明显，经量少，或行经不畅，经色紫暗有血块，血块排出后则痛减，或兼有头痛、胸胁、乳房胀痛。舌苔薄，舌边有瘀点，脉弦。

治则：理气化瘀。

方药：血府逐瘀汤加减：全当归9g、赤白芍各9g、川芎5g、桃仁9g、红花4.5g、台乌9g、香附9g、枳壳9g、甘草4.5g。

（2）寒湿凝滞型。

主证：经前或经行少腹冷痛，腰部沉痛，按之或得热痛减，经色量少，色淡，行而不爽，畏寒，或有呕吐，腹泻，痛剧出汗，手足不温等症。舌苔白腻，脉象沉紧。

治则：温经散寒。

方药：温经汤：吴萸3g、当归9g、川芎4.5g、白芍9g、桂枝6g、干姜3g、艾叶3g、元胡9g、香附9g、半夏9g、甘草5g。

（3）气血双虚型。

主证：经行或经净后，小腹绵绵作痛，按之感舒适，经水色淡质清，面色苍白，或兼有头晕，耳鸣，腰部酸痛。舌苔薄，舌质淡，边有齿痕，脉虚弱。

治则：双补气血。

方药：八珍汤加减，党参15g、白术9g、当归9g、白芍9g、川芎4.5g、熟地12g、茺蔚子9g、香附9g、甘草5g。

生殖系统疾病的学术思想及临床经验

3.针灸治疗

针灸首辨虚实。实痛，针气海、合谷、三阴交；虚痛，灸关元、中脘、肾俞、足三里。

4.单方验方

（1）紫丹参，研细末，每服9g，一日2次，陈酒烫热送下。

（2）益母草（焙干存性），研细末，每服9g，酒煎服。连服2～3次。

（3）当归30g、红花15g，浸入250ml白酒，数日后服。每服1酒杯，服时用开水烫温。

（十七）闭经

闭经，又称"不月"。是指月经停止不来为主要证候的一种月经病。月经停止不来，有生理性和病理性两类。例如妊娠期、哺乳期、绝经期、无月经周期，都属于生理性的。病理性，又分原发性和继发性两种。凡年龄18岁以上，月经尚未来潮，称原发性闭经。已有月经正常周期后，又停止3个月以上为继发性闭经。

1.病因病机

妇女行经，全赖体内气血运行，冲任脉充盛流畅。肝肾元气，阳明经气，均应充盛。临床常见虚性闭经，多与肝肾不足、脾胃虚弱有关。如先天肾气不足，年幼多病，婚后产育过多，肝肾受损，以致冲任失养，或脾胃虚弱，气血生化之源不足，以致血海空虚，都可发生闭经。另外，精神上过度紧张和刺激，可以导致脏腑功能紊乱，引起闭经。其他如行经期冒雨涉水，感受风寒，或过食生冷及寒凉药物，血为寒凝，气机不畅，瘀阻冲任，也是闭经常见的因素。体型肥胖的患者，多为痰湿有余，脾阳失运，经脉不通，因而闭经。体质瘦弱者，多数是阴虚内热，耗损阴血，不能充盈血海而致闭经。

2.辨证论治

首先询明病史，排除先天畸形（如无子宫、无子宫内膜、阴道闭锁等），应与早孕鉴别。其次，查明全身其他急性或慢性病变（如结核等）。治疗闭经，首辨虚实。虚证，以补益气血为主，兼顾脾胃；有肝肾亏损症状者，又当滋养肝肾。实证，以活血通络为主，佐以理气。如兼有痰湿阻络，治以祛痰燥湿，疏畅气血。若气滞血瘀，又当疏肝理气为主，佐以活血化瘀。但运用行血破血剂之后，又当着重补虚，扶助冲任气血功能，使之恢复。临床闭经以虚证为多见，实证中每多虚中挟实。单纯属于血瘀引起闭经者，临床较为少见。故治闭经，多数用补益气血，滋养肝肾以培其本，佐以理气行血，以促其通，并非单纯活血通经所能取效。

（1）气血两虚型。

主证：头昏目眩，失眠心悸，面目虚浮，神疲倦怠，动则气促，食量减少，大便溏泄，四肢不温。脉细无力，舌质淡红。

治则：益气养血。

方药：八珍汤加减，党参20g、白术9g、黄芪12g、当归12g、川芎4.5g、白芍9g、香附9g、红花6g、茺蔚子9g。

（2）肾阳不足型。

主证：面色晦暗，头寒恶风，腰背酸痛，头晕耳鸣，少腹冷痛，带下清稀。舌淡苔薄，脉沉细无力。

治则：温补肾阳。

方药：温肾通经汤加减，仙灵脾15g、菟丝子12g、肉桂4.5g、杜仲12g、鸡血藤12g、川芎9g、白芍9g、香附9g、蔚子9g、红花9g、月季花6g。

（3）阴虚内热型。

主证：面黄颧赤，心烦焦躁，入夜潮热，口苦咽干，形肉瘦削，大便燥结，小便赤少，咳嗽，盗汗，少腹阴痛。舌绛无苔，脉象细数。

治则：育阴清热，养血调经。

生殖系统疾病的学术思想及临床经验

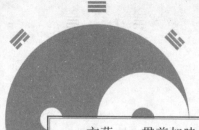

方药：一贯煎加味，北沙参9g、麦冬9g、川楝子9g、当归9g、生地12g、枸杞9g、鳖甲12g、知母12g、黄柏9g、赤芍12g、丹皮9g、茺蔚子9g。

（4）脾虚痰阻型。

主证：身体肥胖，面色浮黄，胸闷脘胀，纳呆痰多，时易呕恶，好逸恶劳，白带频繁。舌苔白腻，脉象弦滑。

治则：利痰健脾通经。

方药：苍荷导痰丸：苍术9g、香附9g、陈皮9g、云苓15g、枳壳6g、半夏9g、甘草4.5g、生姜5g、天南星9g。

（5）气滞血瘀型。

主证：精神抑郁，头昏胁痛，胸闷纳少，嗳气吞酸，腹胀时痛，筋脉抽动，肢体酸胀。脉象小弦，舌苔薄白质紫。

治则：疏肝理气，活血祛瘀。

方药：四逆散和桂枝茯苓丸加味，柴胡6g、赤芍9g、白芍9g、枳壳9g、甘草4.5g、香附9g、桃仁9g、红花9g、桂枝4.5g、丹皮9g、台乌9g、茯苓皮12g、茺蔚子9g。

3.针灸治疗

气血双虚宜用灸法，选肝俞、脾俞、肾俞、中脘、足三里等。肾阴不足，选用三阴交、肾俞、涌泉、关元等。脾虚痰阻，选用中脘、足三里、气海、不容、三阴交等。气滞血瘀，选用内关、间使、曲池、行间、八髎、长强、血海等。

4.单方验方

（1）丹参18g～30g，水煎，加红糖15g，每日分两次饭前服。本方宜速服。

（2）鸡血藤15g，配枣、糖或肉类共炖服，一日1次，5d为1疗程。

（3）鲜泽兰叶15~24g，水煎加黄酒100ml，加白糖，早晚饭后分服。

（4）苡仁根 30g，水煎，连服 3 次。

（5）鸡内金、山楂各 60g，研末，每服 6g，开水送下。本方宜久服。

（6）黄花菜根、当归身各 24g，加瘦肉同煎，喝汤吃肉。此方适用于经闭、消瘦虚弱者。

（十八）崩漏

崩漏，是行经期和非行经期阴道出血之疾患。大量出血，来之突然，称之崩；小量出血，淋漓不断，称之漏。古人认为，"漏者崩之渐，崩者漏之甚"，久崩不止，气血耗竭，必致成漏；久漏不止，病势日进，亦将成崩。因此，崩与漏仅是程度上轻重缓急的不同。所以，把崩漏作为同一种证候来辨证施治。

1.病因病机

崩漏证，其主要病理为冲任损伤，不能固摄精血。肾为先天之本，藏精，为人体生殖、生长、发育的物质基础，并为月经的源泉。当女子青春期出现崩漏，为肾气不充，以致冲任气血功能紊乱。在育龄期发生崩漏，主要肝脾功能失调。但由于肾阴育肝、肾阳暖脾的关系，肝脾为病可以影响肾气的正常活动，故育龄期的崩漏证，也常有肾虚的病因夹杂在内。其他如月经期、流产后感受阳热之邪，而出现生殖器炎症等因素，迫血妄行，均可发生崩漏。

2.辨证论治

治疗崩漏，是根据"急则治其标，缓则治其本"的原则，促使流血停止。中医本着"病因为本"、"症状为标"，按照出血性状以及脉、舌、症的不同表现，分气虚、血热、血瘀三个类型，分别采用益肾、补气、清热、化瘀等治法，以收止血之效。临床辨证要点：少腹胀痛者为实；无胀痛者为虚；胀多于痛者为气滞；痛多于胀者为血瘀；痛而经血中央夹有血块，色紫暗为内有瘀血。经色深红，经质稠黏者为实热；经色淡红，经质清稀者为

虚。结合脏腑辨证法则，辨明导致冲任损伤的原因，作出具体用药的依据。

(1) 血热型。

主证：骤然多量下血，或淋漓不止，血色深红，或夹有小血块，头昏，口干，精神虚奋，溲热，便秘。苔黄舌绛，脉数。

治则：清热凉血。

方药：固经丸加减，黄柏9g、黄芩9g、香附9g、炒地榆12g、血余炭4.5g、白芍9g、椿根皮12g、茜草炭4.5g、白薇9g。

(2) 血瘀型。

主证：下血淋漓不止，或突然下血很多，色紫黑有块，少腹疼痛拒按，块去则痛减。舌苔薄净，边有紫暗，脉沉涩或沉缓。

治则：活血化瘀。

方药：四物汤合失笑散加为味，当归10g、热地15g、白芍12g、川芎10g、蒲黄6g、香附10g、生草6g、五灵脂10g。

(3) 气虚型。

主证：骤然下血甚多，或淋漓不绝，色淡红而清，少腹不适，精神疲倦，腰酸乏力，面无血色。苔淡白质胖，边有齿痕，脉象芤或细弱。若心脾两虚者，面色萎黄，健忘，怔忡，不寐，嗜卧等症。如兼有畏寒，手足不温，尿清长，大便溏，面色暗黯，脉象沉细，为肾阳虚。

治则：益气温经止血。

方药：周本止崩汤加减，党参18g、白术9g、甘草6g、黄精9g、白芍9g、黄芪9g、赤石脂9g、乌贼骨12g。

3.针灸治疗

崩症，取关元、三阴交、阴白、脾俞、气海；漏下，取气海、脾俞、三阴交、太冲等。都用灸法治疗。

4.单方验方

（1）陈棕炭 15g，水煎服或用黄酒、红糖各 50g 冲服。

（2）鸡冠花烧灰存性，每服 12g，开水送下。

（3）血余炭研末，每服 9g，酒送下。

（4）乌梅 120g，用水 1000ml，煎至 200ml，每日 1 次，每服 50ml。

（5）晚蚕砂 60g，砂锅内炒黄为末，每次酒调服 12g。

（6）石榴皮 90g，水煎，加蜂蜜服。

（7）艾叶 18g，烧灰存性，小米汤一碗，顿服。

（十九）行经吐衄

在月经来潮的前一两天，或正值行经时，或在行经后，出现周期性的吐血或衄血，称为行经吐衄。因为这种病常使月经的量少或不行，好像倒行逆上，因之又称倒经或逆经。

1.病因病机

多因血热气逆而致。由于平素喜食辛辣之品，或过服辛热药物，热壅于内，损伤阳络；或素体阴虚，虚阳上越，迫血上行；精神刺激，怒动肝火，血随气逆，都可以引起经期吐衄。

2.辨证论治

（1）血热型。

主证：经前或经期，常有吐血衄血，量多色红，面红唇赤，心烦易怒，口干咽燥，夜卧不安；身有微热，大便干结，小便短黄。舌绛苔黄而干，脉象洪数。

治则:清热凉血，引血下行。

方药：芩连四物汤，当归 18g，生地 9g，川芎 3g、白芍 9g、黄芩 9g、黄连 3g。

（2）阴虚型。

主证：经期或经后，吐血衄血，月经或先或后，头晕耳鸣，有时咳嗽。舌绛无苔，脉细数。

治则：滋阴降火。

方药：顺经汤，生地 15g、当归 6g、白芍 6g、丹皮 6g、茯苓 9g、沙参 9g、荆芥穗 6g。

（3）肝热型。

主证：经前或经期，常有吐血，耳鸣头晕，时有潮热，心烦易怒，经期提前，量少或停闭不来。唇红苔黄，脉象弦数。

治则：清肝泻热，佐以行气开郁。

方药：丹栀逍遥散加味，丹皮 6g、栀子 6g、柴胡 6g、当归 6g、白芍 9g、白术 9g、茯苓 9g、薄荷 1.5g。

3.针灸治疗

血热，取内关、太冲、三阴交等；阴虚，选涌泉、肝俞、阴陵泉、照海等。

4.单方验方

（1）韭菜汁一杯，开水冲服或用童便冲服。

（2）郁金研为细末，每服 6g，韭菜汁或童便冲服。

（3）鲜藕、侧柏叶各 60g，打烂取汁，用陈醋分数次送服。

（二十）经行泄泻

月经每次来潮时，大便泄泻者，称为经行泄泻。一般在经后，大便即复正常。

1.病因病机

本病多为脾虚为因，健运之能失之。有偏寒偏热之分，正如《医宗金鉴》说"鸭溏清彻冷痛，乃虚寒，肌热渴泻，乃虚热。"

2.辨证论治

（1）脾虚兼寒型。

主证：经行泄泻，面色萎黄，皮肤浮肿，乏力倦怠，口淡纳呆，脘闷腹胀，舌苔白腻，腹中冷痛，四肢厥冷，脉沉无力。

治则：温中健脾。

方药：理中汤加味，人参 15g，白术 9g，甘草 4.5g，干姜 6g。

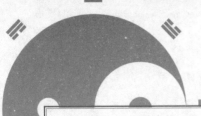

（2）脾虚兼热型。

主证：经行泄泻，面黄浮肿，乏力倦怠，身热口渴。舌苔薄黄，脉象虚数。

治则：健脾清热。

方药：七味白术散，人参、白术、茯苓各 4.5g、甘草 1.5g、藿香、木香、干葛各 3g。水煎服。

3.针灸治疗

本病多虚宜灸治，选三里、关元、天枢、太冲等穴。

4.单方验方

（1）灶心土 30g，冲开水，澄清后取水顿服。

（2）樟木（干者）21g，水煎服，一日 2 次（寒泄宜）。

（3）石榴皮 3g，研末，每日 1 次。

（4）五味子 3g，吴萸 3g，水煎，每日 1 剂，分 2 次服。

（二十一）经行发热

月经来潮期间，或经期前后，有发热症状者，叫作做经行发热。病因，分外感和内伤的不同。发热有表证者多实，发热无表证者多虚。发热属虚者，亦分"经前潮者，血虚有滞；经后潮者，血虚有热"。

1.辨证论治

（1）外感型。

主证：经行发热，有汗畏风，怕冷，项强，身体疼痛，腰酸骨楚，经少色淡。舌质淡，苔薄白，脉象浮缓。

治则：益血解表，调和营卫。

方药：桂枝四物汤，桂枝 9g、白芍 9g、川芎 6g、当归 6g、熟地 6g、甘草 3g、生姜 3g、大枣 5 枚。

（2）内伤型。

①虚热证。

主证：经行发热，面色苍黄，心悸而烦，夜寐不安。舌质绛

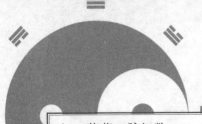

红，苔薄，脉细数。

治则：清热补虚。

方药：加味地骨皮饮，生地、当归、白芍各 6g，川芎 2g，丹皮、地骨皮各 9g，胡连 3g。

②肾虚证。

主证：经后发热，腰膝酸软，足跟痛。舌质红，脉象虚数。

治则：壮水退热。

方药：六味地黄丸加枸杞子，生地 9g、山萸肉 6g、山药 9g、丹皮 6g、泽泻 4g、茯苓 6g、枸杞子 9g。

2.针灸治疗

本病多循经取穴。外感，选外关、列缺、合谷等穴，配三阴交、行间、太冲。内伤，选足三里、照海、血海、三阴交等穴。

3.单方验方

（1）炒荆芥穗 9g，水煎，日二服。行经外感较好。

（2）当归 9g、黄芪 15g，水煎服。虚证较好。

（二十二）绝经前后诸证

一般妇女，在 45～50 岁之间绝经。绝经期的过程，前后可达 2～3 年之久。这一段时间，叫作更年期。由于卵巢功能的衰退，致使月经不再来潮，子宫变小，乳房和外生殖器也逐渐萎缩。在这期间，月经或前或后，经量或多或少，多数没有其他全身症状。但有些妇女，出现心悸、易怒、头昏、目眩、腰痛耳鸣、失眠、烦躁不安、阵发性面红、汗多等症状，时轻时重。

1.病因病机

绝经期妇女，由于肾气渐衰，任脉虚、太冲脉衰少，天癸竭等这些生理变化，因而存在着肾阴不足，阳失潜藏或肾阴虚少，经脉失其温养的病理情况，而且肾阴肾阳不足，不能濡养其他脏器，出现一系列脏腑功能紊乱证候。

2.辨证论治

（1）肾阴虚型。

主证：面部洪热、潮红，心烦易怒、头昏、耳鸣、失眠，汗多，便秘，月经量少，色紫红，拖延不净，周期紊乱。苔薄质红，脉细数。

治则：滋肾潜阳。

方药：左归饮加味，熟地 12g、山药 12g、枸杞 9g、山萸 9g、茯苓 9g、甘草 4.5g、鳖甲 12g、生牡蛎 3g、夜交藤 12g。

（2）肾阳虚型。

主证：面色晦暗，精神萎靡，腰膝酸软，头晕纳差，口溃，便溏，尿频，月经量多，色淡，周期紊乱，白带多，质稀色白。苔淡白，脉沉迟。

治则：温肾补阳。

方药：右归饮加味，熟地 12g、山药 12g、山萸肉 9g、枸杞 9g、附片 9g、肉桂 3g、甘草 4.5g、党参 15g、当归 9g。

3.针灸治疗

肾阳虚多用灸治，选用命门、足三里、肾俞、腰阳关、白环俞、脾俞、复溜等穴。肾阴虚宜针补法，选用肾俞、三阴交、太冲、内关、神门等穴。

4.单方验方

（1）仙茅、仙灵脾各 25g，水煎，每日 2 次，久服。

（2）续断、杜仲各 15g，水煎，每日 2 次，久服。

（3）生地、枸杞各 25g，水煎，每日 2 次，久服。

（4）黑附片、肉苁蓉各 6g，甘草 3g，水煎服，每日 1 次。

（二十三）带下

带下，是妇女阴道内流出一种黏腻或稀薄的液体，如带绵绵不断的症状而言。正常健康妇女，阴道也有少量透明黏滑、色白或色黄的黏液，对阴道表面有滑润和保护作用。常在月经前后及

妊娠期，分泌较多。如果白带过多，颜色发黄发赤或黏稠如脓，或稀薄如水，还有腥臭气味，有时感到阴道和外阴异常瘙痒，兼有腰酸腿软、少腹胀痛，才能称作带下病。

1.病因病机

带下病，是妇科常见的病症，他的主要病因为湿，其病变部位在带脉。在正常生理下，肾气充盛，脾气健运，肝气疏泄，任脉通调，带脉固健，水谷精微化生为津液，其中少量的阴液下注到阴道。如果肾气不足，脾失健运，肝失疏泄，水谷精微不能正常化生津液，产生病理性的分泌物增多，形成内湿，下注带脉，产生带下病。另外，经期不注意卫生，涉水淋雨，或产后胞脉空虚，以及洗涤用具不洁，外湿之邪从下侵入胞宫，影响带脉的约束功能，也能引起带下病。临床根据不同的症状和带下的性状色泽，分为白带、黄带、赤带、青带、黑带等。

2.辨证论治

（1）脾虚湿热型。

主证：经年累月白带量多，四肢酸软，小腹觉胀，带下色黄，臭秽气烈，小便热感，苔多黄腻，脉沉而精或脉缓，胃纳不振，大便溏薄，面肢浮肿。

治则：促脾化湿。

方药：完带汤加减，党参12g、白术9g、苍术9g、山药9g、柴胡4.5g、白芍9g、荆芥9g、车前草9g、椿根皮12g。

（2）肾虚寒湿型。

主证：白带清稀量多，面色晦暗，便溏，小便清长（夜尿多），腰酸，小腹冷感。舌质淡，苔白，脉沉迟。

治则：温肾散寒。

方药：内补丸：鹿茸、菟丝子、沙蒺藜、黄芪、肉桂、苁蓉、附子、白蒺藜、桑螵蛸各等份，蜜丸。

（3）胞宫湿毒型。

主证：带下量多，黄色或呈脓样，或为赤白带，有臭味或腥臭，阴部瘙痒或刺痛，小便短赤，口苦咽干，舌红苔黄，脉数。

治则：清热解毒。

方药：止带方，猪苓 9g、茯苓 9g、泽泻 6g、车前子 9g、茵陈 6g、赤芍 6g、丹皮 9g、黄柏 9g、栀子 6g、牛膝 9g。

3.针灸治疗

带病针灸曾辨赤白，赤带选中极、三阴交、阴陵泉、带脉、行间、中都等穴。白带取气海、带脉、三阴交、脾俞、肾俞、足三里、关元等穴。

4.单方验方

(1) 鸡冠花 12g，水煎，每晨空腹服。

(2) 向日葵心，焙焦研末，每服 3g，每日服 2 次。

(3) 白扁豆 240g、红白糖各 120g，同煮至扁豆熟为度，分 2 次服完。

(4) 乌贼骨 120g，煅存性研末，分 10 次服。每晚 1 次，开水送下。

(5) 鹿角霜 30g，研细末，每次 6～9g。早晚水、酒各半冲服，忌食生冷。以上为白带选用。

(6) 本贼草（烧炭），每服 9g，水、酒各半冲服。

(7) 炙龟板 15g，牡蛎粉、黑槐花、黑地榆各 9g，水、酒各半顿服。以上宜赤带选用。

（二十四）阴痒

阴痒，是妇女外阴部或阴道内瘙痒，甚或疼痛，不时出水，痒痛难忍，坐卧不安。

1.病因病机

阴痒病因，概括为虚、实两个方面。由于湿热下注或感染病虫，虫蚀阴中发生瘙痒，属于实热证，由于久病或年老体弱，精血亏弱，血虚生风化燥，致阴部干涩瘙痒者，属于虚热证。外阴是肝经循行部位，按脏腑辨证，本病的发生与肝经郁热，或挟湿邪下注，有一定的关系。

2.辨证论治

首应辨明虚、实。实热证，属于湿热下注者表现为阴道常渗出水液，带下甚多，呈淡黄色，治以清热除湿，兼以杀虫。属于肝经郁热者，表现为外阴瘙痒难忍，局部稠水不多，兼有心烦易怒、头昏、胁痛等肝经见症；治以疏肝泄热利湿。虚热证，主要表现为阴部干涩的灼热，时有瘙痒感，兼有腰酸、耳鸣、口苦咽干等肝肾阴虚见症；治以滋阴、降火、润燥。

（1）湿热下注型。

主证：阴部瘙痒，甚则疼痛，绵绵黄带、兼头晕失眠，胸胁苦满，小便短数，苔薄黄腻，口干而苦，脉象弦数。

治则：清利湿热，兼以杀虫。

方药：龙胆泻肝汤加减，龙胆草 15g、黄芩 6g、柴胡 9g、山栀 6g、木通 6g、当归 6g、生地 9g、泽泻 6g、车前子 9g、地肤子12g。

（2）阴虚燥热型。

主证：阴部干涩灼热，有瘙痒感，腰酸，耳鸣，头昏眼花，口干咽燥，舌质红，苔少，脉细数。

治则：滋阴降火，润燥止痒。

方药：知柏地黄汤加味，黄柏 9g、知母 9g、生地 12g、山萸肉9g、茯苓 9g、山药 12g、丹皮 9g、泽泻 9g、麦冬 9g、生甘草 5g。

3.针灸治疗

主穴取三阴交、关元、太冲，亦可配用行间、中极等穴。

4.单方验方

（1）蛇床子 120g，加水 1000ml，煎成 200ml，每次用100ml，加开水 200ml，冲洗阴道，连用 1 周左右。

（2）黄连研末，用棉球填塞阴道，每日 1 次，连用 1 周。

（3）白矾 9g，蛇床子 30g，鹤虱、黄柏各 9g，水煎熏洗，早晚各 1 次。

（4）蛤粉 3g，冰片 0.3g。共研细末，撒于外阴部。

（5）大蒜头数个，煎水熏洗，10 次为一疗程。

（二十五）阴挺

妇人阴中有物下坠，挺出阴道口外，叫作阴挺。多数见于产后，俗称产肠不收，也称阴颓，实为子宫脱垂。

1.病因病机

"肾系胞宫"，带脉"络胞而过"，"胞脉系于心"。这些脏腑经脉气血，对胞宫的维持正常位置，起重要的作用。如素体虚弱，中气不足，或产后劳动过早，或分娩时用力过度，都可导致气虚下陷，无力系胞，引起子宫脱垂，或房事致伤，肾气亏损，不能维系胞宫，均可发生子宫脱垂；老年体虚，也可发病。

2. 辨证论治

（1）气虚型。

主证：阳挺下脱，面色㿠白，身体怕冷，精力疲乏，心悸气短，大便溏薄，小溲频数，舌淡少苔，脉象虚弱。

治则：虚者补之，陷者举之。

方药：补中益气汤加减，黄芪 20g、人参 3g、当归 6g、陈皮 4.5g、柴胡 6g、白术 9g、生姜 3g、大枣 3 枚、甘草 6g、椿根皮 3g。

（2）气血两虚型。

主证：阴挺下脱，面色萎黄，皮肤干燥，头眩脑混，耳鸣眼花，便干。舌光剥，脉虚细。

治则：气血双补。

方药：十全大补汤，人参 9g、熟地 9g、黄芪 9g、白术 9g、当归 9g、白芍 6g、肉桂 3g、川芎 6g、茯苓 6g、甘草 4.5g、生姜 4.5 克、大枣 3 枚。

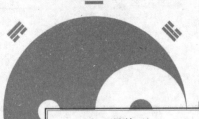

（3）湿热型。

主证：阴挺肿痛，心烦内热，身热自汗，胸闷纳呆，夜寐不安，便干溲赤，舌苔黄腻，脉象滑数。

治则：清泻湿热。

方药：龙胆泻肝汤，龙胆草 3g、柴胡 3g、泽泻 3g、车前 1.5g、木通 1.5g、生地 3g、当归 3g、栀子 1.5g、黄芩 1.5g、甘草 1.5g。

3.针灸治疗

取穴以气海、关元、大赫、水道、三阴交、曲泉为主。气虚者，当取肺脾两经俞穴补之。

4.单方验方

（1）金樱子根 60g，以净水 3 大碗煎取半碗，冲糯米酒 200ml，一次服。一日 1 次，重症可连服 3～4 次。

（2）棕树根 500g，水煎 4～6h，每日分 3 次服。

（3）棉花子醋炒，去壳研末，加酒冲服，每服 3g。

（二十六）阴吹

妇女阴中出气有声，籁籁作响，与矢气的情况相似，叫作阴吹。阴吹的响声是连续的，所出之气，亦并无肛门排气之臭，已婚未婚都能患之。一般为隐讳之疾，难以告人，发展较重，常于变更体位时（由立而坐，或由坐而有转移）声声连续。

1.病因病机

本病多因素体虚弱，胃肠津液枯少，各气结而不行，或因胃燥，胃气下泄，津液不足，不能濡养会阴；或素体多痰，中焦阻困，胃气难于下行，皆可发病。

2.辨证论治

（1）胃燥型。

主证：阴吹而面色淡黄，皮肤干燥，脘闷烦热，口燥咽干，小便色黄，大便秘结，舌苔淡黄而薄，脉沉细而数。

治则：润燥除实。

方药：猪膏发煎，猪膏 150g、乱发 9g，共煎发消药成，分 20 次服。

(2) 痰湿型。

主证：阴吹而面色浮白，身体肥胖，咳而多痰，或呕吐涎水，口中淡腻，头重头眩，心悸少寐，不知饥，小便量少，大便闭结，舌苔白腻，脉迟弦或滑。

治则：豁痰利湿以导胃气下行。

方药：橘半桂苓枳姜汤，半夏 9g、枳实 6g、陈皮 9g、桂枝 6g、茯苓 9g、生姜 4.5g。

(3) 气虚型。

主证：阴吹而面色㿠白，语声低微，头重时痛，神倦怕冷，气短乏力，腰腿酸软，舌苔白薄，脉象虚弱。

治则：补气化津。

方药：补中益气汤加减，黄芪 15g、党参 15g、当归 6g、陈皮 4.5g、升麻 3g、柴胡 3g、白术 9g、生姜 3g、大枣 3 枚、甘草 3g。

3.针灸治疗

取气海、关元、三阴交、太冲等穴，气虚宜灸治。

(二十七) 白淫

白淫，乃成年妇女所欲不遂，一时阴道放白，寡妇独身此症属多。常为郁火，不过偶尔发生，不算病态。《素问·痿论》说："思想无穷，所愿不得，意淫于外，入房太甚，宗筋弛纵，发为筋痿，乃为白淫。"白淫的病机，根据古人所说，大抵不出上面两种。

1.辨证论治

(1) 郁火型。

主证：时下白淫，烦渴不安，或有潮热，舌质红苔薄，肌肉瘦削，掌心灼热，夜有梦交，脉象细数。

治则：开郁降火。

生殖系统疾病的学术思想及临床经验

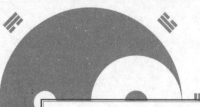

方药：逍遥散及清心莲子饮加减，柴胡 6g、薄荷 3g、白芍 6g、茯苓 6g、莲肉 9g、麦冬 9g、地骨皮 9g、焦栀子 4.5g、车前子 6g、生草 4.5g。

（2）肾虚型。

主证：不因梦交而阴中有像发生性欲要求时的黏液下流，不时发作，面色苍白，头晕目眩，两颧赤红，身体瘦削，心悸烦热，腰酸腿软，舌中心光剥，有深裂纹，脉象虚细。

治则：补益肾气，固涩下元。

方药：固精丸：煅牡蛎 90g、煅龙骨 90g、菟丝子 90g、茯苓 30g、桑螵蛸 90g、炒韭子 90g、煅白石脂 90g、五味子 90g，制为末，炼蜜为丸，淡汤送下 9g。

2.单方验方

（1）芡实 9g、金樱子 9g，水煎服

（2）石莲子 12g、茯苓 9g，水煎服，一日 2 次。

（二十八）阴蚀

本病为阴痒之重症，系由瘙痒引起阴道生疮溃烂的一种病症。

1.病因病机

本病一为湿热下注，致虫病感染，湿热相煎，致阴生蚀。一为情志不悦，肝经久郁，郁而生蚀。

2.辨证论治

（1）湿热型。

主证：带下色黄，其味腥臭，小便黄赤，淋沥不尽，心烦少寐，胸闷不舒，舌苔黄腻，脉象滑数。

治法：清热燥湿。

方药：龙胆泻肝汤加味，柴胡、龙胆草、黄芩、栀子、泽泻、木通、车前子、当归、生地、山药、芡实、甘草。

（2）郁热型。

主证：精神抑郁，性急易怒，胁肋胀痛，口苦而干，大便秘结，小便黄赤，苔薄黄，舌质红，脉弦数。

治法：疏肝理气，清泄湿热

方药：丹栀逍遥散加味，丹皮、栀子、柴胡、当归、白芍、茯苓、白术、生姜、薄荷、甘草、芡实、薏苡仁。

（二十九）阴痿

此处所讲阴痿，乃指女性性功能衰减而言。其实《内经》早就有阴痿记载，而至张景岳时，认为阴痿即男性阳事不举，故此后又改称阳痿。阴痿证，在日常中并非少见，唯女性在过去受封建思想严重束缚，不得不暗受痛苦。纵观世上万物之化生，男女之交媾配合，必是二气合之方可生，也即独阴不能成，孤阳也不生，所以只讲医疗阳痿而不重视阴痿，绝非全面。关于形成本病之因，概而言之，可分内、外二因。内因多归肝肾之病，外因多为寒湿而成。对本病的治疗，虽不能离开药物，但更应注意精神之愉快，身体的补养。

1.病因病机

（1）忧郁伤肝：长期精神抑郁，肝木不能疏达则生肝火，火亢致水不升而成心肾不交。肝郁致脾虚不能生血，肝经、任脉自然亏虚，形成阳事无能。

（2）脾受损伤：禀赋不足，久病失养，肝病及脾运化不佳，均致脾失所养，气血津液渐亏。阴血不能温养五脏，五脏俱虚，肾气尤为不振，命火渐衰而不思房事。

（3）寒湿受袭：六淫之邪均可伤人，寒湿之邪尤能入侵妇人。妇人喜静少动，体丰而当湿，湿留体内抑遏命火，不能房事。寒邪随风常乘虚而入，客于体内，日久血凝气滞，下元亏损，无奈阴阳交媾。

2.辨证论治

（1）肝郁不舒。

主证：或烦或悲，精神不振，忧郁不悦，胸闷不畅，两胁胀痛，烦厌房事，毫无快感。舌质暗红，脉象弦细。

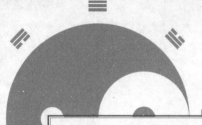

治法：条达肝木。

方药：柴胡舒肝散、沈氏达郁汤，加淫洋藿、枸杞、菟丝子等。

柴胡舒肝散：柴胡、陈皮、川芎、赤芍、香附、枳壳。

沈氏达郁汤：升麻、柴胡、川芎、香附、刺蒺藜、桑皮、橘叶。

(2) 气血亏虚。

主证：多病体弱，或生子过繁，或血热经多，以致面色萎黄，形体衰弱，精神疲倦，少气欲寐，头目眩晕，月经量少且淡，经期每多错后，无心交媾。舌淡苔薄，脉象沉细。

治则：益气养血。

方药：八珍汤或十全大补汤，加肉苁蓉、附片、淫洋藿、黄精、益母草等。

(3) 肾气虚弱。

主证：腰酸腿软，畏寒喜暖，精神疲倦，月经量少，血色晦暗，小便清长，少腹冷感，时欲作痛，毫无性欲。舌淡苔少，脉象沉迟。

治则：益血温肾，调补冲任。

方药：附桂八味丸加减，附片、肉桂、山药、山萸、茯苓、巴戟、补骨脂、艾叶。或毓麟珠加减，人参、白术、茯苓、白芍、川芎、当归、熟地、菟丝子、杜仲、鹿角霜、川椒、炙草。

(4) 温邪抑遏。

主证：形体肥胖，食欲不振，面色㿠白，头晕心悸，动则气短，四肢沉重，甚或浮肿，腰酸体倦，白带黏稠，无能性事。舌淡苔白腻，脉象滑。

治则：健脾燥湿。

方药：平胃散合萆薢分清饮或房宫丸加减。

平胃散合萆薢分清饮加减：苍术、厚朴、陈皮、萆薢、益智仁、台乌、菖蒲、白术、肉桂。

吕人奎学术思想及临床经验

房宫丸加减：半夏、苍术、香附、神曲、茯苓、陈皮、川芎、蛇床子、干姜、肉桂。

3.针灸治疗

若属虚证，可选用脾俞、肾俞、关元俞、关元、气海、足三里等穴，均用灸法。若为肝郁不舒，则取内关、阳陵泉、足三里、三阴交等穴，均用针法。

4.单方验方

（1）益母草 30g，水煎服。

（2）逍遥丸，一日服 2 次，每服 2 丸，久服。

（3）补骨脂 60g、鹿角胶 30g，共研制丸，如绿豆大。每服 50 粒，空心淡盐水送下。

（4）黄精、益母草各 30g，水煎服。

（5）紫河车焙干，为末，常服。

（三十）不育

不育，是指在生育年龄内的男女，结婚数年又在一起有正常的性生活，未采取避孕措施而不能孕育者。祖国医学对不育的认识，早在《山海经》就有记载，《神农本草经》又把不育证称为"绝育"、"无子"等。唐代《千金方》、晋代《脉经》对不育更进一步有所阐述，而《内经》尤为记载详尽，如："女子二七而天癸至，任脉通，太冲脉盛，月事以时下，故有子……七七任脉虚，太冲脉衰少，天癸竭，地道不通，故形坏而无子。""丈夫二八肾气盛，天癸至，精气溢泻，阴阳和，故能有子……七八肝气衰，筋不能动，天癸竭，精少，肾脏衰;八八……天癸尽矣，而无子耳。"说明了孕育的原理。"人之始生，以母为基，以父为楯。"更说明了孕育的基础，是男精女血的结合。

不育的原因，有先天的缺陷和后天病理性两种。先天性不育，唐代王冰有"五不男"和"五不女"的说法。所谓"五不男"，即：①天(天者即阳痿不用，《内经》称为天，也就是阴茎短少，畸形型

等）。②犍（指男子阴茎阉去）。③满（即常遗泄，精子缺少或不健全）。④怯（即举而不强）。⑤变（即体兼男女，男性假两性畸形）。所谓"五不女"，即：①骡（指交骨不能开拆，与骡相似）。②纹（指阴窍狭小，仅可通溺）。③鼓（阴户如蒙鼓皮，无窍可通，不能性交）。④角（阴核肥大，状如阴中有角，也即女性假两性畸形）。⑤脉（终身不行经，不受孕）。后天性者，多属病理性不育，归纳可分为肾虚、血虚、痰湿、肝郁等因素所引起的血脉失调。

现代医学认为，不育的原因很多，如男子性神经衰弱，睾丸疾患，精虫数少，活动力低等；女子排卵障碍，输卵管阻塞，各种子宫疾患引起的受精卵着床障碍等。

1.病因病机

（1）肾虚：《内经》云："肾者主蛰，封藏之本，精之处也。"肾气旺盛，真阴充足，男子精成。女子任脉通，太冲脉盛，月事至。若两精相搏，即能生育。如禀赋素弱，肾气虚亏，阳事不举，举而不坚或房事不节，精血耗散，冲任空虚，男子少精女子不能摄精，或阴虚又致火旺，常致内热血枯，孕育自然不成。

（2）痰湿：体质肥胖，或平素多食膏粱厚味，致痰湿内生，气机不畅，男子湿热下注引起早泄、阴痿等证；女子影响月经不调，躯脂阻塞胞宫，故而影响成孕。

（3）肝郁：男女情志不畅，肝气郁结，致使疏泄失常，血气不和，男子宗气衰，女子经期无常，孕育之事也难成功。

2.辨证论治

（1）女子不孕。

①肾阳虚损。

主证：婚久不育，月经量少，经期错后，血色黯，经期小腹冷痛，腰痛腿软，手足发凉，小便清长，恶寒喜暖。舌淡苔白，脉沉迟。

治则：温补肾阳。

方药：右归饮或毓麟珠加减。若检查属输卵管不通者，加路路通、细辛、桂枝；若兼血瘀者，加红花、苏木等。

右归饮：熟地、山药、枸杞、山萸肉、杜仲、肉桂、附子、甘草。

毓麟珠：人参、白术、茯苓、芍药、川芎、甘草、当归、熟地、菟丝子、杜仲、鹿角霜、川椒，共末，炼蜜为丸。

②肾阴不足。

主证：婚久不孕，月经量多或淋漓不断，经期提前，甚至每月2次，色鲜红，手足心热，盗汗，腰酸腿软。舌红少苔，脉沉细。

治则：滋阴潜阳。

方药：六味地黄丸，加川断、何首乌、寄生、地骨皮之类。六味地黄丸加减：山药、熟地、山萸肉、茯苓、丹皮、首乌、寄生、龟板、鳖甲。

③血虚不孕。

主证：婚久不孕，月经量少色淡，经期错后，面色萎黄，形体衰弱，神疲体倦，头目昏眩。舌淡苔薄，脉沉细。

治则：滋补阴血。

方药：养精种玉汤，加紫河车、何首乌、阿胶等。若见血不足火旺，可加生地、丹皮、旱莲草、青蒿之类。养精种玉汤：熟地、当归、白芍、山萸肉。

④痰湿内阻。

主证：婚久不孕，形体肥胖，面色㿠白，头晕头沉，心悸气短，白带黏稠而多。苔白腻，脉滑。

治则：燥湿化痰。

方药：启宫丸加益母草、红花之类。启宫丸：半夏、香附、神曲、茯苓、陈皮、川芎。

⑤肝郁气滞。

主证：婚久不育，情志不舒，抑郁不乐，月经延期量小。经

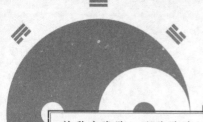

前乳房发胀，少腹胀痛。舌红苔白，脉弦。

治则：疏肝解郁。

方药：开郁种玉汤加青皮、首乌藤等。开郁种玉汤：当归、白术、白芍、茯苓，丹皮、香附、花粉。

（2）男子不育。

①肾虚不育。

主证：婚久不育，腰痛腿酸，精神疲惫，头目昏眩，阳痿早泄，性欲减退，遗精遗溺。精虫数少，活动力低；或伴肢体畏寒，精液稀薄；或手足心热，精液黏稠。舌淡红无苔或舌淡白少苔，脉沉细或沉细略数。

治则：补肾助阳，或补肾滋阴。

方药：肾阳虚，用右归丸、五子衍宗丸、景岳赞育丹加减；肾阴虚，用六味地黄丸、知柏地黄丸、加味地黄丸。

右归丸：鹿角胶、熟地、山药、山茱萸、杜仲、当归、枸杞子、菟丝子、附子、肉桂。

五子衍宗丸：枸杞子、覆盆子、菟丝子、五味子、车前子。

景岳赞育丹：熟地、白术、当归、枸杞、杜仲、仙茅、巴戟肉、山茱萸、淫羊藿、肉苁蓉、韭子、蛇床子、附子、肉桂。

②气血亏虚。

主证：婚久不育，面色萎黄，形体衰弱，神瘦力倦，头目昏眩，性欲减退，精虫数少，活动力低。舌淡苔薄，脉沉细无力。

治则：大补气血，益阴补阳。

方药：既济煎，或八珍汤、十全大补汤加减。既济煎，党参、白术、茯苓、熟地、白芍、当归、龟板、龙骨、山药、牡蛎、阿胶、艾叶。

③肝郁胆怯。

主证：婚久不育，性情沉闷，抑郁不乐，胸胁胀满，临房心惧，阳痿不起，或起而不坚。舌暗，脉弦细。

治则：疏肝解郁。

方药：柴胡疏肝汤、沈氏达郁汤，加菟丝子、淫羊藿、阳起石、巴戟天等。

柴胡疏肝汤加减：柴胡、陈皮、川芎、赤芍、香附、枳壳、淫羊藿、阳起石、巴戟天。

沈氏达郁汤：升麻、柴胡、川芎、香附、刺蒺藜、橘叶。

④痰湿内壅。

主证：婚久不育，身体肥胖，嗜食厚味，面色㿠白，头晕心悸，阳痿早泄舌淡苔白腻，脉弦滑。

治则：燥湿化痰。

方药：苍术导痰丸，加车前子、泽泻、山药。苍术导痰丸：苍术、香附、南星、半夏、枳壳、川芎、神曲、滑石、陈皮、茯苓。

3.单方验方

(1) 紫河车一具，焙干研末，每服5g，一日2次，开水送下，久服。

(2) 鹿茸、沉香、肉苁蓉、天冬、麦冬、枸杞、党参、熟地、巴戟、茯苓、五味子、当归、山萸肉、杜仲、牛膝、小茴香、补骨脂、何首乌、石菖蒲、菟丝子、鳖甲各9g，山药、柏子仁、各30g，朱砂5g，共研细末为丸，每丸9g。一日1次，一次1丸，盐汤送下，久服。

(三十一) 男科护理

男科护理包括医疗护理（从病人医疗需要出发的护理）、精神心理护理和生活康复护理三个方面。

1.医疗护理

(1) 用药护理：重视煎药和服药方法。补养药需用文火慢煎；贝壳类和矿物类药物应打碎先煎，如牡蛎、石决明、生龟板等；胶类药物宜烊化后用药汁冲服，如阿胶、鹿角胶、饴糖等。有些药物要磨成极细粉末后用水调服，如羚羊角、犀角、牛黄、

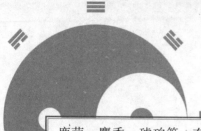

鹿茸、麝香、琥珀等。有些贵重药，为了减少损耗，可以另外单味煎煮，如人参、西洋参、羚羊角片等，煎好后另服或兑入汤药内同服。清热剂，凉血止血剂宜偏凉服。

(2) 饮食护理：男科病证的实证、热证患者，饮食宜清淡。虚证可选食猪、牛、羊、鸡、狗肉、蛋类等补养品。若需用专力补肾填精，可选用甲鱼、乌龟、胎盘、猪、羊脊髓、筋类；用于补肾壮阳的有虾、海参、羊睾、狗肾等食物。

(3) 针灸疗法及护理：针灸的止痛、散寒、清热、通经活络、调和气血等作用，在男科疾病的治疗上具有特定疗效。如运用清心降火益肾、固肾摄精等法治疗遗精病；运用壮阳补肾益阴法治疗阳痿病；用补肾固气、约束膀胱法治疗遗尿；用清肺降气、通利水道法治疗癃闭等。有的病可用针灸作为主要治疗手段来单独治疗，有的是以针灸作为辅助治疗，与药物起协同作用。针刺时，要注意观察病员有无头晕、眼花、面色苍白、出汗、恶心等晕针现象，一经发现，应立即报告医师，起针后嘱病员休息10~15min。施灸时要掌握热力，通常以病员感到灼热和皮肤潮红为度，防止烫伤和烧着患者的衣物。直接施灸时，若出现小水泡，三四天内可自行吸收，应嘱病员不要搔抓，以免搔破引起感染。

(4) 拔火罐疗法及护理：拔火罐疗法有活血、止痛、消肿、退热等功用，其作用机理是通过局部温热及负压的作用，引起局部组织的充血及轻微而均匀的出血使该部血流通畅，代谢旺盛，直接改善局部病状。拔罐疗法对于整个机体是一种良性而温和的刺激，在拔罐部位感到轻快的同时，全身情况亦能得到相应的改善。拔罐疗法可作为男科疾病引起的腰脊酸痛、阳痿、早泄、前列腺炎、阴冷、精液病、不孕症、缩阳等病证的临床辅助治疗。拔罐工具不论玻璃、瓷、陶、竹等材料均可应用，罐口宜平滑以利吸着。拔火罐时，要防止烧烫伤。取下火罐时，用手指在火罐周围轻按，使空气进入自然落下，此时应注意当空气再次进入罐内时，可使酒精棉球复燃而招致局部皮肤烫伤。拔罐结束后，局部皮肤应保持适当的清洁，不可重力抓搔而使皮肤损害，导致继发感染。

（5）药物外治法：药物外治法，是利用药物和人体的接触直达病处，并且借冷热温度的刺激和摩擦熏熨的帮助等而发挥药物的治疗作用，其效果有时超过了内服药饵治法。

①熏蒸法：熏蒸法是利用烟或蒸气来熏蒸人体肌表的外治法。烟从火生，其温暖之气，可畅达气血，拔引郁毒。蒸气以其轻清能直透腠理，具有温通经络、疏启汗孔以解毒、除痛、止痒等作用。

②汤浴法：《本草纲目》载：水"其体纯阴，其用纯阳"，加热成汤，则更能宣通行表，发散邪气。

上述两种治法，临床上可配合应用于生殖器官的疾病，如阴臭、绣球风、囊痈等。

（6）中药直肠滴入法：适用于治疗男科病的前列腺炎、前列腺结核、癃闭、男科肿瘤、白淫、赤白浊、睾丸肿痛、囊痈、子痈等痰病。

灌肠中药亦根据辨证确定治法、方药和剂量。一般灌肠药的剂量较口服量要大，采用浓缩煎剂，药量在 150～250ml，温度 38℃～40℃，每晚直肠内滴入 1 次。治疗前嘱病人先排尽大便，取左侧卧位，插管采用硬质橡胶粗导管或肛管，但深度需达到 25～30cm，速度不宜太快，使缓慢注入，以达到保留的目的。

（7）医学气功疗法及护理：医学气功疗法是中医学中特有的养生及治病方法，有悠久的历史。古代有导引吐纳法、呼吸习静养生法等，现在通称医学气功疗法。气功疗法派别很多，但是医疗气功主要是内养功即静功和五禽戏及漫步周天导引法等动功。医学气功疗法经过数千年的实践，不仅创立了系统的严格的自我

生殖系统疾病的学术思想及临床经验

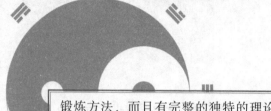

锻炼方法，而且有完整的独特的理论体系，是锻炼身心、强健体格，防痛治病、延年益寿的有效方法，在治疗男科某些慢性病上有卓越功效。

医学气功疗法的练功目的，在于练精化气、练气化神、还精补脑，使精、气、神充溢周身，绵绵不断，便可达到祛病延年的境界。练功要求清心寡欲和调整呼吸两大法门。因为杂念丛生，嗜欲无节，起居失时，其结果必致阴阳偏颤，六淫入侵，七情内郁而疾病丛生。此外，医学气功疗法有一定的呼吸形式，不仅能更好地呼出浊气，吸入清气，有益于健康，而且通过这样的呼吸方式，还能促使练功的人很快静下来，从而达到"放松"和"入静"的境地。当一个病人练功到确能排除杂念、清心寡欲和静思自如时，事实上他的病就开始转机，向着好转或痊愈的方向转化了。医学气功疗法对于男科疾病中的性功能障碍、精液病、男科老年病等都有较好的疗效。

医学气功的功法很多，一般以 90d 为 1 个疗程，每天练功的次数也由少到多，但最少每日 3 次，多则 4 次，或者每次时间增长后适当减少次数，但总的数量是随练功的进程而递增的。

静功分坐式和卧式两种。坐式为端坐于方平的木凳上，头略向前低，两眼轻闭（称内视丹田），意守丹田，耳如不闻，口自然闭合，舌舐上颚，以鼻呼吸，上身勿向后仰，垂肩弯胸，两手向下，置于双膝上，两腿稍分开，两腿外缘稍宽于躯干。卧式为左或右侧卧于平铺被褥的木板床上，头略向前倾，耳、目、口、鼻、心、意同于坐式。上面的手臂自然伸出，手心向下，放于髋关节上部，下面的手臂弯曲放于枕上，掌面向上距头约二寸许，腰部略向前曲，上面的腿弯曲 120°，下面的腿自然伸出略弯曲。调整呼吸时，必须在气功师的指导下进行，静心练习，精神放松，不能强制，初期不能静心时，可稍停练习，不要勉强，否则容易出偏差或不良反应。练功前后要测量和记录呼吸、体温、脉搏，一般一日 2 次。练功室必须清静，光线柔和，练功要排便，除去手表、眼镜，要宽松衣领等。周围环境必须寂静，严禁强烈震响或噪声发生。下功后将练功室通风换气，在室内休息片刻，再到室外散步。医生必须经常了解病人的思想动态和练功进展情况，热情而诚恳地给病人以思想鼓励，纠正偏差，坚定练功信心。

2.精神心理护理

护士在工作中接触病人的机会比医生要多。因此，护理人员在施行精神心理护理方面，能起到非常重要的作用。由于男科病特定的病位、病情，加之传统的封建观念的影响，使很多患有男性病的患者讳疾忌医，不愿启口或不能全面真实地暴露自己的病状，因而使得临床医生不能获得准确的病情报告。特别是一些性功能障碍的疾病，情绪、心理、精神障碍往往为其主要病因。因此，在男科疾病方面，精神心理护理就显得格外突出和重要。

3.生活康复护理

住院病人生活起居条件的好坏，直接影响着治疗效果。所以病室环境应该是阳光充足，空气流通，整洁安静，温度和湿度适宜，陈设和病床力求舒适、安全、实用。医护人员态度要和蔼可亲，使病人住在病房里感到温暖，心情愉快，安心休息，积极配合治疗，争取早日康复。

(三十二) 现代常见的泌尿生殖系统疾病

1.泌尿系感染

所谓泌尿系感染，乃是肾盂肾炎，膀胱炎、尿道炎等的总称，相当于祖国医学的"淋症""癃闭"。临床常有急性和慢性之分。

(1) 病因病机

急性者多系外感湿热之邪，或多食肥甘酒热之品，或卫生习惯不佳等，致使湿热蕴积于下焦，乘虚侵入体内所致。

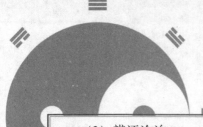

（2）辨证论治

①下焦湿热。

主证：尿痛、尿急、尿频、尿道灼热不适，伴有腰痛酸困，口干喜凉，轻度发热，不思饮食等。舌质红，苔白腻或黄腻，脉滑数。此型多见于急性泌尿系感染者。

治法：清热利湿、解毒。

方药：八正散加减，木通、车前子、萹蓄、瞿麦、滑石、大黄、山栀、萆薢、公英。

②阴虚湿热。

主证：尿痛、尿急、尿频。尿道灼热不适，但兼有低热，手足心热，口干、尿少色黄，腿酸软乏力，身体疲乏，腰部酸痛等证。舌苔薄白或少苔，舌质红，脉沉细而数。此证多见于慢性泌尿系感染。

治法：滋阴、清热、解毒。

方药：知柏地黄汤加减：知母、黄柏、山药、山萸、茯苓、泽泻、丹皮、公英、银花。

③脾肾两虚。

主证：尿急、尿频、尿痛。但尿痛不甚显著，腰背酸痛，倦怠乏力、食欲不振，心慌气短，少腹胀满，下肢浮肿。舌质淡，舌苔薄腻或黄腻，脉沉细无力。此证常见慢性泌尿系感染。

治法：补脾肾，清湿热。

方药：四君子汤合二妙散加减：常加入桑寄生、菟丝子、土茯苓、车前草等。若腰痛甚者，可加入川断、狗脊；下肢肿者，加猪苓、泽泻；尿痛者，加公英、地丁、银花；纳差者，加麦芽、神曲等。

四君子汤合二妙散加减：党参、白术、茯苓、苍术、黄柏、菟丝子、桑寄生、川断、狗脊。

此病在临床上有急、慢性之分，急性发作时多居实热证，以下焦湿热为主；而慢性者虽是脾肾双虚，但仍是湿热为标，故治疗时必须注意清利湿热，否则往往疗效不佳。

（3）针灸治疗。

可参考淋症之治疗。

（4）单方验方。

①萹蓄120g，水煎服。

②公英100g，水煎服。

③白茅根30g、竹叶10g，水煎服。

④地丁60g、车前草60g，水煎服。⑤葵花籽适量，水煎服。

2.前列腺炎

此病有急、慢性之分，但急性甚少，慢性为多。慢性内又有急性发作。虽然本病给患者带来的痛苦不大，但久之也常使精神苦闷，精疲力尽，饮食减退，身体渐渐消瘦。

（1）病因病机。

脾胃虚弱、运化不佳，致使水湿内停，或感受湿热之邪，或贪食酒热肥甘之品积聚下焦，导致膀胱气化失调。也有为房事过多，或性交中断、手淫过频，或为骑车骑马长久压迫局部所致。

（2）辨证论治。

①下焦湿热。

主证：四肢沉重，纳食不香、阴茎局部胀痛，会阴部坠胀隐隐不适，尿道内灼痒，排尿困难难忍，尿色黄赤；排尿后常流出白色黏液，偶有少腹胀痛，排出血尿、血精，甚至影响性生活。舌红，苔黄腻，脉滑数。

治法：清热、解毒、利湿。

方药：八正散加减，常加入黄柏、苍术、萆薢、白茅根等。

八正散加减：木通、车前子、萹蓄、瞿麦、滑石、甘草、大黄、山栀、黄柏、苍术、萆薢。

②脾肾阳虚。

主证：主症同前，唯病史较久，一般情况较差，纳呆食少，腹部胀满，腰酸背困，疲乏气短，头昏少寐，四肢冰凉，阳痿早泄。舌质淡苔薄白，脉沉细。

治法：健脾补肾。

方药：鹿茸补涩丸加减。但兼热象者，可佐黄柏；尿血者，去附子、肉桂，加白茅根、炒蒲黄；腹部胀满者，加陈皮、大腹皮等。

鹿茸补涩丸：人参、黄芪、菟丝子、桑螵蛸、莲肉、茯苓、肉桂、山药、附子、鹿茸、桑皮、龙骨、补骨脂、五味子。

本病急性者，常高热、寒战、尿频、尿急；慢性者，则多腰痛及会阴部、精索、睾丸处不适，以及胀坠感、尿道灼痒等。急性者以下焦湿热证为主，多属实热证。慢性者多为虚实夹杂，而其本质多属肾虚。治疗时必须掌握其本质，再适当兼以灵活辨证给药，方可收效。除药物外，适当坐浴、定期前列腺按摩，以及少食辛辣刺激食物，避免会阴部的压迫等，都有一定的效果。

（3）针灸治疗。

①急性者取穴：气海、中极、曲池、足三里、阳陵泉、肾俞、次髎（针）。

②慢性者取穴：膏肓、膈俞、志室、中极、阳陵泉、太溪（灸）。

（4）单方验方。

①益母草 30g，水煎后加红糖 30g，口服。

②萆薢 20g，水煎后内服。

③丹参 30g、赤小豆 30g，水煎服。

3.泌尿系结核

泌尿系结核大部分是在泌尿系以外的器官或组织结核病灶的基础上，再感染扩散的结果。一般首先累及到的是肾脏，最后也可累及到输尿管、膀胱、尿道以至男性生殖系，男性生殖系中以前列腺为最多，其次为精囊、副睾等。在中医学中类似"淋证"和"尿血"的证候。

（1）病因病机。

本病的致病之因，一为外因痨虫感染，正如古人所说："痨证有虫，患者相继，诚有是理。"一为内因气血虚弱，正气亏损，痨虫乘虚袭人，感受为病。病变首先在肺，继则肾虚肾失资生之源，故可病及于肾，正如前人所称，"其邪展转，乘于五脏"。

（2）辨证论治。

主证：尿频、尿急，甚至呈淋漓不止状态，在排尿终末常有灼痛不适，久之又可于尿终时滴出血尿，或尿出白色黏液，同时也常伴有腰痛、纳呆，以及消瘦、盗汗，午后发热，手足心热，女性尚可伴有月经紊乱、逐渐减少或经闭等证。舌质红或舌光无苔，脉弦细数。

治法：养阴清热，化瘀止痛。

方药：六味地黄汤合三甲煎加减。此方对阴虚者最宜。如发热重者，加知母、黄柏；或可加入苦参、沙参、蒲黄炭、白薇、白茅根、青蒿等。

六味地黄合三甲煎：生地、山药、山萸、茯苓、泽泻、丹皮、龟板、鳖甲、牡蛎。

此病最好病证结合，中西药结合，其效更好；处方内若加些夏枯草、苦参、百部尤佳。

（3）针灸治疗。

关元、气海、膏肓俞、脾俞、身柱，足三里，阳陵泉。

（4）单方验方。

①生大蒜，一日数次生吃。

②胎盘1个，洗净焙干研为细末，一次3g，一日3次。

③白石榴花、夏枯草各30g，加黄酒少许，水煎服。

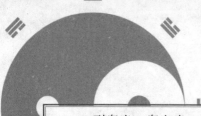

4.副睾炎、睾丸炎

副睾、睾丸炎常分急性和慢性两种，多系淋球菌、肺炎球菌及其他球菌感染所致，尤其流行腮腺炎常可并发此证。其发病多由附近器官传染而成。一般先发生于副睾，而后方至睾丸。若自血路转移者，则先发生于睾丸。另外，若属结核性者，则结核杆菌为其病原，多从身体他处经血流传来。中医认为，此病多属癫疝、水疝、寒疝、囊痈之范围。

（1）病因病机。

本病成因，一为肾气虚时风寒湿邪气侵袭于肾而成；二为不注意卫生、房事过度、久蓄忧思恐怒，或久卧湿处，或劳逸无节，以致成病。

（2）辨证论治。

主证：急性者可见全身发热不适，副睾局部呈新月状肿胀。睾丸局部肿痛难忍，并可放射至腰背，有时由于局部炎症渗出液，尚可引起阴囊积液，甚至红肿化脓。舌质红，苔薄黄腻、脉滑数。慢性者局部微有触痛，睾丸呈结节样肥厚坚硬。若为副睾，也可化脓成瘘管，而结核性者更多为慢性、一例性，晚期甚可化脓。舌质淡红、苔薄白、脉弦细。

治法：清热利湿，或温化利湿。

方药：急性呈囊痈表现者，用龙胆泻肝汤加减，或外敷如意金黄散。慢性者，可用荔核敖加减，或橘核丸加减。若属结核性者，则可用六味地黄汤加减。

（3）针灸治疗。

参考疝气穴位。

（4）单方验方。

①鲜地骨皮、生姜、百部各30g，捣烂如泥样，以绢包子阴囊。

②马鞭草60g，水煎服。

③陈向日葵秆一棵，剥去皮后水煎，加红糖内服。

5.前列腺肥大

此病为男性老年人的多发病，虽对人体危害不大，但因此而继发其他病者可影响健康。

（1）病因病机。

老年人正气渐衰，肾气尤其虚弱，膀胱气化功能障碍，加之邪火独乘而犯，导致膀胱湿热蓄积而不行，致使气滞血瘀，积久渐大，坚硬难消，小便不畅。或为老年肾气虚弱，瘀血败精停留尿道膀胱之间，以致小便不通。

（2）辨证论治。

①湿热型。

主证：排尿困难，起初常呈等待排尿，继之则成排尿无力，并伴有尿道灼痛，小便色黄，严重时尿出极细，以致不能排尿，少腹膨胀不适。舌红苔黄腻，脉弦数或弦滑。

治则：清热利湿、利尿。

方药：八正散加减，可根据病情加软坚之海藻、牡蛎，也可加活血的红花、当归、赤芍等。

八正散加减：木通、车前草、瞿麦、萹蓄、滑石、红花、牡蛎、赤芍、琥珀。

②瘀血型。

主证：排尿困难，开始尿少，继之中断以至难以排尿，排尿疼痛难忍，甚至尿中有血，后期也常致少腹胀满疼痛。舌质暗红或有瘀斑，苔多滑腻，脉弦数。

治法：活血祛瘀利尿。

方药：小蓟饮子加减，如伴少腹急痛可加桃仁、石苇，尿道刺痛可加琥珀、海金沙，小便尿血者可加白茅根、侧柏叶等。

小蓟饮子：蒲黄炭、小蓟、藕节、滑石、木通、生地、栀子、竹叶、当归、甘草。

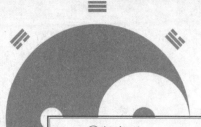

③肾虚型。

主证：排尿困难多在不知不觉中出现，且常渐渐增重延续多年，小便滴沥不尽尿出无力，后期也可出现小便失禁，且体质虚弱，神疲倦怠，腰酸肢冷。舌质淡，脉沉细而弱。

治法：补肾、健脾、行水。

方药：纯阴化阳汤加味。即熟地、元参、肉桂、车前子，加入附子、巴戟、淫羊藿、党参、茯苓等。

6.尿潴留

此病系多种疾病后引起，如中枢神经系统疾病、肛肠腹部手术后、前列腺疾病，以及妊娠后期等，均可致尿潴留。

（1）病因病机。

七情失调，喜怒无常。或久病后肾气虚损，以及跌打外伤，尿道梗阻等，均可致使膀胱气化失常，水液内停。

（2）辨证论治。

主证：来势或急或慢，少腹膀胱充盈不适，尿意急迫，但又不能自行排尿，少腹坠胀疼痛。舌质淡红、脉弦滑数。

治法：引尿下行。

本病痛苦难忍，服药不能迅速奏效，用如下法可取速效：

①外敷法：一法，用独头蒜1个合栀子3枚，盐少许，共捣成泥状贴脐上即可。另一法，用葱白500g捣碎，加麝香少许拌匀，分两包，分两次置于脐上；唯第一包要热熨15min，第二包要冰水熨15min，交替使用。

②探吐法：用竹筷或手指深入喉中刺激，以使之产生呕吐，达到"开上通下"而利小便。

③针刺法：方法同前。

④按摩法：即推拿穴位的方法，操作时让患者仰卧，足跟并拢膝外分，并屈膝130°，用食、中、环三指推膀胱穴或中极穴300次。

⑤导尿法，或膀胱穿刺法。

7.尿路结石

尿结石指肾脏、膀胱、输尿管等处有了尿结石，相当于中医的"石淋"、"砂淋"、"血淋"。

（1）病因病机。

本病为湿热壅积下焦，日积月累致尿液受其煎熬，渐使尿中杂质结为砂石。小者成砂样故称"砂淋"，大者成石样则为"石淋"。如果热邪伤及血络迫血妄行，又常致涩痛有血而称为"血淋"。由于尿路有石阻塞，常又造成疼痛、出血、感染、尿路被阻等一系列病理改变。

（2）辨证论治。

主证：腰部常呈发作性绞痛。而肾结石的疼痛又常从腰部开始，沿输尿管向下放射至会阴部。膀胱结石的疼痛则多在下腹部，排尿时常可突然中断并伴有尿痛，但稍活动以后又可继续排尿，有的疼后还可出现血尿。尿道结石则常呈排尿不畅，尿时刺痛，重者也可导致尿潴留。舌苔白或黄腻，脉滑数。

治法：清热利湿，通淋消石。

方药：石苇散合八正散加减，常加入金钱草、海金沙、鸡内金等；若血尿时可加入大小蓟、旱莲草等。石苇散：石苇、冬葵子、瞿麦、滑石、车前子。

（王彦斐　李兴勇　巨生贵）

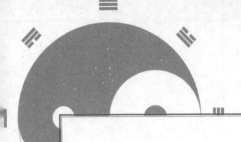

针灸治疗的学术思想及临床研究

针灸医学已成为世界医学的重要组成部分。吕人奎主任在临床针灸治疗的观察基础上，对中医的针灸治疗进行总结研究探讨。

吕老参与了 1979 年甘肃省中医院针灸治疗细菌性痢疾科研的立项，在《针灸治疗细菌性痢疾的临床观察和实验研究》课题中担任主要参与研究者及负责人。在兰大生物系、甘肃工业卫生实验所、中国医学科学院昆明医学生物研究所的协作下完成并在 1983 年 9 月通过鉴定。从细菌、生化、免疫学等方面采用 31 项客观指标，应用现代科学知识和手段，对临床患者及实验动物进行系统的观察研究，对针灸治疗疾病的机理进行了深入研究。此项科研成果具有国内领先水平。现将吕人奎主任主要参与并总结的部分记录在此。由此深入探讨了针灸有效性的原理，最具意义的是通过此项研究观察对中医理论提出了独特的看法。

一、从"针灸治疗菌痢的临床和实验研究"探讨中医现代化

祖国医学有悠久的历史，具有完整的理论体系及防治疾病的丰富经验，几千年积累下来大量的经典文献资料是人类取之不尽、用之不竭的宝贵财富。

由于社会历史条件的限制，中医一直被认为是一门感应综合

性的学科。其对人体生命和疾病演变过程的种种现象理解，停留于取类比象直观推理的感性认识阶段，若能让中医学在现代医疗中为人类健康发挥更大作用，逐步纳入现代科学的轨道，运用现代科学技术和知识去整理提高中医学理论是迫切的、必要的和可能的。

　　针灸医学是祖国医学的主要组成部分，亦有完整的理论体系和确切迅速的疗效。甘肃省中医院1956年始，在简陋条件下从"针灸治疗菌痢的临床和实验研究"入手，开始探讨针灸治病的机理，1978年组织力量广泛协作下取得了成果。促进了针灸学机理的研究，对中医理论探讨大有裨益。

　　从针灸治疗研究获得的初步成果中吕老对中医现代化的问题进行了思索。单纯针灸方法治疗菌痢收到满意的效果，在不同年份分别与部分抗痢药物治疗比较，发现以针灸疗效处显效地位，后在临床观察的基础上开始探讨针灸治痢的机理。结合针灸治病的中医理论（通经络、平阴阳、调气血、和营卫、扶正祛邪、调理虚实等），从多学理入手，应用多学科协作，用与人体结构近似的动物为实验对象，随机分为针灸治疗与不治疗组进行相同指标的观察，选有关现代科学指标，采用先进的实验方法进行探讨研究。从观察记录获得的数据分析，认识到中医理论是有其客观的物质基础的。

　　（一）临床观察

　　针灸治疗菌痢在中医古典文献中早有记载，历代各家著作都有实践经验的论述，针灸大师张涛清（时年在甘肃省中医院行医）据古训结合临床实践体会拟定了一个针灸治痢的主要穴方，即下脘、天枢、关元、足三里和神阙，前四穴针刺，后一穴隔盐艾灸，并与不同抗痢药物（常规剂量）治疗比较，结果如表1。

针灸治疗的学术思想及临床研究

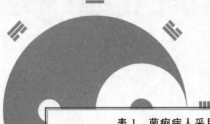

表1 菌痢病人采用针灸与各种药物治疗的效果比较

组别	年份	例数	平均治愈天数
	1956	28	3.9
	1957	35	4.6
针灸组	1959	35	4.1
	1979	33	4.3
	1980	34	4.9
合计与均值		165	4.39

组别	年份	例数	平均治愈天数
中药组(黄芩芍药汤)	1956	9	9.4
磺胺呱组	1956	30	4.9
合霉素组	1959	20	4.3
嗜菌体组	1956	12	5.3
痢特灵组	1979	27	5.4
合计与均值		98	5.86

　　临床症状全部消失，粪便镜检及细菌培养连续三次转阴为治愈。表内所记录治愈的平均天数，可见针灸在不同年份的疗效基本稳定。抗痢药物中除合霉素疗效与针灸相等外，其他均不及针灸的疗效显著。特别是当时对三例健康人痢疾杆菌带菌者用中西医药物治疗无效后，采用单纯针灸以灸为主治疗，经7～14次治愈。表明针灸治疗菌痢，不论临床症状显型或非显型均有肯定的疗救。

　　(二) 动物实验

　　选用体重在4～8kg的正常猕猴，建立菌痢模型，将培养16～24h的强毒力株FⅢ型痢疾杆菌，制成生理盐水混悬液，经比浊计数，按猴体重450～950亿个菌/kg，采用鼻饲胃管法灌入胃内，为保证有效感染，在投服细菌前 5min 先给碳酸氢钠 0.3~0.4g/kg 或每只猕猴 10% 溶液 10~20ml 以中和胃酸，在空腹时进行，猕猴在接种细菌后经过 4~8h 即开始发病，24~48h 内出现典型的临床症状。对治疗组用拟定的穴方与人体相应的解剖部位定穴开始针灸治疗。每日 1~2 次，连续 5~7d。

在感染前与治疗前后分别进行观察，通过临检、生化及免疫等检查取得 31 个指标，将数据经统计学处理，指标在感染前后比值均有显著和非常显著的差异，治疗组与对照组之间也存在显著和非常显著的差异。为针灸治疗菌痢的效果提供了客观依据。通过所有临床观察，运用中医理论体系论证针灸的有效性，并归纳论述针灸治病原理：

1.通经络

在疾病发生过程中，外感病能通过经络而深入脏腑；内伤病又能通过经络而透达于体表，当病邪侵入经络，往往表现为"气血不和，营卫不行"，结果致经络壅阻而反映出疾病。此实验表明，机体染病后胆碱酯酶活力急剧下降，其活力下降必然导致乙酰胆碱过多的释放和聚集，这一过程与神经—体液调节密切相关，发病导致神经—体液物质代谢障碍。此实验中显示发病后血浆中游离组织胺浓度显著升高，血清无机磷含量也非常显著增高，这都是物质代谢严重障碍的结果。因为经络是运行气血并与各组织器官交换营卫物质的系统，物质代谢发生障碍，与经络不通密切相关。通过针灸治疗，促使胆碱酯酶活力回升，血浆游离组织胺浓度和血清无机磷含量下降，调整了物质代谢障碍，实现了通经络的作用，使疾病得以痊愈。

2.平阴阳

阳化气，阴成形。阳表现在于功能活动，为气的作用；阴为镇守则是物质基础。阳具有防御和抵抗外邪的作用；阴则是贮藏和供应营养的物质基础。阴阳双方互相依存，互为消长，即"孤

针灸治疗的学术思想及临床研究

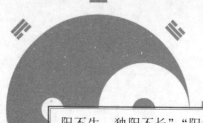

阳不生，独阳不长"，"阳消阴长，阴消阳长"之理。实验表明：①硝基兰四氮唑(NBT)中性多核白细胞还原率在菌痢发病后非常显著的升高。有报道，在细菌感染过程中，中性粒细胞能量消耗骤增，氧的消耗相应增加，己糖磷酸旁路(NMS)糖代谢活力加强，葡萄糖分解中间产物的葡萄糖–6–磷酸，在此旁路中氧化脱氢，成为戊糖。所脱出的氢将外加的无色 NBT 染料还原成为颗粒状或块状的蓝黑色沉淀(Forma–zan)，沉积在中性粒细胞浆中，以充其消耗。在此认为在疾病过程中，白细胞发挥防卫灭菌功能而能量消耗骤增时，表现为阳盛阶段；在白细胞氧化代谢脱氢，促进其还原充积在细胞浆内时，可能是阴消过程；通过针灸治疗，调整了阳盛阴消的病理过程，能促使非常显著增高的 NBT 还原率降至正常。②实验动物发病后，心率显著下降，出现阳衰现象，发病动物分阶段处死和自然死亡的实验动物进行病理解剖发现，均有心肌瘀血、细胞水肿等，期间多表现为心阴盛，在一般情况下，机体对细菌感染性疾病的反应为心率和体温是同步的，但实验中出现体温升高而心率下降的负转现象，可能是心肌受累，阴盛必然导致阳衰的病理过程有关，通过针灸治疗，心率较快回升，起到了助阳抑阴的作用。

3.和营卫

营是营养作用，卫是保卫功能。营卫不和，出现病态。实验表明在菌痢发病后，血清中白蛋白与 γ 球蛋白比值降低，而 α 和 γ 球蛋白比值上升，通过针灸治疗，白蛋白继续下降，但从下降数值看并不明显，而异常下降者又有回升并接近正常比值，α 和 β 球蛋白继续上升，特别是下降的 γ 球蛋白回升并接近正常比值是很有意义的。白蛋白是机体不可缺少的营养物质，γ 球蛋白是体液免疫的主要成分，这与中医的营卫理论是一致的。针灸治疗有调整血清蛋白比例的作用，并有调动免疫物质的功能，起了调和营卫的作用。

4. 扶正祛邪和调理虚实

针灸治疗的原则为虚则补之、实刚泻之。补其正气不足，泻其邪气有余。在发病后，实验统计其机体血液淋巴细胞转化率有非常显著的下降，E-玫瑰花结形成率和白细胞吞噬活性指数下降，血清补体含量等细胞与体液免疫机能均降低，这都是表现正气虚的现象。此所谓"邪之所凑，其气必虚"。通过针灸治疗，使其下降的淋转率、E-玫瑰花结率、白细胞吞菌率及补体抗体等都迅速升高，而且部分非常显著高于正常值，如淋转率等。这些都是扶正的物质基础，正气盛则邪气必除，使疾病得以痊愈。此实验看到针灸治疗菌痢，细菌阴转快，而且阴转率高，血浆杀菌力在针灸后1.5h、6h有非常显著的升高，在细菌毒性、毒力实验中提示针灸有降低和清除毒素等作用，表明针灸的祛邪作用显著。

在临床观察中还发现，针灸治疗对其中表现为血象升高的，能在2~3d内回降至正常，而对血象明显下降的又能在3~5d内回升并接近正常值。在动物实验中也发现，染病后初期表现体温升高，随着病情发展加重时有部分下降至正常水平以下，治疗组经针灸3~4d内回到正常水平，而对照组则在观察12~14d内一直在持续下降，这说明针灸治疗的双向性作用，颇与中医之"调理虚实"的治病大法一致。发病后实验对象体重显著下降，一般治疗组在7d内恢复，而对照观察12~14d内一直处于下降趋势，表明针灸对机体的健康恢复有明显的作用，这种作用是任何药物所不具备的，突出表现了针灸"调理虚实"作用的优越性。

（三）吕老对中医现代化总结了五点独特看法

1.中医学包含着合理的科学内核

临床研究结果令人信服地证明中医学不是"玄学"更不是迷信。它之所以能治疗疾病是有其物质基础的，正如廖沫沙所说："是迷信还是科学，我看只能用一个标准来衡量，那就是实践和

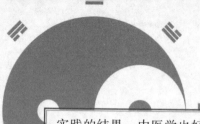

实践的结果，中医学也好，西方医学也好，谁能够治病有效，谁就是科学"。正是如此中医学显示出如此强大的生命力，其在祖国的历史长河中延续了几千年，救治了难以计数的病人，庇护了中华民族的生息繁衍。

有论点肯定中医学的精华在于细致的临床经验观察，而不是其精奥的学术理论。这是偏见，如果如此对待中医学，中医的科学核心及实质价值有被淘汰、被取消的危险。恰恰相反，中医学理论本身包含着朴素的控制论和系统论观念。控制论是利用黑箱与反馈理论，从功能上描述复杂系统对环境影响的反应方式，进而研究系统内部调节和控制的规律。祖国医学正是以整体观念运用于其基本理论，如阴阳五行、藏象、气血、经络等学说，采用取类比象和辨证方法来认识人体和控制人体。世人熟知的经典著作《伤寒论》确立了中医六经证治，是一部理法方药具备的医典。从控制论的思想看这是一部对"病人黑箱"进行控制与调节的论著。其将外感染病过程中由"病人黑箱"输出于外的不同证类，经分析综合归纳为六个证候类型，分属为六经病证，根据病证给予相应的方药或针灸对"病人黑箱"输入。中医诊断的重要手段四诊：望、闻、问、切，则是识别病人信息和处理信息的方法，针灸的行针候气也是通过反馈联系来调节信息和处理信息的一种手段，再如中医学把人体看成是一个有机的整体。在生理方面是以五脏为中心联系经络的五大系统组成的统一体；在病理方面是对症状进行阴阳、虚实、表里、寒热、六经、三焦、卫气营血等分证。人体则是作为系统而存在的病理模型。中医学整体观的实质有必要并应当有可能通过系统论等科学方法进行深入阐明及论证。在此吕老对于中医学与现代横断科学控制论、信息和系统论的相关联系的初探，简单说明中医理论包含着合理的科学内核，对于中医的科学性做了有力论证。

2.中医现代化不能以西医的传统观念来衡量

中医学和西医学虽然都是观察疾病现象而达到治病目的之应用科学，但在理论上却是根本不同的两种体系。中医学是实践经验推理的综合性科学，西医是实验所知因果分析性的科学。两者都能够从现实的完全不同的方面提供同样确实和有意义的资料，不能以西医学的基础知识和临床资料来完全解释中医理论和治疗效果，应以现代多学理的科学标准而不应仅用西医的方法来评价中医，不至于把中医学科的现代化引向歧途。

不可否认，用目前的科学水平和手段来揭示中医理论的实质还很不够用。中医学重视机体的功能改变，即使如各种脉象也是结合功能的一种认识，热和寒亦是指功能状态的一种表现，不能以体温表来计量测定，同样，对虚和实也不能用目前西医沿袭的定量方法来测定。但是这种寒热、虚实的客观征象是确实存在的，例如病人感染疾病以后，其机体处于抗病力减退的虚损状态，其细胞和体液免疫机能明显降低，而针灸治疗后则迅速提高，显示了正气增长机体恢复到原本的健康状态。有一些已经研究证明阳虚和阴虚与肾上腺皮质功能状态有明显关联。同样在针灸治疗菌痢的研究过程中，对于疏通经络、平衡阴阳、调和营卫等中医学疗效方面，都探索到了有益的指标。故而研究中医，推动中医的发展，决不能以西医学的观念来认识，也不能用西医的定性、定量方法为检验标准。到目前为止人体生命及疾病过程中高级复杂的运动本质并未完全被西医所认识，因此要研究中医学必须开辟新的途径，使之与自然科学体系中不同层次学科的相互联系和相互转化相融合，多学科入手。从宏观走向微观；从功能走向物质；从定性走向定量。

3.中西医结合和中医现代化的探讨

中西医结合是我国的一个独创，中西医结合和中医现代化是相辅相成的。中医、西医是同属医学学科的两大不同理论实践体系，它们间存在着互相联系、互相影响、互相移植和互相渗透的

针灸治疗的学术思想及临床研究

关系，并不排除中西医学各自不同的部分。在结合中可以发展，在各自的发展中可以更好地结合，从提出中西医结合方针数十年的实践看是完全正确的，特别是对某些疾病的临床治疗取得了比单一疗法更为优越的治疗效果，中西医结合创立初期的针刺麻醉及对针麻原理的研究，获得了生理生化方面的某些新发现。在应用现代科学方法探索阴阳、脉象、经络、气血学说等中医基本理论以及中药的研究方面也取得了若干进展。总之，中西医结合在研究方法论上摸索出了"肯定现象，探索规律，提高疗效，阐明本质"的规律，由实践结合逐步向理论结合上过渡。但这种结合仅仅是两个医学体系的互相渗透，并不能代替中医现代化，因为这种渗透往往带有传统西医理论的印记，容易产生在中医学内部寻找西医已知的东西的倾向，这种倾向不利于发现中医学理论中对人体生命和疾病过程的物质基本运动形式，故而会影响对中医学理论和治疗方法之独特学术系统的探索和研究，至此同仁仍须努力，在中医基础理论和临床研究中引进自然科学基础学科及边缘学科（如数学、生理控制系统）、特殊环境（如高空、海底、高热、低温等）以及时间因素生理节奏的生物钟、分子生物化学（如免疫学中抗体抗原研究、药物学中关于受体学说的研究等）以及横断学科的控制论、信息论和系统论的科学方法及其现代化的科学手段，使中医研究工作趋科学化、现代化。通过分子生物学对脏腑阴阳实质的研究（如发现 cGMP 和 cAMP 在细胞内的拮抗现象和动态平衡等），初步使我们看到了中、西医两大体系从治疗疾病本质上实现统一的前景，一定意义上来说中西医结合是中医现代化的必然归宿，但在目前来说决不能代替中医现代化。中医现代化的根本方法和途径是与现代自然科学的一切先进的优秀的成果相结合，并依靠现代自然科学多种学科方法与手段的移植和渗透，经过长期的坚持不懈努力来获得实现。

4.中医现代化的最终目的是提高中医水平

我们认为中医现代化，是中医学作为一门独立学科的获得广泛的科学性认同，实际目的是对中医学科的提高。既要认真继承又要努力发扬，继承是提高发扬的基础，提高发扬是继承的目的。如果离开其提高水平解救疾患的实际目的不论是何种方法、何种道路，都不是中医科学化现代化的目标，说严重点可能潜移默化地把中医引向毁灭。因而必须要在继承、发掘、整理、提高中医基本理论及其治疗思想和方法论的基础上，应用现代科学技术的新方法手段进行研究，不断地把中医学科学化提升到较高水平。

5.实现中医现代化的必备条件

中医学科的现代化是一件艰苦而无上荣光的任务，据此次持续 20 多年的针灸治病之临床实验研究经验来看，必须依靠辩证唯物主义的思想方法，通过多学科的协作研究，多侧面的科研带头人及科研实验人员艰苦工作，秉承持之以恒、实事求是的科学研究精神，才能使中医学科真正实现进步发展，从而获得多学科学者及全世界医学同仁广泛认同。

二、针灸治疗急性细菌性痢疾临床和机理的实验研究

针灸治疗急性细菌性痢疾，早在《甲乙经》等针灸学典籍中已有记载。甘肃省中医院张涛清主任临床实践中单用针灸治疗急性细菌性痢疾，取得了良好的效果。1956 年夏兰州地区急性痢疾大面积流行期间，对收治的部分病人用针灸治疗，在短期内控制了发热、腹泻、腹痛、里急后重和脓血便等症状，且其粪便细菌培养转阴。通过与磺胺脒、嗜菌体等治疗组进行疗效对比，显示针灸的效果较好。鉴于此种情况，产生了系统观察针灸治疗菌痢效果并及探讨针灸治病机理的设想。于 1957—1959 年在中国科学院兰州分院医学组的协作下，先在菌痢造型狗体观察针灸对

针灸治疗的学术思想及临床研究

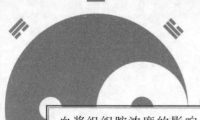

血浆组织胺浓度的影响，此后又用菌痢造型猴来深入研究针灸治疗对其抗体形成、白细胞吞噬活性及红细胞通透性的影响，同时，在临床上继续扩大其验证病例。1978 年底至 1982 年，与当时的兰州大学生物学系、甘肃省工业卫生实验所、昆明医学生物学研究所等单位协作，继续进行针灸治疗菌痢的临床观察，经过周密的科研设计，用与人类亲缘关系相近的动物——猕猴造型进行实验研究，从临床、细菌学、免疫学和血液生物化学等方面探讨其机理，从病患者和动物实验取得 31 项客观指标的数据。

（一）临床观察

自 1956 ~ 1982（其中间断十多年），共收治急性菌痢病人 501 例，可供统计者 395 例，计男性 277 例，女性 118 例，男女之比为 2.35：1。最大年龄 75 岁，最小年龄 12 岁。疗程 9d，均住院治疗。

1.病例选择标准

（1）粪便镜检脓球每高倍镜视野 10 个以上。

（2）有明显的脓血便。

（3）有典型的腹痛、里急后重症状。

（4）体温在 38℃以上。

（5）血象检查白细胞总数 9000/mm³ 以上。凡具备以上前三项或五项均具备的成年患者，收住院治疗。

2.治疗观察方法

（1）针灸组：取下脘、天枢、关元、足三里、神阙等五穴。前四穴按适当深度针刺，使腹部穴位的针感向四周扩散，下肢穴位的针感向上下传导，留针 20 ~ 30min，每隔 10 ~ 15min 行针 1次，便次多者可留针 1 ~ 4h。神阙穴隔盐灸 3 ~ 5 壮（每壮用艾绒 2g 左右），以局部有灼热感为度。每日针灸次数依症状轻重酌定：大便每日少于 4 次者，每日上午针灸 1 次，5 次以上者，每日上、下午各针灸 1 次。

（2）对照组：有痢特灵、合霉素、磺胺胍、嗜菌体、中药（黄芩芍药汤）组。各组药物均按常规剂量投服。

以随机的原则进行分组。观察的项目与方法两组相同，即每日查大便常规 1 次，直至连续 3 次阴转为止。每日做大便细菌培养 1 次，直至 3 次阴转为止。

3.治愈标准

（1）临床症状全部消失。

（2）大便性状正常，每日不超过 2 次。

（3）大便镜检无脓细胞、红细胞。

（4）粪便细菌培养连续 3 次阴性。

4.治疗效果

395 例平均治愈率达 88.32%，平均治愈日为 4.33d。粪便培养转阴平均天数 5.24d。临床症状消失平均天数：发热：2.19d；腹泻：4.18d；腹痛：3.93d；里急后重：3.48d。

5.疗效对比

于 1956 年、1959 年、1979 年，分别设立针灸组，与常用抗菌痢中西药进行疗效比较。结果见表 2～4。

表 2　1956 年针灸组与中西药物对照组疗效比较

组　别	例　数	平均治愈时间(d)
针灸组	28	3.9
磺胺胍组	30	4.9
嗜菌体组	12	5.3
芍药汤组	9	9.4

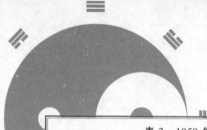

表3　1959年针灸组与合霉素组疗效比较

组　　别	例　　数	平均治愈时间(d)
针　灸　组	35	4.10
合霉素组	20	4.08

表4　1979年针灸组与痢特灵组疗效比较

组别	例数	症状恢复正常平均时间(d)					平均治愈日
		体温	腹泻	腹痛	里急后重	粪培养转阴	
针灸组	33	3.00	4.46	5.30	4.60	5.60	4.58
痢特灵组	27	3.30	6.22	7.15	6.23	6.60	5.92

（二）动物菌痢造型观察

1.动物的选择与造型方法

选用体重4～8kg的恒河猴(*macaca mulatta*)。经体检及细菌学检验健康，且无痢疾杆菌带菌情况为造型对象。实验前隔离观察一个月以上。先后总共用140只恒河猴进行造型观察。

将培养1～2昼夜F3型痢疾杆菌制成生理盐水混悬液，采用胃管鼻饲法，灌入胃内，剂量为450亿～950亿/kg体重。为了保证有效感染，在灌菌液前5min，先用碳酸氢钠液（0.3g/kg体重）中和胃酸，接种痢疾杆菌后6～8h，即开始发病。病猴多见精神萎靡，伏卧不动，不愿进食的症状，24h后，发现恶心拒食，抱腹示痛，并开始腹泻，出现黏液脓血便，粪便镜检有大量红细胞、脓细胞，粪培养痢疾杆菌呈阳性，病情严重者，症见四肢、口唇冰凉、体温下降，个别昏迷，其中4只在昏迷12h后抢救无效死亡。死亡的病猴病理学检查，发现其心、肝、脾、肺、肾、肾上腺、肠道淋巴结及肠道等组织器官广泛存在病变，如水肿、瘀血、出血甚至坏死，肠腔内可见脓性分泌物。显微镜下发现，肝脏中央静脉与汇管区、肺泡间质结缔组织、固有内膜和肾脏间质均可见大量炎细胞浸润，心脏细胞、肾近曲小管和远曲小管上皮细胞混浊肿胀，肝细胞显著肿胀肥大，部分肝细胞可见脂肪变性，脾脏滤泡中心及肠系膜淋巴结部分坏死。特别是肠道，可见肠黏膜上皮细胞部分脱落，黏膜下层水肿，以及淋巴细胞、浆细胞浸润，间质内炎细胞浸润，淋巴滤泡明显扩大，中心细胞消失并有明显坏死，血管扩张瘀血。

2.治疗与观察方法

造型合格的动物，按随机原则，经抽签分针灸治疗组、不治疗对照组，另外还设有正常对照组，进行对比观察。

针灸治疗组，选取天枢、下脘、关元、足三里和神阙五穴。取穴点均按人体相应解剖部位的穴位名称来命名。前四穴针刺，深度3～5分（1cm左右），下肢穴位7分左右（约2.5cm），手法相对恒定，提插捻转次数保持一致。神阙穴隔盐艾灸3壮（每壮干艾绒约2g左右）。每次留针15～20min，每隔5分钟行针1次，每天1～2次。从造型后第3d开始治疗，连续治疗9d。

3.治疗结果

（1）体温变化：造型动物感染前的体温（肛表）均值为38.9℃±0.2℃。感染后12d，对照组持续升高。第6d和第12d的均值分别为39.2℃±0.54℃和39.8℃±0.3℃。治疗组感染后第2d上升到39.5℃±0.5℃。通过4d治疗，下降至38.7℃±0.13℃。与不治疗组比较，P<0.01，差异显著。与感染前比，P>0.05，无明显差异。

（2）心率变化：造型动物感染前的心率，均值为134±8.88次/min。感染发病后显著下降，均值为114±11次/min，感染前后心率均值比较，P<0.01，差异显著。观察12d内，对照组心率发病后一直在低水平波动；治疗组心率在治疗后第4d均值为131±12次/min，与感染前比较，P>0.05，无明显差异，即接近正常水平。

（3）呼吸变化：造型动物感染前的呼吸次数均值为44±6

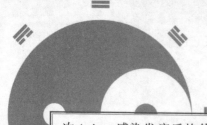

次/min，感染发病后均值为 45±8 次/min，感染前后比较，P>0.05，差异不显著。在观察 12d 内，未见明显变化。

（4）血压变化：造型动物感染前血压均值为 139/90mmHg，感染后均值为 115/81mmHg，经统计学处理，P>0.05，差异不显著。在观察的 12d 内，一直在正常范围内波动。

（5）体重变化：造型动物感染前体重均值为 6.15±0.81kg，感染发病后的均值为 5.65±0.15kg，感染前后比较，P<0.05，差异显著。观察 12d 内，对照组动物体重持续下降，治疗组通过针灸治疗后开始回升。治疗第 2d、第 4d 和停止治疗后第 3d、第 5d，体重均值分别为 5.72±0.66kg、5.89±0.69kg、5.94±0.57kg、6.06±0.5kg。

（6）粪便细菌培养：阴转最早时间，治疗组是针灸后第 3 天，最晚第 9d，平均 5.33~6.6d。阴转率为 100%。对照组最早为第 7d。观察 15d，其自然阴转率不到 40%，平均阴转时间为 18d。

（三）针灸治疗急性菌痢的机理研究

综观上述资料，可见针灸对急性菌痢患者和菌痢造型猴，都有明显的疗效。推测针灸对机体的生理功能，可能有多方面的影响。为了探究其机理，从微生物学、免疫学、血液生化学等方面，选取 31 项客观指标进行检测，获得了不少有意义的数据。现将其中主要的 13 项指标有关资料简述于下。

1.淋巴细胞转化率

先后对 45 例急性菌痢患者及 50 例正常人进行了淋转率的检测。菌痢患者，在针灸前淋转率的均值为 59.61%，非常显著地低于正常值（73.39%），P<0.001。针灸后 6h 均值为 82.26%，72h 均值为 84.23%。与正常人值相比，有非常显著的提高，P 值分别是 P<0.001、P<0.001。此外观察到，影响淋巴细胞转化率的典型淋巴母细胞的数量与针灸前（均值为 12.98%）相比，针灸

后有迅速的(6h 均值为 28.03%)、持续的（72h 的均值为 32.55%）显著的增高。P 值分别为 P<0.001、P<0.001。

在 64 只菌痢造型动物中观察针灸治疗对淋巴细胞转化率的影响。菌痢动物分针灸治疗组、不治疗对照组，另设正常动物对照组和自身带菌动物治疗组对比观察，结果见表 5。

表 5　各组试验动物（猕猴）针灸治疗前后淋转率的变化

	淋巴细胞转化率(单位:%)					
	造型前值	感染后值	针灸后6h	针灸后24h	针灸后第5d	停针后第5d
针灸治疗组	63.38	44.17	71.89	89.72	84.12	72.75
不治疗对照组	64.86	49.36	44.43	56.21	66.54	63.08
正常对照组	68.00	62.40	65.80	66.30	68.60	66.60
带菌治疗组		67.51	71.46	74.18	86.36	69.09

可看出针灸治疗组经治疗淋转率显著增高。统计学处理，差异非常显著。不治疗对照组发病后淋转率显著低于正常值，至针灸组停针后第 5d 时，不治疗对照组才逐渐恢复到正常值。正常对照组始终在正常水平波动。

总之，无论病人或造型动物，其淋转率在针灸治疗前后，有一致的升降规律。

2.E- 玫瑰花结合率

1981 年对 23 例急性菌痢患者进行了 E- 玫瑰花形成率的检测，结果显示：针灸治疗 3d、7d 时，总 E- 玫瑰花形成率的均值分别为（50.22±9.51）%、（58.13±8.28）%，活性 E- 玫瑰花形成率的均值分别为（32.30±5.65）%、（36.0±3.99）%，

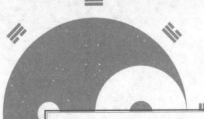

均比针灸治疗前有显著的增加，统计学处理，P 值依次为 P<0.01、P<0.001、P<0.001、P<0.001。见表 6。

表 6　23 例急性菌痢患者针灸治疗前后 E- 玫瑰花结合率的比较

	针灸前		治疗 3d		治疗 7d	
	总花	活花	总花	活花	总花	活花
均值±标准差(%)	42.74±9.29	25.26±6.94	50.2±9.51	42.74±9.29	42.74±9.29	42.74±9.29
均差±标准误(%)			7.48±2.26	42.74±9.29	42.74±9.29	42.74±9.29
t			3.32	5.30	6.94	6.12
P			<0.01	<0.001	<0.001	<0.001

1981 年我们还将 26 只菌痢造型猕猴分为针灸组和造型不治疗组，对 E- 玫瑰花形成率与活性 E- 玫瑰花形成率进行了观察，结果见表 7。

表 7　总花活花结合率比较

	造型前值		造型后值		针灸后 2d		针灸后 5d	
	总花(%)	活花(%)	总花(%)	活花(%)	总花(%)	活花(%)	总花(%)	活花(%)
针灸	40.06	26.61	36.38	23.35	40.87	50.22	50.22	50.22
治疗组	±5.15	±2.20	±5.77	±2.23	±5.71	±9.51	±9.51	±9.51
造型	42.44	27.11	34.61	20.78	35.33	7.48	7.48	7.48
对照组	±6.06	±3.10	±5.41	20.78	±3.39	±2.26	±2.26	±2.26
t					2.22	3.98	2.38	3.52
P					<0.05	<0.01	<0.05	<0.01

从表 7 中看出，总 E- 玫瑰花形成率及活性 E- 玫瑰花形成率在发病后显著下降，治疗组在针灸治疗后又显著回升并高出正常值，而对照组在观察的 5d 内一直在低水平波动。

3.周围血淋巴细胞酯酶（ANAE)染色阳性率

对 60 例急性菌痢患者进行了周围血淋巴细胞酯酶染色阳性率的检测。观察到针灸后(均值为 81.44%±6.88%)明显高于治疗前(76.22%±11.06%)，经统计学处理，P<0.001，差别非常显著。

对 14 只造型动物进行了该项指标的测定，ANAE 染色阳性率在造型前均值为 75.89%±9.047%，造型后降至 58.14%±7.54%，与造型前比较，P<0.01，经针灸治疗后逐渐上升。治疗后 24h 为 58.5%；治疗 3d 后为 62.43%；治疗 6d 后 74.29%；至停针 4d 后（即治疗后 11d）仍为 75.29%。治疗前后比较，P 值分别为 P>0.05；P<0.05；P<0.01；P<0.001。在治疗 3d 后，差别就非常显著。

4.粪抗体测定

本实验是在 12 只造型动物中进行的，治疗组和对照组各 6 只。结果表明治疗组在针灸后第 1d 就有 4 例粪抗体凝结反应呈阳性；对照组在第 5d 才有 3 例的粪抗体呈阳性反应。初步看出针灸治疗菌痢有明显的促使粪抗体提前分泌的作用。

5.血浆杀菌率的测定

先后对 23 只造型动物进行了这项指标的观察。结果表明在感染菌痢前后的血浆杀菌率无变化，在针灸治疗后迅速而显著地提高，P<0.001。而且在治疗过程中一直保持在高的水平上，停止治疗后的第 7d 才会降下来，初步证明针灸能极大提高血浆杀菌率。

为这项实验的可靠性设对照组重复实验，结果显示造型对照组和造型治疗组之间有显著的差别，P<0.01。

6.血清各类蛋白比例测定

为了观察针灸对菌痢患者病程中血浆蛋白比例的影响，对

针灸治疗的学术思想及临床研究

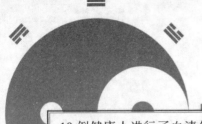

10 例健康人进行了血清各类蛋白分析，均值为：白蛋白(A)72.81%、球蛋白(G)为27.16%（α 11.72%、α 23.99%、β 8.82%、γ 13.09%）、A/G 比值为2.68。以此为正常值与针灸组、痢特灵组各12 例作治疗前后的对照。治疗前两组患者的白蛋白均低于正常值，球蛋白高于正常值；治疗后两组患者的白蛋白继续下降，但针灸组下降数值不如痢特灵组明显，个别病例还有回升；痢特灵组较针灸组下降明显，且持续下降的例数较多；球蛋白中的 α1 球蛋白，针灸组比痢特灵组及正常组都升高。

7.硝基四唑氮兰中性粒细胞还原率实验

1981 年对37 例急性菌痢患者分别于治疗前3d、治疗7d 做了该项指标的检测，治疗前均值为14.14%±0.38%，这比1977 年报道的42 例正常人均值5.69%±2.80%明显高，治疗3d 降为8.43%±6.01%，已接近正常值。与治疗前相比，P<0.001，差别显著。治疗7d 的均值为4.57%±3.04%，与正常值相比无明显差别。

对32 只造型动物就此项指标分三批进行了实验观察。其中1982 年12 只猴的实验结果是：造型前值为1.67%；造型发病后为11.25%；治疗3d 后为4.25%；治疗7d 后为2.25%。治疗前后比较，P<0.001，差别显著。

8.全血胆碱酯酶活力测定

曾对针灸治疗的17 例、痢特灵治疗的13 例急性菌痢患者做了本项指标的比较观察。治疗3d 后，两组均较治疗前有所降低；治疗5d 后，针灸组有64.7%的患者该项指标回升，且高于治疗前水平。痢特灵组有38.46%的患者回升。治疗5d 值与治疗3d 值比较，针灸组有94.12%的患者回升，痢特灵组仅有61.54%的患者回升，升高幅度小于针灸组。

在42 只动物的实验中也观察到类似变化。造型前平均1.95±0.48 活力单位，造型后为1.61±0.25 活力单位，平均下降达 17.43%，其中下降幅度最大者为 25.28%。针灸组在发病后 48h 开始治疗，连续针灸 5d，胆碱酯酶活力逐渐回升，对照组也见回升。回升幅度针灸组为 35.16%，对照组却为 15.02%，对照组低于针灸组。

9.血清巯基总量与谷胱甘肽含量测定

对 16 例急性菌痢患者进行了血清巯基总量的检测。治疗 3d 后 30.77% 的患者较治疗前上升，治疗 7d 后 53.8% 的患者高于治疗前，上升幅度大于治疗 3d 的值。

27 例急性菌痢患者谷胱甘肽含量检测，针灸 3d 后有 62.96% 的病例较针灸前升高；针灸 7d 后上升的例数未见明显增长，上升幅度大于治疗 3d 的值。

35 例造型动物的检测，其变化规律与人基本一致，发病动物中血清巯基总量下降者有 25 例，占 71.43%，下降率 0.03~1.74mg/100ml,治疗后两组均有回升。但回升的幅度，针灸组较对照组明显，经 2d、6d 治疗，针灸组比感染后分别上升 17% 和 29%，对照组上升 1% 和 12%。停止治疗 4d 后两组都恢复正常。针灸组比造型前值高出 11%，对照组仅高出 4%。

10.血清补体 3(C3)含量测定

1981 年曾检测 34 例急性菌痢患者 C3 含量，治疗 3d 后 13 例（38.24%）上升，治疗 7d 后有 17 例（50%）上升，提示针灸有提高急性菌痢患者 C3 含量的趋势。

11.红细胞通透能力变化

正常试验动物红细胞通透能力的百分比值为 3.38，造型后经 24-48h 潜伏期,发现放射性 Ca45 透入红细胞的量升高到 4.73,与造型前比明显增加(P<0.05),三次针灸后降至 3.96，接近正常比值。提示针灸能使菌痢动物升高的红细胞通透性能降低。

12.白细胞吞噬活性

不同动物的正常白细胞吞噬活性存在差异,平均吞噬指数为

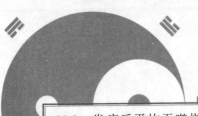

29.3。发病后平均吞噬指数降低为 14.4，与正常值比有显著差异(P<0.05)。连续三天针灸治疗后的 30min 检查显示白细胞的吞噬活力出现回升，其平均吞噬指数为 34.2，超过正常值。提示针灸能提高白细胞吞噬活性。

13.血浆环磷酸腺苷(cAMP)和环磷酸鸟苷(cGMP)测定

对 14 例菌痢动物用放射性饱和分析法测定血浆 cAMP、cGMP。实验表明动物发病后 cAMP 含量迅速上升(P<0.01)，针后 2d 无明显变化(P>0.05)，针后 3d 明显降低，仍较正常值增高，直至针后 6dcAMP 浓度基本降至正常，与正常值相比无显著差异(P>0.05)。cGMP 浓度变化规律与 cAMP 相反，造型后显著下降(P<0.01)，针后 3d 基本恢复至造型后水平。提示针灸治疗对菌痢动物的环核苷酸释放有一定影响，且 cAMP 及 cGMP 的浓度呈负相关，针灸治疗后渐恢复至正常。

(四) 论点

1.针灸治疗急性细菌性痢疾患者 395 例。9d 治愈率为 88.32%；平均治愈日为 4.33d；粪便细菌培养转阴平均时间为 5.24d。针灸治疗效果与噬菌体、磺胺脒、合霉素、痢特灵及中药等的效果对比，针灸疗效最好。为了验证疗效并深入研究针灸疗效机理，用 140 只动物进行菌痢针灸治疗研究获得满意效果。充分说明针灸对急性细菌性痢疾有良好的疗效。

2.针灸治疗急性传染病在古医籍中早有记载，但缺乏系统观察与论述，未获广泛认同与实施。通过临床病例和造型动物的治疗观察，了解针灸能够治疗菌痢，但还须用祖国医学的脏腑经络学说予以阐述。急性菌痢属中医之"肠澼"、"下利"等范畴，发病多因夏秋之季外受湿热疫毒之气、内伤饮食生冷，损及阳明大肠之经气，使肠之络脉受伤。气血与邪搏结，化而为脓，故出现腹痛、里急后重、痢下赤白等症。病变在阳明大肠，其反应波及全身，临床最常见湿热型，属邪气有余的实证，夹杂正气不足之虚证。在临床治疗本病时，多取足阳明胃经之穴位，辅以任脉经穴，针刺与艾灸相结合，运用"泻其有余"、"补其不足"之手法。如 d 枢是足阳明胃经经穴，又为大肠之募，具有疏调肠腑、理气消滞之功；如关元、下脘为任脉经穴，前者为足三阴经、任脉之会、小肠之募，后者为足太阴脾经、任脉之会，其有培肾固本、调气回阳，消积导滞之功；如足三里为足阳明胃经经穴，又为胃经之下合穴，具有理脾胃、调气血、补虚弱之功效；如神阙为任脉经穴，霍乱衰脱多灸之，有回阳救急之功。此五穴属经虽仅限足阳明和任脉经穴，通过经脉交会与属络关系，内连肝、脾、肾、大肠、小肠五个脏腑。通过针刺与艾灸，使经气循行，泻湿热之邪气有余，补正气之虚损不足，共奏清热除湿、理气导滞、和血通腑、固本补虚之功，使肠腑得通，湿热之邪随腐稀而去，经气循行则腹痛后重可除，血活瘀去则粪中脓血自愈。下元固、虚损补，则正气自旺，正气旺则邪必衰微而使病去康复。

3.针灸治疗菌痢的机理是一个相当复杂的问题，还需要进行深入的多方面的观察研究。单从资料看到机体（病人和造型动物）感染痢疾杆菌后，其淋巴细胞转化率显著下降，通过针灸治疗短时间迅速升高并明显高于正常；发病动物不治疗组则显著低于正常值，E-玫瑰花形成率及 T 淋巴细胞酯酶染色阳性率的变化也有相应的规律。这说明针灸能使感染疾病的机体通过快速升高 T 淋巴细胞的数量及增强 T 淋巴细胞的免疫力来提高机体的细胞免疫功能。从造型动物的粪抗体测定结果看治疗组比造型不治疗组提前 4d 分泌粪抗体，证明针灸能促进菌痢病患机体的抗体提前产生分泌。且证明了针灸能明显提高菌痢动物的中性多形核白细胞吞噬活性、血浆杀菌率，提高菌痢患者血清补体 3 的含量，加强了患痢机体的非特异性防御功能。针灸这种尽快增强菌痢机体特异性及非特异性免疫功能的作用，使感染受到了抑制。

这从硝基四唑氮兰阳性率实验也能得到证实。这项指标是用中性粒细胞能量消耗来判定多数细菌感染的程度，针灸治疗能使因感染发病而增加的硝基四唑氮兰阳性率明显下降。针灸还能增强机体的解毒功能，作为机体解毒能力指标的血清巯基，特别是非蛋白巯基如谷胱甘肽的含量针灸组高于对照组。针灸还能使红细胞通透性能降低，这就可以减少患病机体对细菌毒素的吸收。针灸对感染发病后下降的胆碱酯酶活力回升，说明针灸对紊乱的神经体液功能亦有调整作用。不仅如此，针灸对患者和造型动物的血清蛋白比例也有影响，机体感染后，经针灸治疗白蛋白下降的趋势比痢特灵组有一定程度的减弱，个别病例下降后有回升，说明针灸有调整血清蛋白比例的功能。值得提出的是，针灸治疗中对被认为第二信使的 cAMP 和 cGMP 亦有影响，结果显示两种环核苷酸浓度在动物模型的治疗中出现负相关状态，即发病时 cAMP 增高，cGMP 下降，经针灸治疗逐渐恢复正常，尤其针灸后 3d 因感染发病而显著下降的 cGMP 就有向正常恢复的趋势，据报道 cGMP 可促进 T 淋巴细胞对靶细胞的杀伤能力；使 β 细胞→浆细胞产生抗体；使单核细胞→巨噬细胞、中性核细胞增加其吞噬能力与功能。

以上客观指标结果的分析表明针灸治疗急性菌痢有着坚实的物质基础。具体表现为抗菌、解毒、快速增强免疫及调整物质代谢障碍，而促使机体恢复正常功能。针灸治疗急性菌痢对机体的调整远不止上述列举诸多方面，是复杂的综合生理调节作用的结果，这种作用的其他环节及其实质，以及各个环节间的相互关系值得进一步探索。这种综合作用以中医针灸学阐述，主要表现于具有通经络、调气血、和营卫、平阴阳、扶正祛邪的作用。

三、针灸治疗急性菌痢及对淋巴细胞转化率的影响

1956～1982 年间，甘肃省中医院用针灸治疗急性菌痢患者

共 395 例，取得针灸（9d）治愈率 88.32%的临床疗效。其中收治的 142 例急性菌痢患者的针灸治疗临床疗效及对淋巴细胞转化率的影响资料如下。

（一）临床观察

1.一般资料

1979 年～1981 年总结 142 例急性菌痢患者，最大年龄为 75 岁，最小 12 岁，男女比例 2.33∶1。经粪便细菌培养和鉴定分型（应用兰州生物制品所标准菌痢因子血清），三年中不同菌型的发病率分别为：弗氏痢疾杆菌占 88.48%、鲍氏痢疾杆菌占 4.32%、宋内氏痢疾杆菌占 5.03%,、史密斯民痢疾杆菌占 1.44%、志贺氏痢疾杆菌占 0.72%。

2.病例选择标准

①粪便镜检脓细胞每视野在 10 个以上；②脓血便明显；③有典型的腹痛、里急后重症状；④体温在 38℃以上；⑤血象白细胞总数 9000/mm³ 以上。凡具备前三项或五项均具备的成人患者住院治疗。

3.治疗与观察方法

将 1979 年收治的 60 例急性菌痢患者随机分为两组：针灸组 33 例、痢特灵组 27 例。1980 年与 1981 年 82 例，全部为针灸组。三年总计针灸组 115 例、痢特灵组 27 例，共 142 例。

（1）治疗方法：针灸取穴：d 枢（双）、关元、足三里（双）、神阙（灸）为主，发热者加大椎、曲池。手法：针刺入穴后，据体质和耐受程度，适当提插捻转，使腹部针感向四周放散，下肢的针感向上下传导，深度以传统的尺寸为基准，因肥瘦略有伸缩。得气后每隔 10～15min 行针 1 次，一般留针 30min。便意频繁而强烈者，留针 1h 以上，适当增加行针次数，可消除便意，以保证治疗得以完成。留针期间用大艾炷（2～3g）隔盐灸神阙 3～5 壮。大便每日少于 4 次者，上午针灸 1 次；5 壮以上者，上

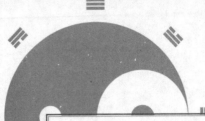

下午各针灸 1 次，直至痊愈。

（2）观察方法：①每晨留取粪便标本，取脓血明显部分做大便镜检，连续三次阴转后停止。②检查大便常规同时，做粪便细菌培养、鉴定分型，每日 1 次，连续三次阴性后停止。③治疗前查血常规，住院第二日开始，每日查白总分，直至正常；入院、出院时各查一次尿常规。④每晨询问并记录病情。⑤治疗中观察症状、体征、各项检验的变化，经 9d 治疗仍未达治愈标准，转组治疗。

4.治愈标准

①临床症状全部消失；②大便成形，每日 2 次以下；③大便肉眼观正常，镜检无红细胞及脓球；④大便细菌培养连续 3 次阴性。上述 4 项指标针灸治疗 9d 全部达到属治愈；缺一项或时间超过 9d 就以未愈论。

5.疗效

三年间可供统计观察病例 142 例，针灸组平均治愈率83.4%。针灸组与痢特灵组比较，体温、便次、腹痛、里急后重等症状恢复及粪便培养转阴平均日数，均显示针灸组疗效优于痢特灵组。见表 8。

表 8　体温等五项指标恢复、转阴日数比较 (d)

	体温	便次	腹痛	里急后重	粪培养
针灸组	2.50	4.37	5.55	4.13	5.48
痢特灵组	3.40	6.22	6.50	6.23	6.6

（二）实验研究

142 例急性菌痢患者针灸治疗同时，除对临床有关指标观察外，先后做过微生物学、免疫学、生化及放射免疫等 10 项客观指标的观察。如全血胆碱酯酶活力，针灸后回升比痢特灵组高

26.24%；血清蛋白电泳观察显示调整血清蛋白比例，针灸组的作用优于痢特灵组；淋巴细胞转换率针灸前显著低于正常值(P<0.01)，治疗后显著高于正常值(P<0.001)。于1980年针灸治痢过程中观察淋巴细胞转化率及典型淋巴母细胞的数量在针灸治疗前后的动态变化总结如下。

1. 材料和方法

本实验用的培养液系用"199"液80ml、AB型人血清18ml、再加青、链霉素液（1万单位/ml）各1ml配制而成，每个培养瓶分装3ml。

PHA是广东产鸡子豆生理盐水提取，20g豆粉加100ml0.85%生理盐水，冰箱中浸泡48h，离心（4000转/min）30min，取上清液稀释一倍，"C5"细菌漏斗抽滤灭菌，冰冻保存备用。

取受试者静脉血0.2ml，肝素抗凝，依次加入两个培养瓶中，每瓶加全血5~6滴。一瓶加PHA液10滴，另一瓶不加以对照。针灸前、针灸后6h、针灸后72h各取一次血样。

培养12h弃上清液，制成薄厚均匀的血膜片，甲醛固定，用pH7.4磷酸缓冲液稀释的姬氏染液染色，置血片于显微镜下，数200个淋巴细胞，计算其转化百分率及典型淋巴母细胞数量。

2.结果

（1）本组20例，分别于针灸治疗前、针灸后6h、72h对淋巴细胞转化率动态观察（见表9）。提示发病后治疗前，淋转率(%)低下，仅为62.90%±10.47(%)；针灸后6h淋巴细胞转化率有迅速、显著地提高，为85.20%±5.50%，与治疗前相比有极显著的差别；针灸后72h为86.40%±6.47%，提示淋巴细胞转化率有持续增高的趋势。

针灸治疗的学术思想及临床研究

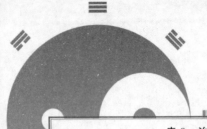

表 9　治疗前后淋转率显著性比较

	淋巴细胞转化率(%)(均值±标准差)		
	针灸治疗前	针灸后 6h	针灸后 72h
	62.90±10.47	85.20±5.50	86.40±6.47
t		8.42	8.545
P		<0.001	<0.001

　　结果与 1979 年 25 例淋巴细胞转化率针灸前后的变化有共同规律。两年实验数据相比，统计学处理，P>0.05，无显著差别。

　　(2) 本组 20 例，分别于针灸前、针灸后 6h、72h 做了典型淋巴母细胞百分比的动态观察，显示针灸前典型淋巴母细胞的比率仅为 13.00%±8.61%；针灸后 6h、针灸后 72h 典型淋巴母细胞的百分比有迅速、显著、持续的升高，分别与针灸前比较，显示极显著差别。见表 10。

表 10　针灸前后典型淋巴母细胞百分比显著性比较

	典型淋巴母细胞百分比(均值±标准差%)		
	针灸治疗前	针灸后 6h	针灸后 72h
	13.00±8.61	27.00±8.55	32.60±10.20
t		5.17	6.58
P		<0.001	<0.001

　　3.讨论

　　(1) 1979～1981 年针灸治疗急性菌痢，资料完整的病例 142 例（包括对照组 27 例），平均 9d 治愈率为 83.47%。与痢特灵组疗效比较，消除临床症状和粪便细菌培养转阴所需时间较短。

　　(2) 急性菌痢在中医学古称为"肠澼"，乃因夏秋湿热之邪侵犯阳明经气所致，多属邪气有余之实证，可夹杂本经正气不足。针灸治疗本病多取足阳明胃经穴位，辅以任脉经穴，针刺与艾灸相结合，多运用"泻其有余"、"补其不足"之手法。如天枢是足阳明胃经经穴，又为大肠之募，具有疏调肠腑，理气消滞之功；关元、下脘为任脉经穴，关元为足三阴经、任脉之会，小肠之募，下脘为足太阴脾经、任脉之会，两者具有培肾固本，调气回阳、消积导滞之功；足三里为足阳阴胃经经穴，又为胃经之下合穴，具有理脾胃、调气血、补虚弱之效；神阙为任脉经穴，霍乱衰脱多灸之，有回阳救急之功。上述诸穴共奏清热除湿、理气导滞、和血通腑、补虚固本之功，以达通经络、调气血、和营卫、平阴阳、扶正祛邪、消除病痛的目的。

（3）人体血液中的 T 淋巴细胞于体外培养时，在植物血球凝集素（PHA）的刺激下转化成淋巴母细胞，并进行分裂增殖，T 淋巴细胞在 PHA 刺激下转化成淋巴母细胞的能力，已普遍用来测定机体的免疫功能。

针灸治疗急性菌痢对淋巴细胞转化率影响的实验是 1979 年同项实验的重复。结果再次显示针灸治疗急性菌痢，使淋巴细胞转化率在短时间内（6h）较针灸前显著提高，72h 淋巴细胞转化率有持续增高趋势。与 1979 年相比，淋巴细胞转化率在针灸前后的变化有共同的规律。用统计学处理，两次实验无显著差别。结果提示急性菌痢患者经针灸治疗后，细胞免疫得到迅速、显著、持续的增强，这是针灸治疗急性痢疾取得满意效果的物质基础之一。

（4）典型淋巴母细胞是致敏 T 淋巴细胞增殖的主要来源，是机体细胞免疫的物质基础。显示在针灸刺激下患者体内转化的淋巴细胞中典型淋巴母细胞比迅速、显著、持续地增高，也表明机体细胞免疫功能在针灸作用下能迅速改善增强。淋巴细胞转化率和典型淋巴母细胞百分比这两指标的结果，是针灸治疗急性菌痢疗效显著、收效快的有力佐证，也为针灸治疗急性菌痢的有关理论做了免疫学角度的注解。

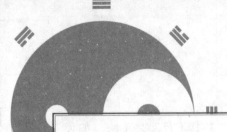

四、针灸治疗猕猴急性菌痢的疗效及对淋巴细胞转化率的影响

针灸治疗急性细菌性痢疾患者 142 例,取得了较满意的治疗效果。为了探讨其疗效机理,先后对 140 只动物进行了菌痢造型和针灸治疗的实验研究,取得了有意义的资料。针灸治疗急性菌痢动物的疗效及对淋巴细胞转化率影响报道如下。

(一)材料与方法

针灸治疗急性菌痢病人过程中观察到淋巴细胞转化率显著升高和典型淋巴母细胞大量增加的现象,为此选择与人类相近的动物猕猴来进行对照实验研究。

1.动物人工模型的建立

选用体重 3.5～8kg 的猕猴(*macaca mulatta*)64 只,采用鼻饲胃管法,即将培养 1～2 昼夜的 FⅢ型痢疾杆菌制成生理盐水混悬液,经比浊计数后灌入胃内,剂量为 450 亿~950 亿/kg 体重。为保证有效感染,在灌菌前 5min 用碳酸氢钠(按 0.3g/kg 体重)中和胃酸。接种痢疾杆菌后 6~8h 开始发病,见精神萎靡、伏卧不动、不愿进食,24h 后发现恶心、拒食、抱腹示痛并开始腹泻,出现黏液脓血便,粪便镜检有大量红细胞、脓细胞,粪便培养痢疾杆菌阳性(接种前全部阴性),发病严重的动物表现四肢、口唇冰凉、体温下降、血压降低,个别昏迷者其中 4 只昏迷后 12h 内,经抢救无效死亡。

2.观察与治疗方法

实验分两批,第一批 14 只分不治疗对照组和针灸治疗组,在兰州进行。第二批 50 只分针灸治疗组、不治疗对照组和正常对照组,在昆明进行。

针灸条件与穴方:选用临床常用 30 号一寸毫针,操作采用相对恒定手法,即腹部穴位针刺三至五分(约 1cm)深;下肢穴针刺七分（约2.5cm）深，提插捻转方向、次数和速度相对一致，取神阙穴隔盐艾灸两大壮（艾绒2~3g）。取穴点均按与人体相应解剖部位的穴位命名，即下脘、天枢、气海、关元、足三里。每天1~2次，连续治疗7d。

（二）实验结果

1.临床指标分析

（1）体温变化：两组动物感染前的体温（肛表）均值为38.9℃±0.2℃。对照组感染后12d内持续高温，第6d和第12d均值分别为39.2℃±0.54℃、39.8℃±0.3℃。治疗组感染后第2d上升到39.5℃±0.5℃，通过4d针灸治疗（感染后第6d）下降至38.7℃±0.13℃，与治疗前比较P<0.01，差异显著。但与感染前比较(P>0.05)无明显差异。

（2）心率变化：两组动物感染前的心率（心尖搏动处听诊）均值为134±8.88次/min，感染发病后显著下降，均值为114±11次/分，与感染前比较P<0.01，差异显著。观察12d内对照组心率一直在发病后的低水平波动。针灸治疗组心率在治后第4d均值为131±12次/min，与感染前比较P>0.05，无明显差异。

（3）呼吸变化：两组动物感染前的呼吸次数均值为44±6次/min，感染发病后，均值为4.5±8次/min，感染前后比较P>0.05，差异不显著，观察12d内未发现明显变化。

（4）血压变化：两组动物感染前血压（用上海医疗设备厂A29-41型小儿袖带血压计）均值为139/90mmHg，感染发病后均值为115/81mmHg，统计学处理P>0.05，差异不显著。观察12d内在正常范围波动。

（5）体重变化：两组动物感染前体重（用无锡衡器厂T2-120型体重秤）均值为6.15±0.81kg；感染发病后均值为5.65±0.15kg，感染前后比较P<0.05。观察12d内对照组体重持续下降，治疗组针灸治疗后开始回升，治疗第2d、第4d、停止

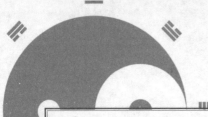

治疗第 3d、第 5d，均值分别为 5.72 ± 0.66kg、5.89 ± 0.69kg、5.94 ± 0.57kg 和 6.06 ± 0.50kg。

（6）粪便细菌培养：治疗组阴转时间最早在第 3d，最晚第 9d，平均 5.35 ～ 5.6d，阴转率为 100%。对照组阴转最早在第 7d，15d 阴转率 40%，对阳性者针灸治疗 6 ～ 13 次后阴转。

2.淋巴细胞转化率观察

不治疗对照组和针灸治疗组均用造型动物，正常对照组不投菌，作为实验时的正常对照。两次实验，因地点和量等因素不同分别叙述如下。

（1）兰州实验的 14 只动物分治疗组和对照组，结果见表 11。

表 11　急性菌痢动物针灸治疗前后淋巴细胞转化率的比较

	造型前值	感染后值	针后6h	针后24h	针后5d	停针5d
治疗组均值	68.00	48.17	76.39	80.56	83.17	68.89
对照组均	65.50	44.50	60.10	59.20	59.30	64.50
均值±标准误	2.5±2.18	3.67±4.47	16.2±5.28	21.36±2.77	23.87±3.23	4.39±3.31
t	1.147	0.821	3.207	7.711	7.390	1.326
P	>0.05	>0.05	<0.01	<0.001	<0.001	>0.05

表 11 看出动物感染菌痢后淋转率普遍下降，针灸治疗后 6h 普遍升高，不治疗组显著低于治疗组(P<0.01)，针灸后 24h 及第 5d，两组差异更显著(P<0.001)。到停针后第 5d，两组差异消失(P>0.05)。

（2）昆明 50 只动物分组及实验结果见表 12。

表 12　菌痢动物针灸治疗前后淋巴细胞转化率变化

	淋巴细胞转化率(%)					
	造型前值	感染值	针后 6h	针后 24h	针后 5d	停针 5d
治疗组均值	63.38	44.17	71.89	89.72	84.12	72.75
对照组均值	64.86	49.36	44.43	56.21	66.54	63.08
正常对照组均值	68.00	62.40	65.80	66.30	68.60	66.60

表 12 中数据分组对照，经统计学处理，结果见表 13 ~ 14。

表 13　治疗组和对照组淋转率比较

	淋巴细胞转化率(%)					
	造型前值	感染值	针后 6h	针后 24h	针后 5d	停针 5d
治疗组均值	63.83	44.17	71.89	89.72	84.12	72.75
对照组均值	64.86	49.36	44.43	56.21	66.54	63.08
均值±标准误	1.03±1.95	5.19±5.27	27.46±2.70	33.51±2.82	17.58±2.69	9.67±9.01
t	0.528	0.985	10.170	11.883	6.535	1.073
P	>0.05	>0.05	<0.001	<0.001	<0.001	>0.05

表 14　治疗组和正常组淋转率比较

	淋巴细胞转化率(%)					
	造型前值	感染值	针后 6h	针后24h	针后 5d	停针 5d
治疗组均值	63.83	44.17	71.87	89.72	84.12	72.75
正常对照均值	68.00	62.40	65.80	66.30	68.60	66.60
均值±标准误	4.17±2.86	18.23±4.93	6.09±3.07	23.42±4.01	15.52±3.84	6.15±6.64
t	1.458	3.698	1.984	5.840	4.042	0.926
P	>0.05	<0.01	>0.05	<0.001	<0.001	>0.05

针灸治疗的学术思想及临床研究

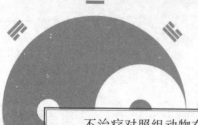

不治疗对照组动物在感染后 3d 内淋转率持续下降，而后开始回升，至感染后第 9d 恢复至正常水平；针灸组在菌痢感染后第 3d 亦下降，但在针灸 6h 后迅速回升，且明显超出其感染前的水平；而正常对照组没有明显的升降，保持在正常水平。不治疗对照组和正常对照组之间，在菌痢感染后的 48h、第 3d、第 4d，均有显著性差异，见表 15。

表 15　不治疗对照组和正常组的淋转率比较

	淋巴细胞转化率(%)					
	造型前值	感染后 40h	感染后 3d	感染后 4d	感染后 9d	感染后 14d
对照组均值	64.86	49.36	44.43	56.21	66.54	63.08
正常组均值	68.00	62.40	65.80	66.30	68.60	66.60
均值±标准误	3.14±3.12	13.40±4.9	21.37±4.18	10.09±3.05	2.06±3.28	3.52±11.04
t	1.006	2.735	5.112	3.308	0.628	0.315
P	>0.05	<0.05	<0.001	<0.01	>0.05	>0.05

（3）本次实验对典型淋巴母细胞作了统计，结果见表 16。

表 16　各组动物典型淋巴母细胞在针灸前后的变化

	典型淋巴细胞转化率(%)					
	造型前值	感染后 6h	针后 6h	针后 24h	针后 5d	停针 5d
治疗组均值	9.89	5.17	18.33	26.88	30.92	15.94
对照组组均值	11.71	7.57	6.23	8.29	15.08	11.17
正常组均值	11.40	8.20	8.20	10.60	11.80	12.20

针灸治疗组动物的典型淋巴母细胞在治疗时始终明显高于不治疗组和正常组，具体比较见表 17～18。

表 17 针灸组和不治疗对照组典型淋巴母细胞比较

	典型淋巴细胞转化率(%)					
	造型前值	感染后 2d	针后 6h	针后 24h	针后 5d	停针 5d
针灸组均值	9.89	5.17	18.33	26.88	30.82	15.94
对照组均值	11.71	7.57	5.79	7.93	15.08	11.17
均值±标准误	1.82±1.46	2.40±1.78	12.54±2.07	18.95±2.71	15.74±3.46	4.77±2.64
t	1.247	1.348	6.058	6.993	4.549	1.807
P	<0.05	>0.05	<0.001	>0.001	<0.001	>0.05

表 18 针灸组和正常组典型淋巴母细胞比较

	典型淋巴细胞转化率(%)					
	造型前值	感染后 2d	针后 6h	针后 24h	针后 5d	停针 5d
针灸组均值	9.89	5.17	18.33	26.88	30.82	15.94
正常组均值	11.40	8.20	11.0	10.60	11.80	12.20
均值±标准误	1.51±1.86	3.03±1.48	7.33±3.21	13.28±4.35	19.02±4.79	3.74±2.20
t	0.812	2.047	2.284	3.743	3.971	1.700
P	>0.05	>0.05	<0.05	<0.01	<0.001	>0.05

不治疗对照组和正常组之间,只在菌痢感染后第 3d 有明显差异,其他时相均无明显差异。见表 19。

表 19 不治疗组和正常组典型淋巴母细胞比较

	典型淋巴细胞转化率(%)					
	造型前值	感染后 2d	感染后 3d	感染后 4d	感染后 9d	感染后 14d
对照组均值	11.71	7.57	6.23	8.23	15.05	11.17
正常组均值	11.40	8.20	11.20	10.60	11.80	12.20
均值±标准误	0.31±2.29	0.63±3.31	4.77±1.71	2.37±1.73	3.28±3.59	1.03±2.67
t	0.135	0.190	2.798	1.370	0.914	0.386
P	>0.05	>0.05	<0.05	>0.05	>0.05	>0.05

针灸治疗的学术思想及临床研究

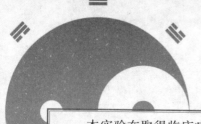

　　本实验在取得临床疗效基础上设计进行，通过动物菌痢造型进一步验证针灸治疗急性菌痢的疗效，在条件保持一致的情况下进行分组观察，增强了科学性、可比性和可重复性。

　　针灸治愈急性菌痢的机理是复杂的，应多方面进行探讨，针灸对机体细胞免疫功能的影响，在此以淋巴细胞转化率的变化加以讨论。结果表明动物经针灸治疗，短时间（针灸后6h）使因感染而下降的淋巴细胞转化率迅速回升，明显超过正常水平；不治疗组淋转率呈逐渐回升，但回升幅度小、缓慢、个体之间差异大。针灸治疗期间动物淋转率持续升高，维持在高水平，停针5d后回降至稍高于正常水平。在转化的淋巴母细胞中典型淋巴母细胞大量增加，故淋转率显著升高主要原因是典型淋巴母细胞大量增加促成。表明针灸作为一种治疗信息，能使机体内的淋巴细胞转化为致敏淋巴细胞，具有免疫活性的淋巴细胞在体外培养和PHA的作用下向淋巴母细胞转化。淋转率高低决定于体内致敏淋巴细胞数量的多寡，也决定了机体细胞免疫功能的强弱。实验显示菌痢动物经针灸治疗后淋转率迅速升高，表明针灸对感染机体的细胞免疫功能有显著提高，典型淋巴母细胞大量增加使淋巴细胞的繁殖增快，同时使产生和释放淋巴活性因子的来源增加，这又从另一个方面说明针灸治病的有益作用。

　　总之，针灸作用后机体淋巴细胞大量增加并迅速转化为致敏淋巴细胞，能特异性地识别进入机体的抗原异物——痢疾杆菌，并通过自身的增殖和分化产生各种免疫效应因子和抗体，从而增强机体杀菌能力，调节和平衡机体生理功能，这也是针灸治疗菌痢的重要机理。

　　五、针灸对志贺氏、福氏菌痢的疗效及T淋巴细胞酯酶染色计数的比较

　　自从磺胺药及抗生素问世以来，菌痢的流行曾一度受到抑

制，但随着耐药菌株的出现，其发病率再度上升。从 1956 年开始应用针灸治疗急性菌痢，多年来的资料证实临床疗效较为满意。以往，致病菌以福氏痢疾杆菌为主。但是，从对 1982 年夏秋季兰州地区急性菌痢的治疗过程中发现，文献资料报道中濒于绝迹的志贺氏菌型发病占优势，并影响到治愈率，故将志贺氏菌型和福氏菌型痢疾的发病和针灸疗效及 T 淋巴细胞酯酶染色计数做一比较。

(一) 临床资料

1.发病情况

依据粪便细菌培养结果分为两组进行比较。志贺氏痢疾组(志痢组) 45 例，福氏痢疾组(福组) 29 例。

（1）病例选择标准：①粪便镜检脓细胞每视野在 10 个以上；②脓血便明显；③有腹痛、里急后重症状；④体温 38℃ 以上；⑤血象检查白细胞计数在 9000/mm³ 以上。具备以上前三项或五项条件均具备者收住院治疗。

（2）发病率的比较及一般资料：1979～1981 年收治 217 例急性菌痢患者，粪便细菌培养阳性者 139 例。其中福氏痢疾杆菌发病 123 例，占 88.48%；鲍氏痢疾杆菌发病 6 例，占 4.32%；宋内氏痢疾杆菌发病 7 例，占 5.03%；史密斯氏痢疾杆菌发病 2 例，占 1.44%；志贺氏痢疾杆菌发病仅在 1981 年发现 1 例，占 0.72%。引起注意的是 1982 年收治 127 例急性菌痢，粪便细菌培养阳性者 75 例。其中福氏痢菌 29 例，只占检出率的 38.67%；鲍氏痢菌 1 例，占 1.33%；而志贺氏痢菌 45 例，占 60%，全部为志贺氏 I 型 (应用兰州生物制品所标准菌痢因子血清进行鉴定分型)。75 例粪便培养阳性患者中，女性 17 例，男性 28 例；年龄最大者 75 岁，最小者 12 岁。

（3）临床症状：①体温：志痢组与福痢组的体温均数，经统计学处理，P>0.05，无显著差别。②血象：志痢组血象均数为

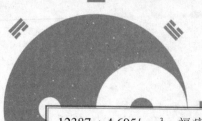

$12387 \pm 4.695/mm^3$，福痢组为 $10.662 \pm 6.041/mm^3$。经统计学处理，志痢组的均值高于福痢组，$P<0.01$，差别非常显著。③每日大便次数：志痢组每日便次的均数是 17.467 ± 10.492 次，福痢组是 10.931 ± 6.059 次。统计学处理，志痢组每日便次较福痢组高，$P<0.01$，差别非常显著。

（4）入院前治疗情况：45 例志贺氏菌痢患者除 6 例是发病 24h 内入院外，其余 39 例，均有 2～10d 病史。入院前应用 1 次～8d 抗生素或磺胺类药物者 39 例。经粪便培养检出志贺氏 I 型痢疾杆菌者 21 例，占用药史患者的 53.85%。29 例福氏菌痢患者，5 例发病 24h 内入院，24 例发病 2～6d 入院。入院服用 1 次～3d 抗菌素或磺胺类药物者 24 例，用药超过 48h 来院，并经粪便培养检出福氏痢疾杆菌者 8 倒，占用药史患者的 33.33%。

2.治疗情况

依细菌培养结果分为两组。志痢组 33 例，福痢组 24 例。单纯针灸治疗对症状、化验及治疗转归逐一进行比较。

（1）治疗方法：取穴以 d 枢、关元、足三里、神阙（灸）为主。手法：针刺入皮肤后，据体质和耐受程度，适当地提插捻转，使腹部的针感向四周放射，下肢的针感向上下传导。得气后，隔 10min 行针 1 次，留针 30min。便次多者，可留针 1h 以上。留针期间用大艾炷（2～3g）灸 3～5 壮。治疗方法，对两组患者一致。大便每日 4 次以下者，每日上午针灸 1 次；大便每日 5 次以上者，每日上、下午各针灸 1 次。

（2）治愈标准：①临床症状全部消失；②大便成型，每日便次在 2 次以下；③大便肉眼观正常，镜检无红细胞及脓球；④大便细菌培养连续 3d 为阴性。上述 4 项指标均具备者，属治愈，缺一项者，就以失败论。

（3）观察方法：①每晨留取粪便标本，取肉眼观脓血明显部分作大便镜检，连续三次阴转后停止。②查大便常规的同时，做粪便细菌培养、鉴定分型，每日 1 次，连续阴转 3 次后停止。③治疗前查 1 次血常规，从第二日开始，每日查白总分直至正常。入院、出院时各查一次尿常规。④每晨查房，询问并记录病情。⑤治疗 9d，症状、体征、检验无明显好转者，列为无效病例。

（4）疗效比较：①体温恢复：入院时，志痢组发热者 5 例，经治疗 3d 内恢复正常者 3 例；6d、8d 恢复者各 1 例。福痢组发热者 4 例，经治疗 1 日内恢复正常者 3 例，2 日恢复正常者 1 例。②腹痛、里急后重、腹泻、脓血便四个症状，经治疗恢复正常时间，志痢组比福痢组要长，差别极显著（见表 20）。③白细胞计数、粪常规、粪便培养恢复正常或转阴时间三项客观指标：志痢组与福痢组比较，除粪便常规镜检转阴所需时间前者明显长于后者，余二项无明显差别(见表 21)。④药物治疗无效病例的针灸疗效比较：志痢组 33 例中，药物治疗 48h 以上无效病例有 17 例，其中针灸治疗痊愈者 7 例，占 41.18%；福痢组 24 例中，药物治疗 48h 以上无效病例有 8 例，针后痊愈者 7 例，占 87.5%。两者比较，$P<0.05$，药疗无效患者，针灸疗效志痢组显著低于福痢组。⑤痊愈时间比较：志痢组平均 10.515 ± 3.784d；福痢组 8.375 ± 3.621d。前者所需时间长于后者，$P<0.05$，差别显著。⑥治疗结果：志痢组 33 例治愈 14 例，占 42.42%；福痢组 24 例治愈 20 例，占 83.33%。统计学处理，前者治愈率明显低于后者。$P<0.01$，差别非常显著。

表 20　针灸治疗症状消失所需时间（d）

	均值±标准值(d)		t 值	P 值
	志痢组	福痢组		
腹痛	3.879±4.554	4.083±2.358	4.713	<0.001
里急后重	7.758±4.691	3.292±1.899	4.40	<0.001
腹泻	8.455±4.590	4.125±1.727	4.392	<0.001
脓血便	7.333±4.590	3.750±2.192	3.536	<0.001

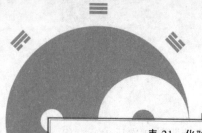

表 21　化验恢复正常/转阴所需时间（d）

	均值±标准值(d)		t 值	P 值
	志痢组	福痢组		
白细胞计数	5.043±3.772	3.09±3.562	1.433	>0.05
大便常规	7.152±4.287	4.792±2.843	2.346	<0.05
粪便培养	6.303±3.414	5.792±3.822	0.531	>0.05

（5）T 淋巴细胞酯酶(ANAE)染色计数的变化：①志痢组与福痢组治疗前后 ANAE 染色阳性率，经比较无显著差别(见表 22。②志痢组 ANAE 染色阳性率在治疗前与治疗后比较，治疗后显著高于治疗前。但福痢组治疗前与治疗后相比，差别不显著（见表 23）。

表 22　不同菌型针灸前后 ANAE 染色计数比较(%)

	均值±标准值(d)		t 值	P 值
	志痢组	福痢组		
治疗前	77.944±9.459	77.75±10.177	0.06	>0.05
治疗后	83.444±6.032	79.45±7.944	1.23	>0.05

表 23　同一菌型针灸前后 ANAE 染色计数比较(%)

	均值	标准差	标准误	t 值	P 值
志痢组(n=18)	5.5	9.18	2.164	2.54	<0.05
福痢组(n=20)	1.85	8.81	1.97	0.937	>0.05

从针灸前用药情况、临床症状、化验检查等项比较来看，志贺氏痢疾杆菌较福氏痢疾杆菌耐药性强，发病的症状及客观检查都较严重。细菌的耐药性是直接影响防治的关键，国内外均强调痢疾杆菌的多重耐药性是由其存在于染色体外的遗传物质—质粒

编码所介导的。

  针灸前及针灸后，志痢组与福痢组 ANAE 染色计数比较均无显著差别，说明机体免疫机制的变化与感染菌型不同无关。据 1982 年 60 例菌痢患者（含细菌培养阴性者）针灸治疗后 T 淋巴细胞酯酶染色计数阳性率比治疗前显著升高(P<0.001)，说明针灸疗法对于增强机体细胞免疫功能有极显著效果。志痢组经针灸治疗后比针灸前 ANAE 染色计数阳性率显著升高。在针灸对机体免疫调节作用与感染菌型无关的前提下，志痢组疗效比福痢组差，这些现象说明志贺氏痢疾杆菌的毒力在痢疾杆菌各群中最强。

  其中 8 例针灸前药物治疗 48h 以上无效的福痢患者，虽未对致病菌进行耐药谱分析及耐药性质粒的检测，但据针前用药无效的病史，有理由推断这些菌株具有一定程度的耐药性，这些菌株却对针灸比较敏感，针灸对痢疾杆菌的耐药物质基础产生了影响；菌痢的多重耐药性的产生，是伴随抗菌药物广泛应用而来的一种结果。针灸的这种治疗作用及机理，对解决如何消除菌属耐药性，确有探讨价值。

  针灸具有增强机体细胞免疫机制的作用，与感染的菌型不同无关。针灸对急性福氏菌痢疗效比志贺氏菌痢疗效显著，需从选穴和针刺手法上进一步探索。

  具有一定程度耐药性的福痢菌株，对针灸却比较敏感，启发我们进一步研究探讨针灸对消除痢疾杆菌的耐药物质的作用。

（阎晓霞）

针灸治疗的学术思想及临床研究

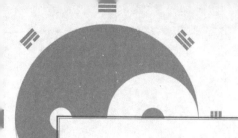

临证经验举隅

　　吕人奎主任依其扎实的中西医学理论基础，在临床实践之中精益求精，多次在我院重要的抢救及重危患者救治中发挥了卓越的医术。吕老从医半个世纪余，自感医疗工作的光荣和责任感，靠自身所学来应对发生的各种临床治疗问题，既研究西医又学习了中医，作为一名贯学中医西医的临床医师来说，把两种不同的思维方法应用到临床，使之相互对照应用，提高疗效。中医西医是两个完全不同的学术体系，从哲学层次来看：西医是因果分析论，而中医是感应综合论。吕老觉得中医学术底蕴更加深厚而丰富，前人留下的宝贵理论财富深奥，须更深入学习和不断实践积累，学无止境。时至今日吕老仍在以有限的精力治病救人，不断总结经验，提高医术水平。

　　现将吕老治疗的部分病例记录在此。选择原则为：疗效好、记载全、具有参考价值、实用性强的病案，以体现吕老临床治疗特色，并可供医者学习应用。

　　1.杨某，男，28岁，不孕症。结婚三年爱人未孕。男方精液检查：量少，A级精子仅15%，活动度尚可。

　　中药处方如下：

　　白术10g，茯苓12g，当归12g，柴胡12g，白芍10g，丹参15g，鸡血藤12g，丹皮10g，栀子10g，知母10g，黄柏10g，山药12g，山萸肉10g，泽兰12g，牛膝12g，杜仲12g，仙茅12g仙灵脾10g，锁阳15g，首乌12g，路路通12g，蛇床子10g，地肤子 10g，韭菜子 10g，枸杞子 12g，甘草 9g。

此方意在调和肝脾，养血生精，补肾壮阳。连服 10 剂后患者精神好，性功能正常，继续巩固治疗。

中药处方如下：

金樱子 12g，覆盆子 10g，菟丝子 12g，枸杞子 12g，五味子 10g，知母 10g，黄柏 10g，丹皮 12g，茯苓 12g，山药 12g，山萸肉 10g，威灵仙 15g，路路通 15g，地龙 12g，仙茅 12g，苁蓉 12g，仙灵脾 12g，锁阳 15g，丹参 12g，鸡血藤 10g，首乌 10g，赤芍 12g，当归 12g，甘草 9g。

连服 20 剂，观察。3 个月后爱人怀孕，于 2011 年 11 月顺利产下一男婴。

2.杨某，女，25 岁，尿系感染反复发作。主要症状是反复发作排尿困难 3 年，尿痛、尿频、腰痛、时有尿血，尤其是弯腰时腰痛难忍。尿检：大量白细胞、红细胞、微量蛋白。诊断为尿系感染。予以氟哌酸等消炎治疗，短暂有效，后又反复发作。患者面色萎黄，精神疲惫，腰膝酸软，舌体胖，舌质淡红，苔白腻，脉沉细弱。中医诊断为血淋——湿热下注。予清热通淋，止血利尿。

中药处方如下：

生地 12g，木通 10g，滑石 15g，萹蓄 12g，瞿麦 12g，石苇 15g，川断 12g，威灵仙 15g，公英 12g，车前草 18g，杜仲 15g，鱼腥草 15g，白花蛇舌草 15g，山药 12g，茯苓 12g，猪苓 10g，苡仁 12g，黄柏 10g，知母 10g，甘草 9g。

连服 10 剂后患者一切症状完全消失，复查尿检，少量白细胞，余正常。随访 3 月后未复发。

3.张某，女，58 岁，肾结石(石淋)。

患者症状有其亲戚代诉，主要是近半年劳动后腰痛,起初尚可忍受,以后逐渐加重,时有绞痛现象,小便时而不利,偶尔有小便带

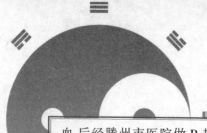

血,后经滕州市医院做B超检查,发现左肾肾盂内有强反光团,诊为肾结石，直径约12mm,患者不想手术,故来我处求治,用中药调治,随即处下列方剂：

金钱草25g，海金沙12g，滑石15g，车前草18g，白茅根15g，木通12g，萹蓄15g，瞿麦15g，土茯苓12g，泽泻15g，猪苓10g，赤芍12g，苡仁12g，甘草9g。

连服10剂后,患者腰痛明显减轻,排尿通畅,随即处第二方剂：

金钱草25g，败酱草15g，白芍15g，苡仁15g，海金沙12g，通草5g，茯苓12g，泽泻15g，萹蓄12g，瞿麦12g，防己10g，车前草18g，黄芪10g，白茅根15g，知母10g，黄柏10g，甘草9g。

连服10剂,后去该院复查B超,结石已缩小，直径为6mm,并移至输尿管上端,患者有信心继续治疗,要再处新方治疗,故又处第三方剂：

金钱草25g，败酱草15g，苡仁15g，木通12g海金沙12g，土茯苓12g，冬瓜皮12g，生姜皮10g，大腹皮12g，猪苓12g，泽泻12g，车前子12g，白茅根15g，萹蓄15g，瞿麦15g，枳实10g，厚朴12g，芦根15g，桔梗12g，甘草9g

再服10剂,半月后再做B超复查,结石阴影完全消失,患者症状也完全消失,仅服用3个方剂,30服中药完全消失。

4.高某，男，30岁，无精症。结婚8年未孕,女方经产院检查内生殖器官,均无异常,而男方则诊断为无精子症,来我处要求服用中药治疗,当时我倍感犹豫,觉得治疗后果难以预料,但患者坚决要求服用中药,观其脉象弦而有力,舌质淡红,薄白苔,考虑患者年富力强，但肾阳虚损，命门火衰,精血不足,随用振奋肾阳,补血强精,培补命门火,处以下方剂：

熟地15g，当归12g，山药12g，山萸肉10g，丹皮12g，茯苓12g，泽泻12g，枸杞子12g，覆盆子10g，菟丝子15g，五味子 10g,，肉苁蓉 10g，巴戟天 10g，仙灵脾 12g，威灵仙 15g，地肤子 10g，蛇床子 12g，地龙 10g，路路通 12g，锁阳 15g，肉桂 8g。

嘱其回原籍连服 30 剂，3 个月后患者前来告知其爱人怀孕的喜讯，后产下一女婴，本人深感意外，2011 年 5 月患者再来报告其爱人怀了第二胎,证明本方有确切的效果。

5.白某，女，26 岁，结婚 3 年不孕。李 xx，女，27 岁，结婚 4 年未孕。

经省妇幼保健医院诊断，两位患者爱人生殖功能均无异常。白某为阴道内有抗精子抗体，李某为子宫内有抗受精卵抗体，致不孕。两患者就诊，体质正常，精神状态良好，舌质红，薄白苔，脉弦滑，诊断为外毒内陷，毒素丛生。考虑解毒扶正、去邪补肾、活血之法。用如下处方：

生地 12g，熟地 12g，当归 12g，川芎 10g，赤芍 12g，首乌 10g，黄芪 15g，女贞子 12g，益智仁 12g，黄芩 12g，益母草 12g，桃仁 10g，红花 10g，三棱 12g，莪术 12g，升麻 10g，柴胡 12g，丹参 15g，鸡血藤 12g，公英 12g，牛膝 10g，阿胶 10g，甘草 9g。

数月内在原方基础上随症加减,数月后俩患者各产下一名女婴。

6.李铭铠，男，11 岁，哮喘病(支气管哮喘)。患儿咳嗽伴喘息，活动受限 2 年多，四季均有发作，尤其春季发作频繁，发作时伴有流涕，端坐呼吸。需用喷雾剂方能解除喘息。平时治疗用过多种抗生素、氨茶碱、激素等。症状暂时缓解，反复发作。经介绍来我处就诊，患儿发育正常，行动尚自如，活动后气短，伴呼吸困难。舌质白，有薄苔，脉弦细数。诊为胸满，肺气不宣、肾气虚损。采用止咳宣肺平喘、益气补肾、兼清热解毒。用麻杏石甘汤加味治疗。处方如下：

麻黄 3g，杏仁 6g，石膏 8g，苏子 4g，半夏 4g，瓜蒌 8g，蕤

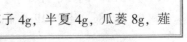

293

白 6g，百部 8g，川贝 6g，紫菀 8g，冬花 6g，生地 8g，，丹皮 6g，茯苓 6g，泽泻 6g，山药 8g，山萸肉 6g，枸杞子 6g，板蓝根 12g，苡仁 10g，菊花 10g，枇杷叶 12g，黄芩 8g，甘草 6g。

患儿连续服用 20 付药，上述症状再未发作。半年后随访，患儿症状全部缓解，可正常生活学习，一年后再度随访一切如常。

7.陈某，女，16 岁，紫癜病(过敏性紫癜合并肾炎)。患者 14 岁时发现体表多处有出血点，色紫红，不高出皮肤，轻度瘙痒。经检查外周血，血小板计数正常。诊断为过敏性紫癜。曾用抗过敏、止血止痒药物治疗,紫癜稍有缓解。半年后再度发现紫癜，并感疲乏、腿软腰酸、不能正常上学，经当地医院检查诊断为过敏性紫癜合并肾炎。尿检蛋白 3+++、红细胞 2++、白细胞 +。中西医结合治疗一年紫癜消失，但血尿、尿蛋白仍存在。经人介绍来我处治疗，经检查患者面色㿠白，精神欠佳。舌质暗红，苔薄白，脉细涩无力。辨其为风毒入侵营血致血妄形，并伤及肾实质，故用解毒收敛、止血补肾之大法治疗。方药如下：

党参 12g，白术 10g，茯苓 12g，黄芪 15g，当归 12g，远志 10g，山药 12g，山萸肉 10g，桑螵蛸 10g，芡实 12g，金樱子 12g，覆盆子 10g，菟丝子 10g，枸杞子 10g，菊花 10g，仙鹤草 12g，茜草 12g，木香 8g，桔梗 10g，紫草 10g，泽兰 10g，甘草 9g。

连服 10 剂，调整处方如下：

知母 12g，黄柏 10g，生地 12g，当归 12g，山药 12g 山萸肉 10g，茯苓 10g，泽泻 12g，桑白皮 12g，苡仁 12g，苍术 12g，陈皮 10g，厚朴 10g，黄芪 15g，益智仁 12g，首乌 12g，乌贼骨 15g，龙骨 15g，牡蛎 15g，芡实 12g，白茅根 12g，甘草 9g，，，

经半年随诊加减治疗，患者尿检红细胞、白细胞消失，蛋白减少为 2++。调方治疗如下：

黄芪 18g，当归 12g，白术 12g，防风 12g，党参 12g，茯苓

12g，陈皮 10g，白芍 12g，山药 12g 山萸肉 10g，枸杞子 12g，金樱子 12g，覆盆子 10g，菟丝子 10g，阿胶 10g，车前子 12g，茜草 12g，紫草 12g，杜仲 12g，首乌 10g，公英 15g，桑螵蛸 12g，芡实 12g，甘草 9g

　　连服 3 个月左右,尿检蛋白为 ±,直至阴性，尿检基本正常。再过 3 个月多次复查,尿检均正常，患者精神焕发,顺利步入高中学习。

（阎晓霞）